ANTHROPOLOGIE DE LA SANTÉ INFANTILE EN MAURITANIE

TAIRE ET SOIGNER

Collection « Anthropologies & Médecines »

Dirigée par Alice Desclaux et Laurent Vidal

À l'ère de la mondialisation, les diverses formes de thérapie (ethnomédecines, biomédecine, médecines profanes et savantes, thérapies inspirées par le religieux, pharmacothérapies) sont traversées par des influences multiples, tout en parvenant à se constituer en systèmes de sens et en offres de soins. S'ajustant à l'avancée des techniques, elles attestent de nouvelles constructions sociales du corps et de la vie biologique, et s'affrontent aux évolutions épidémiologiques des sociétés.

La collection « Anthropologies & Médecines », propose des études monographiques et des analyses ethnologiques comparatives des dispositifs de traitement, de leurs conditions d'émergence, des pathologies et enjeux sanitaires auxquels ils répondent, et de leurs effets sociaux. Ancrée dans une approche anthropologique, elle s'intéresse aux processus locaux ou produits par la confrontation avec les institutions nationales ou transnationales de « santé globale », issus d'assemblages culturels, ou inspirés par des réactions contrastées à la marchandisation du corps et de la santé. Elle aborde également les systèmes de soins comme des complexes sociaux et accueille de nouvelles approches théoriques de la santé et de la maladie qui conjuguent ce que pensent et ce que font les individus comme les collectifs.

Ouvrages parus :

DESCLAUX A., EGROT M. (dir.), 2015. *Anthropologie du médicament au Sud. La pharmaceuticalisation à ses marges*, Paris, L'Harmattan, 275 p.

COHEN P., SARRADON-ECK A., ROSSI I., SCHMITZ O., LEGRAND E., 2016. *Cancer et pluralisme thérapeutique. Enquête auprès des malades et des institutions médicales en France, Belgique et Suisse*, Paris, L'Harmattan, 284 p.

BONNET D., DUCHESNE V. (dir.), 2016. *Procréation médicale et mondialisation. Expériences africaines*, Paris, L'Harmattan, 250 p.

OUATTARA F., GRUÉNAIS M.-É., RICHARD F., OUÉDRAOGO C. (dir.), 2016. *Accompagner les femmes à la maternité au Burkina Faso. Anthropologie et santé publique dans un projet d'amélioration des soins obstétricaux*, Paris, L'Harmattan, 235 p.

POURETTE D., MATTERN C., BELLAS-CABANE C., RAVOLOLOMANGA B., 2018. *Femmes, enfants et santé à Madagascar. Approches anthropologiques comparées*, Paris, L'Harmattan, 294 p.

Actualités de la collection :

http://www.editions-harmattan.fr/index.asp?navig=catalogue&obj=collection&no=1074

Hélène Kane

ANTHROPOLOGIE DE LA SANTÉ INFANTILE EN MAURITANIE

TAIRE ET SOIGNER

L'Harmattan

5-7, rue de l'Ecole-Polytechnique, 75005 Paris

http://www.editions-harmattan.fr

ISBN : 978-2-343-15964-5
EAN : 9782343159645

À Zartoff

REMERCIEMENTS

Notre travail s'appuie sur des recherches menées dans le cadre du programme de recherche Enfance, Soins et Pédiatrie en Afrique de l'Ouest (Enspedia) dirigé par Pr Yannick Jaffré. Réalisé au sein de l'Unité mixte internationale Environnement, Santé, Sociétés (CNRS UMIESS), ce programme a été soutenu par le ministère des Affaires Étrangères français (MAE), le Fonds des Nations Unies pour l'enfance (Unicef), et le Gouvernement Princier de Monaco. Cet ouvrage a été publié avec le concours de l'AMADES, grâce à un prix de thèse décerné en 2016.

AVERTISSEMENT

Anonymat

Les noms des enfants utilisés dans ce texte sont fictifs : ils ont été changés tout en respectant les appartenances sociales des enfants, selon un principe de plausibilité. Les professionnels de santé sont désignés au travers de leur fonction (infirmier, médecin, pédiatre…). Compte tenu de la précision nécessaire à l'étude et malgré nos précautions, certains des protagonistes sont susceptibles de se reconnaître. Soulignons que l'objectif d'un tel travail n'est pas critique, mais de révéler les systèmes de contraintes dans lesquels chacun se démène pour la santé des enfants. Les descriptions ne visent personne en particulier et sont mobilisées dans l'intérêt collectif.

Convention d'écriture

Les termes en *pulaar* et *hassanya* figurent en italique dans le texte, suivis entre parenthèses de leur traduction en français lorsqu'il s'agit de leur première occurrence dans le texte. L'italique est également utilisé pour souligner la dimension linguistique d'un terme en français. Les guillemets manifestent la distance de l'auteur par rapport à l'usage émique d'un terme en français. Par exemple, les « docteurs » consultés dans les quartiers périphériques de Nouakchott n'ont pas toujours de diplôme en médecine.

Transcription des termes en pulaar

Pour la transcription du *pulaar*, nous avons suivi les règles du système international de Bamako, dans sa version officielle sénégalaise. Les sons des voyelles courtes ont été transcrits avec les simples voyelles (a, e, i, o, u). Le « e » se prononce toujours « é ». Les sons des voyelles longues ont été transcrits en doublant les voyelles (a, e, i, o,). Outre les exceptions listées ci-dessous (Ciavolella, 2008), l'ensemble des autres consonnes suivent l'usage de la langue française :

c – se prononce comme ch de « church » en anglais ;

g - se prononce toujours comme dans « gang », également dans les syllabes ge et gi (correspondants aux sons gue et gui dans la transcription française) ;

h - se prononce toujours ;

j - se prononce comme j de « jam » en anglais ;

ŋ - se prononce comme ng de « song » en anglais ;

ñ - se prononce comme gn de « espagnol » ;

ɓ, ɗ, ƴ - se prononcent comme b, d et y, mais en y ajoutant un son glottalisé.

Divers manuels proposent une codification de l'orthographe des termes *pulaar* tel que celui Mamoudou Niang (1997). Sachant que l'uniformisation des termes ne fait pas toujours consensus et afin de retranscrire au mieux les propos de nos interlocuteurs, nous avons privilégié le lexique de l'Association pour la promotion du *pulaar* en Mauritanie. Son vice-président, monsieur Abdoulaye Harouna Sy, a lui-même relu et corrigé l'ensemble des termes et expressions utilisés dans cet ouvrage ; nous l'en remercions sincèrement.

INTRODUCTION

Vaste pays de plus d'un million de km² pour un peu moins de 3,8 millions d'habitants, la Mauritanie doit faire face à de nombreuses difficultés en termes de développement des services de base pour l'éducation et la santé. Les enfants mauritaniens sont diversement confrontés à des problèmes d'accès aux richesses, à la scolarisation et aux soins de santé. Des villages dans la vallée du fleuve, des campements maures des régions désertiques aux habitations de Nouakchott et Nouadhibou, les territoires contrastent les situations quotidiennes de vie des enfants.

La pluralité culturelle des enfances tient à la diversité de la société mauritanienne, composée des locuteurs maures parlant l'hassanya et de populations dites *négro-mauritaniennes*, terme désignant les populations *pulaar*, *soninkés* et *wolofs*. Suite aux événements de 1989, qui ont conduit des milliers de Mauritaniens à se réfugier au Sénégal, l'opposition entre l'ensemble maure et les populations « négro-mauritaniennes » s'est accentuée, et reste présente sur l'échiquier politique (N'Diaye, 2010). Les tensions entre ces groupes ne sont pas sans incidences sur la socialisation des enfants, notamment sur les stratégies relatives à leur scolarisation et leur intégration sociale. Bien que les traits culturels en partage soient nombreux, les structures de parenté, la place des enfants dans leurs familles, les modes de soins de maternage ou encore les habitudes de recours thérapeutiques admettent des variations en fonction des appartenances à ces ensembles sociolinguistiques. La société mauritanienne reste également marquée par des hiérarchies sociales de castes. Malgré une quatrième abolition officielle en 1980, l'esclavage resurgit sous d'autres formes sournoises d'appropriation du travail (Botte, 2005), les anciens esclaves demeurant socialement marginalisés (Botte, 2005 ; Leservoisier, 2005). Ces formes d'inégalité peuvent insidieusement réduire l'accès des enfants aux services sociaux et de santé. Les préférences en termes d'éducation et de soins aux enfants admettent des variations dans le prolongement de ces appartenances sociales. C'est notamment le cas pour les descendants d'esclaves dits *harratines*, qui ne représentent pas seulement un groupe social infériorisé de l'ensemble maure, mais sont porteurs de traits culturels spécifiques.

Protégés, soignés, les enfants sont parfois soumis à des agressions s'exerçant sur leur corps et leur personne : formes d'exploitations, punitions corporelles, inadvertance à l'égard des plaintes infantiles. Au sein même des systèmes de santé, les soins médicaux comportent parfois des violences : absence d'attention pour le soulagement de la douleur ou négligences dans les soins. Les relations à l'enfant se contrastent entre soins et égards de qualités variables, que les sciences sociales peuvent aider à comprendre. Des nœuds problématiques se dessinent dans les configurations qualitatives de l'accès aux soins, ou encore dans la « dépendance de la qualité des soins au statut social, affectif et décisionnel donné à l'enfant » (Jaffré *et al.*, 2009a).

De la santé infantile à l'anthropologie de l'enfance

Problématique majeure, la santé des enfants constitue une priorité de santé publique internationale. Le quatrième des huit Objectifs du millénaire pour le développement visait une réduction de deux tiers du taux de mortalité infanto-juvénile entre 1990 et 2015. Au terme de la période d'application des Objectifs, la survie de l'enfant de moins de cinq ans a considérablement progressé dans le monde, passant de 90 à 43 décès pour 1000 naissances vivantes. Cependant, les inégalités mondiales sont criantes : le risque pour un enfant de décéder avant son cinquième anniversaire est huit fois plus élevé dans la région Afrique que dans la région Europe (Organisation Mondiale de la Santé, 2014). Pour la Mauritanie, le taux de mortalité infantile est légèrement plus favorable que dans la région Afrique dans son ensemble, estimé à 81 décès pour 1000 naissances vivantes (Fonds des Nations unies pour l'enfance, 2017). Malgré les progrès accomplis, les objectifs de réduction de la mortalité infantile en Afrique et en Mauritanie sont loin d'être atteints. Une large part de ces décès est attribuable aux pathologies néonatales, aux maladies infectieuses et parasitaires : diarrhées, paludisme, pneumonie et infections respiratoires. Mais les enfants sont aussi confrontés à diverses pathologies chroniques comme la drépanocytose, l'asthme, les cancers ou le diabète, encore relativement peu ciblées par les autorités publiques.

Pour lutter contre la mortalité infanto-juvénile, le Gouvernement mauritanien et l'Unicef ont conjointement établi une Stratégie de Lutte pour la santé et la survie de l'enfant, dont la mise en œuvre a débuté en 2010. Cette stratégie repose notamment sur la promotion et la généralisation de quelques interventions reconnues pour avoir un impact élevé sur la mortalité infantile. Certaines interventions concernent le champ de la prévention, d'autres reposent sur le dépistage et la prise en charge médicale de symptomatologies telles que la fièvre, les difficultés respiratoires, la malnutrition. Selon cette stratégie, les facteurs sociaux et culturels opposent certaines résistances à la mise en œuvre de ces interventions appelées *goulots d'étranglement*.

Mener une approche anthropologique de la santé des enfants nécessite de se distancier de cette définition de santé publique. Ainsi peut-on envisager plus largement les environnements sociaux et culturels des enfants, afin de comprendre comment ils englobent et traversent les problématiques de santé.

D'un point de vue anthropologique, la maladie, lorsqu'elle implique des dimensions familiales, économiques et politiques, peut être approchée comme « fait social total » (Mauss, 1936). Soulignant le désordre social constitué par la maladie, M. Augé définit même la maladie comme « forme élémentaire de l'événement » (Augé, 1984). Les soins, qu'il s'agisse de soins maternels et domestiques ou de soins médicalisés, ont également une épaisseur sociale, prise comme objet d'étude en anthropologie (Collière, 1990 ; Benoist, 1996 ; Saillant, 1999 ; Bonnet & Pourchez, 2007). F. Saillant et E. Gagnon soulignent les questions d'identité, de reconnaissance et d'altérité traversant les soins, qu'ils définissent avant tout comme relations : « Ensemble de gestes et de paroles répondant à des valeurs et visant le soutien, l'aide et l'accompagnement de personnes fragilisées dans leur corps et leur esprit, donc limitées de manière temporaire ou permanente […]. » (1999 : 5) S'agissant des soins dans l'enfance, D. Bonnet et L. Pourchez mettent en avant la continuité existant entre le soin et le rite : « Le soin constitue à la fois une technique, un rituel (ou un ersatz de rituel) ainsi qu'un révélateur de l'identité et du statut social de l'enfant et de sa famille » (2007 : 27). La teneur sociale, représentationnelle et symbolique de la maladie et des soins implique que les tentatives de modifications des pratiques d'hygiène et de santé selon des recommandations médicales heurtent certaines conceptions. Cependant, la résistance du social à l'instauration de nouvelles pratiques de santé n'est pas uniforme : il faut en effet distinguer des comportements qui n'engagent aucune relation sociale importante des conduites qui sont étroitement liées à des significations sociales (Jaffré, 1991). Ainsi peut-on espérer contribuer, par le regard anthropologique, à la compréhension des échecs et succès des interventions de santé publique.

La santé publique, qui peut être appréhendée comme une culture qui s'ignore en tant que telle (Fassin & Dozon, 2001) imprègne les conceptions communes des problématiques de santé, avec l'usage de notions incontournables telles que l'*accès aux soins*, l'*offre de soin*, les *tradipraticiens*… Croisant ces notions, l'approche anthropologique, partant d'une approche compréhensive et située, en revisite le contenu, cherche à en déconstruire les implicites et les contours. L'anthropologie avance ainsi que l'« accès aux soins » n'engage pas simplement la mise à disposition de services géographiquement et économiquement accessibles. L'accessibilité sociale et cognitive doit être questionnée : l'écart culturel entre les professionnels de santé et les familles peut engendrer de grandes incompréhensions, ainsi qu'un déficit de confiance marquant les relations thérapeutiques (Jaffré, 1996). L'« offre de soin » n'est pas donnée en soi, mais se négocie. Quant aux « tradipraticiens », des travaux récents décrivent la modernisation constante de leurs pratiques (Hardon *et al.*, 2008 ; Pordié & Simon, 2013). L'apport de l'anthropologie, en outre, est de réinvestir une approche holistique, notamment au travers d'études de cas (Passeron & Revel, 2005).

Partant de la complexité des situations locales, l'anthropologie de la santé considère que la résolution des problèmes de santé ne peut se comprendre dans le seul rapport aux systèmes de soins biomédicaux. La coexistence de pratiques thérapeutiques plurielles est une caractéristique majeure de nombreuses offres de soins locales dans le monde contemporain (Benoist, 1996), qui contextualise les problématiques d'accès aux soins. Pour soigner leurs enfants malades, les familles des grandes agglomérations africaines se trouvent face à une offre de soin dense, diversifiée (Dorier Apprill, 1995 ; Salem, 1998) et globalisée (Leslie, 1980). La capitale de la Mauritanie, Nouakchott, n'échappe pas à ces tendances, concentrant une large part de l'offre de soin biomédicale, mais aussi pléthore de guérisseurs et de marabouts proposant divers traitements visant la guérison.

Face aux problématiques de la santé infantile, la réponse du gouvernement se concentre sur le développement de l'offre de soin pédiatrique, avec la construction de nouvelles structures et la formation de ressources humaines en santé. L'introduction du système de santé en Mauritanie date du 20e siècle et de la période coloniale. La formation des professionnels de santé, mais aussi les recours aux soins spécialisés, sont encore largement tournés vers des pays étrangers tels que le Sénégal, le Maroc, la Tunisie et la France. À Nouakchott, l'offre a dû rapidement être développée pour faire face à la croissance extrêmement rapide de la ville qui est passée de 2 000 habitants en 1960 à plus de 800 000 aujourd'hui. Tandis que le centre-ville abrite les principaux centres hospitaliers ainsi que les centres de santé historiques, les nouveaux quartiers périphériques ont progressivement été dotés de centres et de postes de santé. Cette offre de soin est d'inégale qualité, puisque 70 % des structures périphériques ne sont pas en mesure d'assurer le Paquet minimum d'activité escompté (Ministère de la Santé, 2011). Les évaluations de la qualité des soins à Nouakchott (Mbow, 2006 ; Ministère de la Santé, 2011), critiques, pointent l'insuffisante qualité des diagnostics, la lacunaire prise en charge des patients, la qualité douteuse des médicaments ou encore le manque d'hygiène hospitalière. Les ressources humaines en santé sont limitées avec 1,3 médecin pour 10 000 habitants et 6,7 infirmiers pour 10 000 habitants (Organisation Mondiale de la Santé, 2014). Des chiffres significativement inférieurs à ceux de la zone Afrique de l'Organisation Mondiale de la Santé, alors que le développement des cabinets et cliniques privées prive le service public des spécialistes. Phénomène majeur de ces dernières années, le développement du secteur privé s'avère rapide et incontrôlé, avec la multiplication de cliniques et de cabinets en centre-ville, de pharmacies et d'infirmiers libéraux, pas toujours agréés, sur l'ensemble de la ville jusqu'aux quartiers périphériques (Fargier, 2011).

L'accessibilité des soins à Nouakchott

L'amélioration des taux de survie des enfants suppose que ceux-ci accèdent à des soins appropriés. Or, le taux de fréquentation des structures sanitaires reste relativement faible pour la Mauritanie. Une étude sur les recours aux soins à

Nouakchott trouve que seulement 50,8 % des personnes interrogées déclarent recourir aux soins modernes pour les affections les plus courantes que sont les infections respiratoires aiguës et les diarrhées, malgré une accessibilité géographique satisfaisante (Sy *et al.*, 2010). L'étude relève d'importantes disparités d'accès aux soins, ainsi qu'une tendance à recourir aux soins tardivement, en situation d'aggravation des symptômes. Malgré la densité de l'offre de soin, les inégalités sociales et territoriales se conjuguent et dans certains quartiers défavorisés, les soins médicaux sont quasiment inaccessibles pour la population (Taleb *et al.*, 2006). Notre objectif est de reconsidérer ce paradoxe selon une approche globale et anthropologique de l'accessibilité des soins.

En amont des recours, toute démarche thérapeutique suppose l'identification des maux ressentis et observés. Ce premier repérage a lieu au sein de la famille, sur fond de savoirs populaires. Les décisions thérapeutiques découlent ensuite de conciliations, négociations ou sacrifices ayant pour objet de mobiliser les ressources nécessaires à tel ou tel recours. Afin de comprendre les recours aux soins des parents mauritaniens, il faut comprendre les enjeux socioculturels traversant leurs rapports aux systèmes de santé. Ainsi, la question de l'accessibilité des soins renvoie à des problématiques comme le rapport au service public, ou aux différences sociales, culturelles et statutaires dans la société mauritanienne. Une lecture fine et attentive des différences socioculturelles permet de comprendre les diverses configurations facilitant ou entravant l'accès des enfants aux options de l'offre thérapeutique.

La question du coût des soins peut être questionnée par l'approche qualitative. Le paiement direct joue certes en défaveur des plus pauvres, mais il ne constitue pas le seul facteur explicatif. La mise en œuvre de l'Initiative de Bamako en 1993, qui s'est accompagnée en Mauritanie d'une hausse de l'activité des structures, n'aurait eu qu'un impact limité sur l'accès aux soins des pauvres, sachant que la population s'est montrée prête à payer davantage pour une meilleure qualité des soins (Audibert & Mathonnat, 2000). Les coûts indirects – frais de déplacement, manque à gagner – peuvent contribuer pour beaucoup aux difficultés d'accès aux soins. Quant aux mécanismes de solidarité susceptibles de contribuer à la protection sociale et à l'accès aux soins des Mauritaniens, ils ont été idéalisés par les autorités publiques et les organisations internationales, alors qu'ils contribuent aussi à générer des inégalités (Ballet & Hamzetta, 2003). Ces solidarités, comme étudié ailleurs en Afrique, fonctionnent moins bien dans les milieux les plus pauvres (Vuarin, 1993 ; Vuarin, 1994 ; Vidal, 1994).

Outre les difficultés en amont des recours, la problématique de l'accès aux soins ne s'arrête pas aux portes des structures sanitaires : l'une après l'autre, les étapes thérapeutiques la redéfinissent. En cas de parcours de soins prolongé, les efforts à consentir, les difficultés à surmonter et les incompréhensions se cumulent. Chaque situation de soin concrétise la possibilité d'accès du malade à tel ou tel soin. En contexte de ressources limitées, les renoncements aux soins, les prises en charge partielles ou les sorties contre avis médical sont le quotidien des services hospitaliers. L'attention peut être portée aux recours aux soins retardés ou découragés, mais aussi à la détermination et à la débrouillardise dont font preuve certaines familles au fil de parcours entravés de multiples obstacles. Outre les contraintes économiques, le déroulé des parcours de soins, faits d'étapes accompagnées et aidées, se différencie par leurs aptitudes relationnelles.

Une approche des itinéraires thérapeutiques

Pour la Mauritanie, rares sont les travaux ayant abordé les problématiques de santé sous l'angle des sciences sociales. Hormis le travail de thèse de M. Taleb, qui fournit des éléments qualitatifs sur l'accès aux soins et les représentations des affections pulmonaires en milieu maure (Taleb, 2007), les travaux réalisés se situent surtout à un niveau macrosociologique. De nombreux aspects des problématiques de santé restent dans l'ombre, tels que les relations de soins dans les établissements de santé, le vécu et les perceptions du système de santé. L'offre de soin des guérisseurs est aussi relativement peu connue, bien que les pratiques maraboutiques aient été documentées par divers anthropologues (Hamès, 1994 ; Hamès, 2007a ; Hamès, 2008 ; Stone, 1994 ; Schmitz, 2000). S'agissant des représentations des maladies, les éléments sont assez disparates et incomplets, bien qu'il soit possible de s'appuyer sur des travaux menés dans d'autres pays. Par exemple, la contribution d'E. Tall sur la santé dans un village *pulaar* de la vallée du fleuve côté Sénégal nous est particulièrement précieuse (Tall, 1984).

Considérant les lacunes de la production en sciences sociales de la santé en Mauritanie, il semblait intéressant de construire un questionnement assez large, qui apporte des éclairages sur les aspects encore insuffisamment documentés, tout en fournissant des données qualitatives précises sur les problématiques de santé telles qu'elles sont vécues et perçues par les enfants et leurs familles. L'approche par les itinéraires thérapeutiques apparaît alors pertinente, à la fois pour embrasser le traitement social des maladies et pour resituer, au travers d'expériences subjectives, les problématiques d'accès à des soins qualifiés.

Afin d'engager une approche assez globale et multidimensionnelle des problématiques de santé, nous partons d'études de cas centrées sur la description des itinéraires thérapeutiques des enfants. Ces itinéraires thérapeutiques se composent de recours appartenant aux différents secteurs tels que définis par A. Kleinman : le secteur « populaire » qui correspond à l'ensemble des soins familiaux ou domestiques, le secteur « traditionnel » qui concerne les recours aux guérisseurs et marabouts, et le secteur « biomédical » qui correspond aux recours aux structures sanitaires (Kleinman, 1978). L'entrée par les itinéraires thérapeutiques permet d'éviter une approche médico-localisée des problématiques de santé. Elle ouvre sur l'étude des perceptions des populations, pour lesquelles le secteur biomédical ne s'impose pas comme référence, mais constitue une option thérapeutique parmi d'autres options. La catégorisation en trois secteurs, qui a le mérite de mettre en avant la pluralité des recours thérapeutiques, laisse place à la description émique de l'offre thérapeutique par nos interlocuteurs. Quels sont les aspects discriminants de l'offre thérapeutique pour les familles ? Comment celles-ci se repèrent, s'orientent vers telles ou telles options ? Les itinéraires thérapeutiques sont ainsi analysés dans le cadre des espaces thérapeutiques tels qu'ils sont subjectivement appréhendés.

Les études de cas réalisées ne partent pas de problématiques de santé définies au travers de catégories nosologiques médicales. Elles correspondent à l'étude de récits de maladies par les membres de la famille et par l'enfant, sachant que ces points de vue peuvent être plus ou moins consensuels. Nous nous sommes intéressés aux problèmes de santé formulés au niveau familial, problèmes qui n'ont pas tous donné lieu à une prise en charge et à un diagnostic médical. Pour reprendre les termes d'A. Kleinman qui font référence en anthropologie de la santé (Kleinman, 1980), nous ne sommes pas partis de la réalité biologique des troubles, *disease*, mais de maladies signifiées, ressenties et interprétées par les malades, *illness*, et de maladies socialisées, c'est-à-dire des identifications et reconnaissances sociales de ces maladies, *sickness*. La définition biomédicale de la maladie, *disease*, est approchée comme un registre thérapeutique participant à la trajectoire de maladie, et non comme un cadre définissant notre objet d'étude. S'agissant de maladies chez l'enfant, nous nous intéressons en particulier aux rapports entre *illness* et *sickness*. Le statut social accordé aux enfants pèse de manière significative sur leur possibilité de faire reconnaître socialement leur maladie. Par ailleurs, chez les jeunes enfants dont la maîtrise du langage est approximative, la maladie signifiée et les mots du ressenti s'élaborent essentiellement dans les dyades mère-enfant, et plus largement dans le cadre de la famille. Aussi les interactions familiales sont particulièrement déterminantes de la socialisation de la maladie et des réponses apportées en termes de soins.

Au-delà de la description des itinéraires thérapeutiques, nous questionnons les articulations et décalages existant d'une étape de soins à l'autre. Cela initie la réflexion sur le déroulement des prises en charge et les vécus de l'offre thérapeutique. L'intérêt porté à la succession des recours permet d'appréhender l'histoire de la maladie par rapport aux différents secteurs de l'offre de soin. Par ce biais, nous approchons notamment les interrogations relatives à l'organisation hospitalière et à la qualité des soins. Quelles sont les réponses apportées par les structures hospitalières en cas de recours des familles ? Comment les familles perçoivent-elles l'offre hospitalière au regard de leurs expériences ? Comment les professionnels de santé prennent-ils en compte l'itinéraire thérapeutique en amont d'un recours ? Reconstituer les itinéraires thérapeutiques permet de considérer les conséquences des dysfonctionnements de l'offre de soin biomédicale pour les familles, sans pour autant les aborder de manière frontale, critique, ou normative. En vue de partager ces résultats avec les professionnels de santé et acteurs de la santé publique, il s'agit plutôt de « donner un visage » (Jaffré *et al.*, 2009b), une voix et une histoire aux enfants malades, plutôt que d'asséner des observations désobligeantes positionnant le chercheur comme évaluateur.

Au final, centrer nos investigations sur les itinéraires permet d'initier une compréhension qualitative des déterminants sociaux et culturels de l'accès aux soins, qui ne s'exercent pas de manière univoque, linéaire, statique, mais plutôt par contraintes, orientations, configurations. Dans des contextes de pauvreté et de précarité, alors que les mécanismes de protection sociale sont limités, ces déterminants sont liés à des économies informelles, qui représentent le mode d'économie le plus répandu, ainsi qu'à des mécanismes de solidarité labiles et pluriels (Zwarthoed, 2009). L'étude de cas est à même de rendre compte de cette complexité sociale échappant aux mesures et aux règles systématisées. Une telle approche anthropologique, définissant les facteurs sociaux et culturels dans le respect du sens qu'en donnent les individus, se positionne en complément des approches quantitatives développées notamment en épidémiologie (Massé, 1995).

Ne cherchant pas à obtenir une description objective des itinéraires thérapeutiques, mais à accéder à leur construction subjective, nous rejoignons le concept de « trajectoire de maladie ». Développé par A. Strauss, ce concept désigne les évolutions subjectives accompagnant l'évolution de la maladie au sens médical, sa prise en charge, ainsi que les actions du malade et de son entourage sur cette trajectoire (Strauss, 1992). Il fait bien ressortir la dimension conjoncturelle, tout moment d'une trajectoire pouvant apporter des éléments susceptibles de modifier l'interprétation de la maladie. La « trajectoire de maladie » se dessine donc au fil d'un parcours dont les déterminants subjectifs et contextuels sont en constante évolution.

Les rencontres thérapeutiques confrontations de savoirs

Les trajectoires de maladie, qui mobilisent des savoirs variés, sont des points de confluences et de confrontations entre des conceptions de l'enfance et de sa santé. Ces savoirs sont notamment partagés entre des référents sociaux et culturels, biomédicaux et éducatifs. Les récits des trajectoires de maladie par l'enfant et les membres de son entourage expriment la diversité de ces référents. S'agissant des conceptions du soigner, l'anthropologie de la santé propose notamment de faire la distinction entre les termes anglo-saxons *care* et *cure*, le *care* se rapportant aux soins de confort et le *cure* à la dimension curative du soin. Autour de la petite enfance en Mauritanie, du côté des familles, les normes d'un prendre soin, *care*, apparaissent particulièrement denses, peu modifiées par les savoirs issus d'une médicalisation récente. Les femmes âgées détiennent toujours un rôle majeur de prescription s'agissant des soins et gestes de maternage au quotidien (Keith & Dedah, 2009). Du côté du *cure*, les marabouts et guérisseurs sont également très présents, eux qui affirment détenir des savoirs permettant de résoudre le mal à sa racine.

L'accessibilité des soins peut être questionnée comme conséquence de rencontres thérapeutiques entre interlocuteurs dont les savoirs divergent. Dans le contexte de références plurielles, comment les professionnels de santé communiquent-ils avec les parents ? Quels sont les savoirs que les enfants et familles retiennent à l'issue de leurs consultations, intègrent à leurs récits ? Ces rencontres thérapeutiques ou situations de soins peuvent être étudiées comme vecteurs d'enculturation et d'évolution des savoirs sur l'enfance. Au carrefour de ces savoirs, les jeunes mères sont en prise avec des faisceaux de normes exigeantes et parfois contradictoires, entre les recommandations des professionnels de santé et les injonctions de leur entourage (Delaisi de Parleval & Lallemand, 1998[1980] ; Bonnet & Pourchez, 2007). Les professionnels de santé, inégalement formés, sont eux-mêmes partagés entre des références issues de leur formation médicale, de leurs expériences, et de leurs environnements socioculturels. Les infirmiers, dont l'origine sociale conserve une relative proximité avec leurs patients, endossent des rôles de médiateurs (Hahonou, 2002) : ce sont de remarquables traducteurs de savoirs. Notre intérêt se porte sur la production de savoirs intermédiaires ou métis, fruits d'appropriations des savoirs biomédicaux depuis des contextes socioculturels variés, et de réinterprétations des savoirs thérapeutiques traditionnels. Ces savoirs peuvent notamment se constituer autour de « recommandations de bonnes pratiques », de catégories nosologiques ou de médicaments (Jaffré, 2006).

Dans le domaine du maternage, de nombreux savoirs concernant les soins de l'enfant relèvent de savoirs gestuels implicites ou techniques du corps, c'est-à-dire « les façons dont les hommes, société par société, d'une façon traditionnelle, savent se servir de leur corps » (Mauss, 1936). Les modalités de soins peuvent être observées dans leurs contrastes gestuels : lenteur ou vivacité, légèreté ou vigueur, proximité ou distance, délicatesse ou agressivité (Razzy, 2007). Les soins biomédicaux sont porteurs de gestes inédits pouvant déranger ces normes gestuelles implicites. Nous pouvons nous interroger sur l'exposition aux regards des nouveau-nés dans une couveuse ou un lit de néonatologie, alors que ceux-ci sont en principe confinés à l'intérieur des maisons et dissimulés aux regards extérieurs. Nous pouvons questionner ce que signifie, pour la famille, la séparation corporelle d'un nouveau-né d'avec sa mère. Les gestes médicaux et les douleurs iatrogènes, le fait de prendre le sang ou de perfuser, sont également à comprendre par rapport à des conceptions et acceptabilités culturelles. Il est intéressant d'interroger dans quelle mesure l'organisation sanitaire s'adapte ou ignore les pratiques de maternage et les savoirs gestuels populaires sous-jacents, comme cela a notamment été réalisé s'agissant des techniques d'accouchement (Hancart Petitet, 2007).

Dans l'ombre des savoirs des professionnels de santé, des marabouts guérisseurs et des parents membres de l'entourage, la question des savoirs des enfants est moins souvent posée. Les enfants d'âge scolaire sont pourtant en mesure de participer significativement à leurs trajectoires de maladie. Considérant ces enfants comme acteurs et locuteurs de leur maladie, nous avons pris le parti d'écouter leurs propos sur la maladie. Comment interprètent-ils les maux qu'ils ressentent ? Dans quelles mesures participent-ils aux décisions thérapeutiques les concernant ? Que pensent-ils de l'offre de soin qui les entoure et de la qualité des soins qu'ils reçoivent ? Quelles sont les conditions sociales et sanitaires dans lesquelles ils peuvent s'exprimer et se faire entendre ? Nous postulons que l'intégration de ces questions adressées aux enfants enrichit la compréhension de leur accès aux soins, et lève le voile sur certains biais des enquêtes auprès des parents et professionnels de santé.

Structuration de l'ouvrage

Notre premier chapitre s'ouvre sur les références conceptuelles et théoriques que nous avons mobilisées afin d'élaborer notre recherche. Notre travail trouve son inscription au carrefour de l'anthropologie de l'enfance et de l'anthropologie de la santé. Nous devons beaucoup aux travaux sur l'enfance, qui dessinent des options méthodologiques et conceptuelles permettant d'appréhender la place des enfants dans la société, leurs statuts sociaux, mais encore, qui ont opéré un changement paradigmatique positionnant l'enfant comme acteur social (Bernard-Béchariès, 1994). Dans la lignée de ces travaux, nous avons intégré à notre questionnement les participations et productions sociales des enfants. Au champ de l'anthropologie de la santé, nous empruntons notamment les concepts d'*itinéraire thérapeutique* et de *trajectoire de maladie*, et nous nous appuyons sur les travaux réalisés dans le champ de l'anthropologie hospitalière. Ensuite, nous poursuivons l'explicitation de nos choix méthodologiques sur le terrain, ayant soin de décrire les conditions d'enquêtes (Bizeul, 1998) dans lesquelles nous avons réalisé nos investigations.

L'ouvrage se structure ensuite au fil d'une traversée des sphères sociales configurant l'accès aux soins des enfants. Nous commençons, dans le second chapitre, par explorer le quotidien des enfances à Nouakchott. Le travail se focalise en milieu *haal pulaar*, où les statuts des enfants, les savoirs profanes relatifs à leurs soins, santé et maladies sont décrits. Des points de comparaison sont pris en milieu maure et auprès de sociétés voisines. Partant du système de parenté et des catégories de l'enfance *pulaar*, nous ébauchons les évolutions des modes de vie des enfants à Nouakchott, et la diversité des situations d'enfance. Ces configurations sociales et familiales dessinent des environnements plus ou moins propices à l'évolution des pratiques de soins et des habitudes de recours. Nous décrivons les pratiques de maternage et de protections telles qu'elles sont prescrites par les femmes âgées, et la manière dont celles-ci intègrent, en marge, certains savoirs médicaux. Les catégories nosologiques *pulaar* des principales maladies de l'enfance sont décrites : il s'agit d'en étudier les contours, mais aussi d'illustrer comment elles sont sollicitées comme éléments interprétatifs au fil des trajectoires de maladie. Ceci nous mène à identifier les logiques interprétatives et les contraintes d'énonciation des maladies en milieu populaire.

Le troisième chapitre s'intéresse plus largement au pluralisme thérapeutique nouakchottois dans lequel évoluent les enfants malades et leur famille. Nous y décrivons succinctement les pratiques thérapeutiques des marabouts et guérisseurs, leurs différentes influences sociales et culturelles. Nous proposons d'étudier comment ceux-ci se positionnent, géographiquement et socialement, et comment leurs pratiques et justifications évoluent, dans un contexte fortement concurrentiel et face au développement rapide de l'offre biomédicale. Ceci nous permet, ensuite, d'interroger la manière dont les marabouts et guérisseurs sont distingués, nommés et considérés par les familles nouakchottoises.

Le quatrième chapitre poursuit l'exploration du pluralisme thérapeutique nouakchottois avec le secteur biomédical. L'histoire du système de santé, ses spécificités actuelles et la manière dont il est perçu sont envisagées. Ce chapitre opère un détour dans le temps afin de comprendre l'implantation récente de la biomédecine en Mauritanie. Il se poursuit par une analyse de la manière dont les Mauritaniens perçoivent leur système de santé : des perceptions marquées par l'attirance de la modernité, la méfiance envers les agents de santé, la peur des dépenses, ou encore, la dépréciation des politiques nationales. Une sous-partie suivante se penche sur les espaces thérapeutiques subjectivement construits par les membres des familles. Elle fait ressortir les différences liées aux lieux de résidence, à l'âge et au genre. Une attention particulière est portée à la manière dont les trajectoires de maladie modifient ces lectures de l'offre de soin.

Enfin, nous pénétrons à l'intérieur de l'hôpital au cours d'un cinquième et dernier chapitre. Au travers des voix de l'enfant et de ses parents, à l'appui de descriptions des situations de soins, nous documentons les parcours de soins en pédiatrie. Les difficultés d'admission, les dysfonctionnements de l'organisation hospitalière, les inégalités de traitements et les relations des familles avec les professionnels de santé sont examinés. L'étude approfondie des parcours hospitaliers permet de comprendre la dimension négociée des soins, alors que les coûts hospitaliers sont inadaptés à la plupart des bourses. Une richesse d'ingéniosité sociale ressort des activités déployées par les parents pour infléchir, selon leurs attentes, la prise en charge de leur enfant.

1. ANTHROPOLOGIE DE L'ENFANCE ET DE LA SANTÉ EN MAURITANIE

Afin de construire une anthropologie de l'enfance et de la santé en Mauritanie, nous avons sollicité diverses contributions de la littérature anthropologique, qui constituent une série de ruptures épistémologiques par rapport à des appréhensions communes des problématiques de santé. L'objet de ce chapitre est de présenter les champs de recherche, approches, et concepts centraux dans lesquels ce travail s'inscrit. Dans le champ de l'anthropologie de l'enfance, nous nous sommes appuyés sur les travaux relatifs aux pratiques de soins maternels et aux statuts de l'enfant dans sa famille. Dans le champ de l'anthropologie de la santé, nous nous référons en particulier aux approches du pluralisme de l'offre de soin, ainsi qu'aux multiples travaux réalisés autour du concept d'itinéraire thérapeutique. Suite à la description de ces inscriptions théoriques, nous décrivons de manière réflexive notre méthodologie et le déroulement de nos enquêtes en Mauritanie.

ANCRAGES CONCEPTUELS ET DISCIPLINAIRES

Des sciences sociales de l'enfance à l'anthropologie de la pédiatrie

L'investissement de l'enfance comme objet et sujet de recherches pour les sciences sociales relève d'évolutions récentes. Au même titre que les travaux sur les femmes, sous l'impulsion des féministes, ont nécessité basculement du regard et détours méthodologiques (Perrot, 1998), l'émergence des travaux sur l'enfance relève d'une sortie de l'invisibilité. Portant un regard rétrospectif sur leurs disciplines, les chercheurs s'intéressant à l'enfance ont partagé le constat d'une représentation faible et tardive des enfants, dans le champ des recherches en sociologie (Sirota, 2006 ; Sirota, 2012) ou en anthropologie (Lallemand & Le Moal, 1981 ; Lallemand, 2002 ; Gottlieb, 2000 ; Hirschfeld, 2003). L'émergence, puis la structuration des sciences sociales sur l'enfance relèvent tout autant de l'évolution des regards sur l'enfant dans les sociétés auxquelles appartiennent les chercheurs, que d'évolutions disciplinaires, théoriques et paradigmatiques.

Diverses hypothèses à la sous-représentation des enfants dans les sciences sociales peuvent être apportées, à commencer par leur statut social subordonné dans la société. Comme les enfants étaient globalement perçus comme des êtres dépendants n'ayant pas de vie sociale propre, la sociologie et l'anthropologie se sont surtout intéressées aux institutions responsables de leur socialisation telles que la famille ou l'école. La faible attention portée aux enfants s'est également conjuguée à une faible considération des rôles sociaux tenus par les femmes qui s'en occupaient (Gottlieb, 2000). Au niveau disciplinaire, les approches relevant de la psychologie se sont positionnées comme principales références explicatives des enfances, tandis que les sciences sociales se sont davantage tenues en retrait. L'investissement tardif de l'enfance par les sciences sociales tient enfin aux difficultés méthodologiques et éthiques posées par les enquêtes auprès d'enfants (Gottlieb, 2000 ; Danic *et al.*, 2006), qui ont constitué un obstacle dissuadant la conduite de recherches sur l'enfance.

C'est du côté de l'histoire, sous l'impulsion d'un mouvement général poussant les historiens à s'attaquer au domaine de la vie privée, que s'initient des pans de recherches sur l'espace domestique, les femmes et les enfants (Sirota, 2012). Le champ d'une histoire de l'enfance s'ouvre avec le travail de P. Ariès (Ariès, 1973[1960]) sur l'enfance et la vie familiale dans l'ancien régime. L'historien révolutionne les approches de l'enfant dans les sciences sociales, montrant comment l'investissement affectif des enfants – et le « sentiment d'enfance » – émerge au 17e siècle avec l'évolution de la vie familiale et l'apparition de nouveaux modes de conjugalité. D'autres historiens, notamment A. Farge, relativisent l'idée selon laquelle les parents français du 17e étaient indifférents au sort de leurs enfants, tout en montrant le contraste de leurs modes de vie et statuts sociaux en comparaison des enfants actuels (Farge, 2005). Bien que nuancé et critiqué, le travail de P. Ariès ouvre la voie à de nombreuses études historiques s'intéressant à l'évolution du statut de l'enfant (Rollet, 2001 ; Becchi & Julia, 2004[1998]). L'idée selon laquelle l'enfance n'est pas un invariant, mais une construction sociohistorique se diffuse dans les sciences sociales.

Du côté de la sociologie, l'enfant ne se constitue que tardivement comme sujet d'étude à part entière. Dans le mouvement d'une sociologie se tournant vers l'acteur, cependant, l'idée selon laquelle l'enfant est un acteur spécifique fait son chemin, en articulation avec une refondation du concept de socialisation (Sirota, 1998 ; Sirota, 2006). Le tournant épistémologique s'amorce dans les années 1990 (Bernard-Bécharìès, 1994 ; Sirota, 2012) s'initiant plus explicitement dans le monde anglophone, notamment avec la publication d'un ouvrage collectif dirigé par A. James et A. Prout, qui pose les bases d'un nouveau paradigme pour étudier l'enfance (James & Prout, 1990). Les principes avancés sont de considérer l'enfance comme une construction sociale, de considérer les enfants comme acteurs sociaux ayant des relations et activités sociales propres, et étant porteurs d'une culture infantile digne d'un intérêt propre. Ce nouveau paradigme implique l'utilisation des méthodes en sciences sociales auprès ou avec les enfants, notamment pour leur donner voix (James, 2007). Plusieurs sociologues francophones construisent les fondements de la sociologie de l'enfance (Javeau, 1994 ; Sirota, 2006), tandis que différents champs – sociologie de l'éducation, sociologie de la famille, sociologie de la culture et des médias – redécouvrent l'enfance. Afin d'étudier l'enfant comme acteur, la sociologie va se rapprocher de l'anthropologie, et mobiliser des méthodes ethnographiques (Sirota, 2012). Dans ce sillage, une nouvelle dynamique est donnée, donnant lieu à de multiples publications dont nous ne pouvons citer que quelques-unes parmi les plus notoires, anglophones (Corsaro, 2005[1997] ; Corsaro & Eder, 1990 ; James & James, 2004) et francophones (Delalande, 1995 ; Arléo & Delalande, 2010).

L'enfance dans la littérature anthropologique

Parmi les anthropologues, même constat d'une faible valorisation des travaux sur l'enfance, « petit sujet » relativement peu investi (Lallemand & Le Moal, 1981). La discipline anthropologique se construit principalement autour de sujets reconnus légitimes tels que l'histoire des peuplements, les systèmes symboliques, les formes de production ou d'échange économique. Le Manuel d'ethnographie (Mauss, 2002[1926]), ouvrage fondamental qui répertorie une multitude de descriptifs à l'usage des ethnographes, ne consacre à l'enfance que quelques courtes mentions. Néanmoins, les enfants apparaissent ponctuellement dès les débuts de la discipline. Outre-Atlantique, des précurseurs décrivent la diversité des enfances (Mead, 2004[1928] ; Malinowski, 1989[1929] ; Kardiner, 1969[1939]), s'intéressant notamment à la sévérité et aux tolérances des éducations parentales. À la suite de ces œuvres, de nouvelles recherches codent et comparent les faits et gestes envers les enfants – proximités corporelles, allaitement, portage, réponse aux pleurs… – inventoriant des données relevées dans de multiples sociétés (Whiting & Child, 1953 ; Barry & Paxson, 1971). Du côté de l'ethnographie africaniste française, l'enfance apparaît par passage dans les monographies, et de façon intermittente par le biais de quelques articles (Lallemand & Le Moal, 1981). Suite à la parution des Jeux dogons (Griaule, 1938), des écrits sur l'enfance proviennent de travaux s'intéressant aux systèmes religieux, aux rites et aux jeux qui y sont associés, ainsi qu'en marge d'études portant sur la parenté et l'attribution des noms. Puis, dans les années 1960-70, la thématique de l'enfance est réinvestie avec les travaux de l'École de Fann à Dakar, et une équipe associant psychiatres, psychologues et ethnologues (Zempléni & Rabain, 1965 ; Ortigues & Ortigues, 1984[1966]). Peu après, l'anthropologue P. Erny publie des travaux de synthèse rassemblant des données africaines sur les conceptions de l'enfant (Erny, 1968), les soins et pratiques relatifs à l'accouchement et aux soins maternels (Erny, 1972), et les conceptions de l'éducation (Erny, 1987). Bien qu'on puisse reprocher à l'auteur une tendance à uniformiser les traits des enfances africaines, ces écrits ont indéniablement valorisé l'amplitude et l'intérêt du champ. J. Rabain publie un ouvrage de référence sur la petite enfance en milieu wolof (Rabain, 1979), qui décrit finement les pratiques de nourrissage et d'alimentation, les gestes de maternage et contacts corporels, les statuts des jeunes enfants en tant que partenaires sociaux, mais aussi les conceptions imaginaires et symboliques de l'enfant. À la même période, l'anthropologue S. Lallemand effectue de solides travaux qui donneront à l'anthropologie de l'enfance sa légitimité par rapport à l'anthropologie sociale (Bonnet & Pourchez, 2007). Après avoir abordé la question de l'enfance au Togo et au Burkina Faso (Lallemand, 1976 ; Lallemand, 1988), elle dirige avec O. Journet un ouvrage sur la grossesse et la petite enfance (Lallemand & Journet, 1991), puis réalise un travail comparatif sur la « circulation des enfants en société traditionnelle » (Lallemand, 1993). Ces ouvrages, assortis de descriptions précises, font ressortir l'importance et les logiques de la participation des ascendants, consanguins, alliés dans les soins et l'éducation des enfants. À sa suite, D. Bonnet apporte de nombreuses contributions sur les soins et les maladies de l'enfant en Afrique, notamment au travers de son ouvrage sur la procréation et les maladies de l'enfance chez les Mossi au Burkina Faso (Bonnet, 1988), mais aussi de textes sur le paludisme (Bonnet, 1990) et l'épilepsie (Bonnet, 1999). Ces travaux inauguraux de J. Rabain, S. Lallemand, O. Journet et D. Bonnet ont en commun de se centrer plutôt sur la petite enfance, les savoirs populaires relatifs aux pratiques de maternage, dans des contextes de forte mortalité infantile. Ils s'ancrent dans une ethnographie des gestes et savoirs relatifs à la grossesse, l'accouchement et au maternage des enfants, telles des « techniques du corps » théorisées par Mauss (1936). Les enfants plus grands, qui évoluent davantage hors des concessions et de l'espace domestique auquel les femmes anthropologues se voient spontanément invitées, semblent avoir davantage échappé à l'étude. Peut-être aussi n'ont-ils pas été étudiés spécifiquement parce que, participant précocement aux activités des adultes, ils n'ont pas été pensés distinctement de ceux-ci. Plus tard, une nouvelle vague de recherches approfondit plus spécifiquement différentes thématiques. Des travaux se concentrent sur les conceptions de la procréation (Journet, 1981 ; Jonckers, 1986 ; Walentowitz, 2006 ; Bonnet & Duchenne, 2016) ; les pratiques de maternage (Lestrange & Passot-Guevara, 1981 ; Razzy, 2007), la socialisation dans l'enfance (Fellous, 1981 ; Querre, 2002 ; Guilhem, 2008).

Dans le contexte de changements rapides, avec l'urbanisation et la monétarisation des sociétés africaines, de nouveaux objets sont peu à peu investis. Certains s'intéressent à ce qui va peu à peu apparaître, sous le regard de la communauté internationale, comme travail et exploitation des enfants (Bonnet, 1993 ; Jacquemin, 2000 ; Schlemmer, 2006). D'autres travaux interrogent la présence d'enfants dans les rues (Lucchini, 1998 ; Tessier, 1998), avec notamment en Afrique de l'Ouest, l'indignation soulevée par les conditions de vie des élèves coraniques, les talibés, enfants confiés à des marabouts qui se retrouvent à certaines heures pour mendier dans les rues (Ballet, 2006 ; Pelizzari & Sylla, 2014). L'attention des sciences sociales tend à se tourner vers les formes de négligences et maltraitances subies par les enfants, faisant d'une certaine manière retour de balancier à des formes de fascination à l'égard des enfances africaines « traditionnelles ». Alors que les écoles publiques et privées se multiplient, générant un pluralisme scolaire, quelques contributions apparaissent sur les politiques et stratégies familiales à l'œuvre avec la scolarisation des enfants (Candalot, 2006 ; Lange, 2007 ; Deleigne & Pilon, 2011).

Si l'on résume, l'enfance étudiée par les anthropologues correspond surtout à la petite enfance, où la figure maternelle apparaît prédominante. S'agissant des sociabilités entre enfants, l'anthropologie africaine francophone a néanmoins ouvert des brèches en s'intéressant aux relations dans les classes d'âges (Fellous, 1981 ; Dupire, 1991 ; Jolly, 2003 ; Henry, 1995) ou encore, à la manière dont l'éducation parentale fait place à une médiation des relations dans la fratrie (Rabain, 1979). Soulignons qu'en Afrique, l'influence du regard humanitaire et compassionnel a probablement contribué à éluder l'enfant comme sujet actif, le situant souvent comme victime (Fassin, 2010 ; Fusaschi, 2012 ; Suremain & Bonnet, 2014). Cette perspective humanitaire a laissé dans l'ombre la manière dont les enfants, dans des environnements certes contraignants, participent à la production des situations sociales. De récentes contributions explorent néanmoins comment ceux-ci négocient leurs trajectoires de vie dans des situations extrêmes telles que la rue (Lucchini, 1998) ou les conflits armés (De Boeck, 2000).

Pour la Mauritanie, quelques anthropologues ont produit d'intéressantes contributions sur l'enfance. En milieu maure, des travaux ont porté sur les pratiques de soins périnatales et notamment les massages des nouveau-nés (Tauzin, 1986 ; Tauzin, 1988 ; Tauzin, 2001 ; Fortier, 1998), les modes d'apprentissage du Coran aux enfants et aux jeunes (Fortier, 2003), ou encore, les représentations de la procréation (Fortier, 2006). La configuration maure des relations hommes-femmes ayant fasciné les anthropologues, un ensemble d'écrits ont abordé le statut des petites filles et leur socialisation (Simard, 1996 ; Fortier, 2000 ; Lesourd, 2007). S'agissant des *haalpulaaren* de Mauritanie, les contributions sont moins nombreuses. Relevons la contribution notoire de B. Diallo, qui fournit un ensemble de descriptions sur les soins, rites et statuts sociaux de l'enfance (Diallo, 2004). Quelques éléments plus épars figurent dans d'autres travaux (Wane, 1969 ; De Chassey, 1982[1977] ; Marchesin, 1992). Plus récemment, des travaux ont porté sur la situation des enfants vulnérables en Mauritanie tels que les orphelins (Lafdal & Sow, 2006), ou les enfants des rues (Ballet, 2006).

Anthropologie de l'enfant malade

Le champ de l'anthropologie médicale et de la santé, depuis les années 1980, a donné lieu à la réalisation de nombreuses recherches sur l'enfant. Historiens et anthropologues se sont notamment intéressés à la manière dont le développement des savoirs pédiatriques et la médicalisation de l'enfance ont fait évoluer les constructions sociales de l'enfance (Loux, 1978 ; Turmel, 1997 ; Delaisi de Parleval & Lallemand, 1998[1980] ; Morel & Rollet, 2000 ; Hamelin Brabant, 2006). Plus spécifiquement, des textes retracent l'oscillation des discours et pratiques médicales occidentales entre reconnaissance et déni de la sensibilité de l'enfant à la douleur (Desbordes & Schaelynck, 1992 ; Draperi, 2003 ; Kane, 2007). Dans l'intimité des services de soins pédiatriques, les écrits de M. Bluebond Langer donnent la parole aux enfants, éclairant leur vécu de la maladie et la manière dont ils demeurent acteurs négociant en phase palliative (Bluebond-Langner, 1978).

Pour l'Afrique, les questions relatives aux maladies infantiles, leur prévention et leur traitement dans les savoirs populaires représentent une large portion de la littérature sur l'enfance. Outre les fondamentaux de D. Bonnet (1988, 1990, 1999), de remarquables travaux ont interrogé les représentations des maladies de l'enfance (Jaffré, 1996) et les recours thérapeutiques de leurs parents pour les soigner (Fassin, 1986 ; Baxerres & Le Hesran, 2008). Ces études ont permis de documenter, dans différents contextes, les rôles des membres de l'entourage en cas de maladie, et leurs implications s'agissant des décisions de recours aux soins. Les rapports de genre et la culpabilisation des mères en cas de maladie infantile sont notamment analysés (Baxerres & Le Hesran, 2008 ; Desclaux & Benoist, 1996 ; Fromageot *et al.*, 2005 ; Tolhurst *et al.*, 2008), ainsi que les rapports intergénérationnels (Jaffré, 1991 ; Aubel *et al.*, 2004). Relevons l'originale approche de K. Hampshire qui s'est intéressée à l'autonomie des enfants dans leurs recours aux soins dans le contexte de nouveaux espaces thérapeutiques au Ghana, notamment avec le support des nouvelles technologies de communication (Hampshire *et al.*, 2011). Quant à l'influence des savoirs médicaux sur les pratiques de maternage et les conceptions de l'enfance, elle reste peu documentée pour l'Afrique. La réflexion a été initiée avec l'analyse de représentations nosologiques populaires intégrant, à leurs marges, termes et savoirs biomédicaux (Olivier de Sardan, 1999a ; Faye, 2009). Mais l'impact global de plusieurs décennies de messages d'éducation pour la santé constituant une certaine modernité sanitaire reste à étudier.

Tandis que les services de soins dédiés aux enfants se développent en Afrique, quelques anthropologues abordent la prise en charge des enfants à l'hôpital et les relations entre parents et professionnels de santé (Desclaux, 1996b ; Jaffré, 1996). La pandémie du VIH a notamment suscité des interrogations sur la manière dont le sida des enfants met à l'épreuve les systèmes de santé (Desclaux, 1997) et dont il est vécu par les enfants (Héjoaka, 2012). Enfin, à l'instigation du programme de recherche Enfance, Soins et Pédiatrie en Afrique de l'Ouest (Enspedia) dont ce travail est issu, les textes faisant la part belle au vécu des enfants dans les structures sanitaires se multiplient (Jaffré *et al.*, 2009a ; Jaffré & Guindo, 2013 ; Ida, 2016 ; Guindo, 2017 ; Kane & Fearon, 2017).

Décrire et caractériser l'offre de soin

De nombreux champs disciplinaires tentent de rendre compte de l'offre de soin et de sa pertinence pour répondre aux besoins de santé des populations. Les géographes s'intéressent à la répartition territoriale de l'offre, notamment à son accessibilité géographique, qui dépend non seulement des distances, mais aussi du développement de la voirie et des transports, qui sont autant d'adaptations construites entre la société et son environnement.

> *La géographie de la santé est donc beaucoup plus que la simple addition de la géographie des soins et de la géographie des maladies, encore moins de leur juxtaposition. Elle vise à mettre en perspective les déterminants naturels et sociaux des états de santé en des lieux donnés.*
>
> (Salem, 1998 : 59)

La dimension spatiale de l'offre de soin est également très présente dans les approches relevant de la santé publique dont l'objectif est de rationaliser la planification de l'offre sanitaire, et veiller à la réduction des inégalités territoriales de santé. Le développement exponentiel et incontrôlé des grandes villes africaines pose particulièrement problème en termes d'infrastructures et d'équipements sanitaires (Salem, 1998 ; Harang, 2007). Ce contexte est propice à l'accroissement des inégalités de santé et d'accès aux soins, tandis que l'implantation des structures sanitaires répond à des rapports de pouvoir et des enjeux politiques.

> *Il ne faut plus poser comme hypothèse que les structures de soins se distribuent de façon aléatoire dans la ville, mais qu'au contraire elles sont causes et conséquences de la différenciation de la ville : l'offre de soin est un moteur des dynamiques territoriales.*
>
> (Harang, 2007 : 165)

S'agissant de Nouakchott, dont la population croît à une vitesse impressionnante, le développement de l'offre sanitaire n'a pas suivi la croissance urbaine, produisant des inégalités dans la répartition des infrastructures et des marges urbaines (Choplin & Ciavolella, 2008).

La dimension spatiale de l'offre de soin est relativement négligée en anthropologie. Considérant l'approche que les anthropologues ont de l'espace, G. Salem (1998) explique que ceux-ci ont tendance à y faire référence de manière allusive et restrictive, indiquant les noms de lieux et d'espaces, mais laissant dans l'implicite le sens de ces catégories spatiales. C'est donc du côté des géographes que nous trouvons des conceptualisations pour une approche spatiale de l'offre de soin.

> *Le système de santé, et non le seul système de soins, sera défini par nous comme l'ensemble des pratiques sociales sur un espace donné qui expose de façon différentielle des espaces à un certain profil sanitaire.*
>
> (Salem, 1998 : 58)

Cette définition est particulièrement pertinente pour comprendre la dimension spatiale des recours thérapeutiques, sachant que l'offre et les pratiques de soins s'avèrent territorialement très contrastées.

Certains géographes de la santé centrent leurs travaux sur l'offre de soin telle qu'elle est subjectivement perçue par les populations. Citons notamment un courant de recherches anglophones, autour du concept de *therapeutic landscape* (Gesler, 1992 ; Gesler, 2005 ; Madge, 1998 ; Leach *et al.*, 2008 ; Grose, 2011 ; Hampshire *et al.*, 2011 ; Buzinde & Yarnal, 2012). Nous pouvons traduire ce terme par espace thérapeutique ou paysage thérapeutique. Ces travaux se distinguent selon plusieurs courants (Gesler, 1992). Notre attention se porte en particulier sur les approches envisageant la perception subjective des espaces thérapeutiques, considérant les catégories propres que mobilisent les individus dans leurs décisions de recours (Leach *et al.*, 2008 ; Madge, 1998). Ces approches intéressent particulièrement l'anthropologie, qui est à la recherche du point de vue des individus et des catégories émiques que ceux-ci utilisent pour qualifier leur environnement social.

L'anthropologie face au pluralisme thérapeutique

Prenant le parti de ne pas exclure les pratiques de soins traditionnelles ou informelles, les travaux anthropologiques sur l'offre de soin se sont davantage concentrés sur des tentatives de compréhension de l'offre dans sa pluralité. Plutôt que d'opposer la biomédecine aux médecines traditionnelles, de nombreux anthropologues, ces dernières décennies, ont favorisé dans leurs travaux l'étude du pluralisme thérapeutique. Parmi les contributions les plus significatives, citons *La quête de la thérapie au Bas-Zaïre* (Janzen, 1995), l'ouvrage collectif *Soigner au pluriel* (Benoist, 1996) et *Corps et chamanisme : Essai sur le pluralisme médical* (Rossi, 1997). Sur les terrains africains, dès les années 1980, plusieurs anthropologues se sont notamment interrogés sur les rapports entre les options de l'offre plurielle (Zempléni, 1982 ; Dozon & Sindzingre, 1986 ; Fassin, 1994 ; Gruénais & Mayala, 1988). À la suite de ces travaux, considérer le pluralisme thérapeutique de l'offre de soin est devenu une option classique, intégrée à la plupart des études anthropologiques réalisées en Afrique, et réinvestie face à l'engouement pour les médecines douces au Nord (Cohen *et al.*, 2015).

Considérant l'offre de soin sous l'angle du pluralisme thérapeutique, il est possible d'approcher la diversité des pratiques tout en évitant des catégorisations dont les limites ont été mises en évidence (Dozon & Sindzingre, 1986). Les tentatives de classifications des différents types de « médecines » ont été nombreuses. Des classifications binaires opposent la biomédecine aux « ethnomédecines », aux « médecines traditionnelles » ou aux thérapies « magico-religieuses ». La classification d'A. Kleinman, qui distingue trois secteurs qui sont les secteurs « biomédical », « populaire » et « traditionnel », a marqué les approches théoriques de plusieurs générations d'anthropologues de la santé (Kleinman, 1978). Les limites de cette classification, qui fait référence, ont néanmoins été largement discutées (Fassin & Fassin, 1988). Le terme même de *médecine*, plaqué sur des pratiques thérapeutiques plurielles et non fixées par des écrits, pose problème. Dans son acception courante, le terme renvoie aux paradigmes des sciences médicales, qui supposent une rupture épistémologique avec l'expérience commune (Bachelard, 2005[1940]). R. Massé a parfaitement analysé les difficultés des anthropologues devant la question de la « rationalité des savoirs ethnomédicaux », soulignant le piège d'attribuer aux pratiques ethnomédicales une cohérence et une systématicité qui les dénature (Massé, 1997). Malgré ces ambiguïtés, les anthropologues emploient le terme de *médecine* pour désigner diverses pratiques thérapeutiques.

> *La médecine traditionnelle est coextensive à l'ensemble du champ social. En ce sens, la question de son existence spécifique par rapport à la biomédecine est une fausse question, car elle constitue, dans ces sociétés, un domaine non autonome des pratiques et références sociales générales.*
>
> (Dozon & Sindzingre, 1986 : 45)

Avec un positionnement comparable, D. Fassin n'évite pas le terme *médecine* dans ses écrits, tout en soulignant l'inadéquation du terme *médecine traditionnelle*.

> *L'expression même de médecine traditionnelle est doublement trompeuse, puisque dans les consultations de ces gens du savoir la médecine est bien loin d'être la seule ou même souvent la principale activité, et que les activités de transformation de ces pratiques rendent inadaptée la référence exclusive à la tradition.*
>
> (Fassin, 1991 : 65)

C'est donc par défaut que de nombreux auteurs emploient le terme *médecine*, alors même qu'il leur paraît inapproprié pour qualifier les pratiques thérapeutiques qu'ils étudient. Difficile, en réalité, d'éviter cette catégorie retrouvée dans les textes du ministère, les projets des organisations non gouvernementales, les propos des guérisseurs et des malades. Consacrer à l'inverse le terme *médecine* à la seule biomédecine peut conduire à l'écueil de nier l'existence d'autres formes de savoirs, et de s'engouffrer naïvement dans l'hégémonie de la rationalité biomédicale (Massé, 1997).

Étudiant le pluralisme thérapeutique en Afrique, les anthropologues ont également analysé comment les relations entre les différents thérapeutes engageaient des rapports sociaux et politiques (Dozon, 1985 ; Hours, 1985 ; Fassin, 1992 ; Berche, 1998 ; Caprara, 2000). Dans cette veine, la manière dont la médecine moderne a été introduite en Afrique a été analysée comme un mode d'exercice du pouvoir colonial (Fanon, 1972[1959] ; Dozon, 1985 ; Berche, 1998). De même, des auteurs ont analysé en quoi les processus de « revalorisation » de la médecine traditionnelle s'inscrivaient dans des revendications et enjeux sociopolitiques (Dozon, 1987 ; Fassin & Fassin, 1988). Les évolutions sociales actuelles, et notamment la professionnalisation, la marchandisation et précarisation socioéconomique, produisent des offres thérapeutiques de plus en plus concurrentielles, poussant les guérisseurs à de nouvelles adaptations pour conserver leur place dans l'offre thérapeutique (Pordié & Simon, 2013 ; Tonda, 2001). En Mauritanie, où les pratiques thérapeutiques s'ancrent dans diverses traditions, il apparaît pertinent d'analyser les rapports sociaux entre thérapeutes et les différents statuts que ceux-ci occupent dans l'offre thérapeutique.

La globalisation de l'offre de soin

L'idée d'un « pluralisme global » au niveau sanitaire a été introduite par les travaux de C. Leslie, qui analysent les facteurs sociaux et politiques de l'évolution des médecines et savoirs médicaux (Leslie, 1980). Les approches intégrant l'espace géopolitique international des offres de soins se sont par la suite multipliées, considérant les nouveaux espaces thérapeutiques dans le contexte d'une offre de santé globalisée (Fassin, 2001). Selon A. Appaduraï, la globalisation du monde, produite par une accélération des échanges et des mobilités internationales, produit des « paysages culturels » globaux et déterritorialisés (Appaduraï, 2005). Appréhendées dans ce cadre théorique de la globalisation, nous pouvons considérer que les perceptions de l'offre de soin s'élaborent de manière complexe en référence à des registres culturels divers et déterritorialisés. Les attentes thérapeutiques, correspondant à divers modèles, sont globalisées (Sakoyan, 2012). Face au développement et à la globalisation de l'offre, les besoins perçus en produits pharmaceutiques sont de plus en plus importants (Badji & Desclaux, 2015). Cette dimension implique que les individus perçoivent l'offre de soin dans des espaces internationaux et selon des références multiculturelles, même lorsque ceux-ci n'ont pas les moyens d'une mobilité internationale. Il faut veiller, cependant, à ne pas réduire la globalisation de l'offre thérapeutique à la diffusion de la biomédecine de l'occident au reste du monde. L'anthropologie, qui privilégie une approche « par le bas », doit se défaire des idéologies de la mondialisation, et considérer les processus de globalisation comme le résultat d'interactions multiples, locales, fragmentées (Assayag, 2005). Ainsi, la globalisation de l'offre sanitaire prend corps au travers de pratiques thérapeutiques locales, de perceptions qui font référence à un imaginaire de l'offre sanitaire mondiale, et d'itinéraires thérapeutiques pouvant être multisitués (Kangas, 2002 ; Pinsonnault, 2003 ; Sakoyan, 2012). L'internationalisation de l'offre de soin se manifeste notamment dans des espaces transfrontaliers, où les migrations de part et d'autre des frontières dépendent de politiques de santé diversifiées déterminant les possibilités d'accès aux soins (Pérez, 1992 ; Sakoyan, 2012). Cependant, une large part de la population vit en situation de pauvreté. Laissés pour compte de la mondialisation, ces nombreux acteurs n'accèdent qu'à une offre de soin informelle et de proximité, tout en percevant l'injustice de ne pas avoir accès à des soins de plus haute technicité.

La prise en compte de la globalisation de l'offre de soin est essentielle pour comprendre les conceptions mauritaniennes. Compte tenu du développement tardif et incomplet de l'offre biomédicale sur le territoire mauritanien, de nombreuses familles ont historiquement recours aux soins dans les pays frontaliers, notamment le Sénégal et le Maroc, tandis que les destinations européennes ne sont accessibles qu'aux plus nantis. De nombreuses évacuations sont d'ailleurs prises en charge par la Caisse nationale d'assurance maladie, ce qui en grève considérablement le budget et pose des problématiques de justice sociale. L'offre des guérisseurs, avec l'apparition de nouvelles pratiques et de nouvelles modalités de recours, est également à comprendre dans le contexte de la globalisation (Pordié & Simon, 2013). Les guérisseurs mauritaniens sont notamment fortement concurrencés par les guérisseurs sénégalais, maliens ou nigériens, réputés particulièrement puissants.

Ethnographie des services de soins hospitaliers

Les institutions hospitalières, relativement fermées au public, ne sont pas des terrains faciles d'accès. Pourtant, les hôpitaux ont historiquement fait l'objet de nombreux travaux en sociologie et anthropologie de la santé (Peneff, 1992). S. Van der Geest et K. Finkler, introduisant un numéro spécial de *Social Science & Medicine* sur l'ethnographie hospitalière, soulignent que l'un des éléments les plus importants à prendre en compte est que le fonctionnement des services hospitaliers est loin de représenter une réplication de la biomédecine dans les pays du monde (Van der Geest & Finkler, 2004). Au contraire, l'hôpital est un lieu dans la société qui reflète et participe des valeurs et hiérarchies sociales, et doit être étudié comme tel. En France, des contributions ont mis en lumière le fonctionnement de certains services, avec des ethnographies réalisées aux urgences (Peneff, 1992), à la réanimation (Pouchelle, 2003), en cancérologie (Marche, 2004) ou en néonatologie (Paillet, 2007 ; Gisquet, 2008). Ces différents travaux ont porté leurs analyses sur les rapports sociaux et de pouvoir à l'hôpital, la communication et l'information des données médicales aux patients, ou encore, les processus de décisions thérapeutiques.

Pour l'Afrique de l'Ouest, depuis deux décennies, des travaux constituant des apports majeurs à l'anthropologie hospitalière se sont succédé. Des travaux ethnographiques ont été réalisés notamment au sein des services d'urgences (Hahonou, 2002), d'obstétrique (Moumouni & Souley, 2004 ; Jaffré *et al.*, 2009b ; Ouattara *et al.*, 2009). *Une médecine inhospitalière*, l'ouvrage de Y. Jaffré et J.-P. Olivier De Sardan, s'appuyant sur les contributions d'auteurs ayant mené leurs recherches dans les hôpitaux de cinq capitales africaines a édifié les bases de la réflexion, relevant un certain nombre de traits caractéristiques du fonctionnement des services de santé étudiés (Jaffré & Olivier de Sardan, 2003). Face au constat général de relations difficiles entre professionnels de santé et malades, les auteurs relèvent la mauvaise qualité de l'accueil et des soins, la discrimination des malades pauvres et anonymes, les traitements de faveur fonctions de relations familiales et sociales, l'usage de pratiques de corruption.

Pour la Mauritanie, nous n'avons repéré aucune publication relevant d'une ethnographie hospitalière. Le fonctionnement quotidien rejoint cependant les caractéristiques décrites par ailleurs dans les services de santé en Afrique (Jaffré & Olivier de Sardan, 2003). L'étude de traits pouvant relever de spécificités mauritaniennes du fonctionnement hospitalier est donc au cœur de notre réflexion. Il nous semble notamment pertinent de s'interroger sur la manière dont les rapports entre groupes sociolinguistiques, que l'histoire rend particulièrement sensibles en Mauritanie (N'Diaye, 2010), s'expriment au niveau des structures sanitaires et notamment par le biais des usages des langues. Autrement, les implications de la prégnance d'un islam d'État, qui traverse l'ensemble des institutions, sont intéressantes à questionner au niveau du fonctionnement et des valeurs hospitalières.

Étudier les itinéraires thérapeutiques

Depuis son introduction par M. Augé, la notion d'itinéraire thérapeutique a été utilisée par de nombreux anthropologues s'intéressant à la maladie et à ses traitements (Augé & Herzlich, 1984). L'itinéraire thérapeutique est peu à peu devenu un objet classique et central en anthropologie médicale, notamment s'agissant des productions francophones. L'intérêt pour les itinéraires thérapeutiques déborde le champ de l'anthropologie, donnant lieu à des études en ethnopsychiatrie, en santé publique ou encore en démographie (Franckel, 2007).

En anthropologie, l'étude des itinéraires thérapeutiques s'est surtout déployée dans les pays du sud, notamment en Afrique, ainsi que dans les sociétés créoles, compte tenu de l'importance du pluralisme thérapeutique dans ces régions (Sindzingre, 1983 ; Fainzang, 1985 ; Fassin & Jaffré, 1990 ; Vidal, 1992a). Cependant, considérant l'offre thérapeutique dite alternative dans les pays développés, des études traitant des itinéraires thérapeutiques en Europe se sont multipliées ces dernières années (Raineau, 2002 ; Rossi, 2007 ; Peglidou,

2010). La production anglophone en sciences sociales de la santé a relativement moins investi la notion de *therapeutic itineraries*. Malgré l'influence de l'ouvrage de Janzen (1995), dont l'approche se centre sur les itinéraires thérapeutiques, les chercheurs anglophones ont davantage problématisé leurs approches autour de la notion d'*health seeking*, c'est-à-dire la recherche ou les recours aux soins, ainsi que celle *health seeking behaviour*, c'est-à-dire les comportements de recours aux soins. S'agissant des enfants, nous avons ainsi relevé des études centrées sur *infant health seeking* (Leach *et al.*, 2008 ; Tolhurst *et al.*, 2008 ; Chibwana *et al.*, 2009 ; Colvin *et al.*, 2013 ; Gupta *et al.*, 2015), qui étudiaient notamment les processus décisionnels de recours aux soins.

Itinéraires thérapeutiques et représentations des maladies

Les premiers anthropologues ayant travaillé cette notion ont mis en avant comment les itinéraires thérapeutiques engageaient, au-delà d'une recherche de guérison, une recherche étiologique visant à identifier la cause de l'infortune, notamment auprès des devins (Sindzingre, 1983 ; Augé, 1994 ; Fainzang, 1985). L'interprétation causale n'est jamais totalement prédéfinie et elle s'ajuste, *in fine*, à l'évolution de la maladie.

> *C'est souvent en effet la persistance du mal, plutôt que sa forme, qui suscite l'hypothèse d'une cause sociale, par exemple une agression en sorcellerie. Bien des auteurs l'ont noté, mais il faudrait alors remarquer du coup qu'aucune solution de continuité n'apparaît entre les maux à symptômes vagues, mais brefs, les maux à symptômes vagues, mais insistants, les maux à symptômes précis pour lesquels il existe a priori une étiologie relativement précise, mais dont l'interprétation reste en définitive liée à l'évolution dans le temps.*
>
> (Augé, 1984 : 75)

Ces travaux ont analysé que les choix de recours dépendent non seulement de systèmes d'interprétation des maladies, mais aussi, des perceptions des fonctions et domaines de compétences des différentes options du pluralisme thérapeutique (Tall, 1984). L'introduction de la biomédecine dans le paysage de l'offre thérapeutique, selon ces auteurs, n'a pas bouleversé les systèmes interprétatifs locaux. Les recours à la biomédecine se sont greffés comme moyens de traiter les états maladifs, dans une recherche de pragmatisme, d'efficacité (Sindzingre, 1983 ; Fainzang, 1985) et de soulagement de la douleur (Jaffré, 1999a). Les systèmes d'interprétation étiologique sont considérés dans leur imbrication à l'organisation sociale en général (Zempléni, 1982 ; Augé & Herzlich, 1984 ; Janzen, 1995). M. Augé, notamment, a analysé comment la maladie est interprétée comme la rupture d'un ordre ou interdit social dans les sociétés lignagères africaines, où « la maladie y a très fréquemment la valeur et la signification d'un rappel à l'ordre social » (1984 : 36). La rupture d'un ordre social peut notamment être une dette vis-à-vis des ancêtres, un conflit familial, ou encore, une relation incestueuse. Ainsi, conclut S. Fainzang : « Le savoir biomédical n'est pas susceptible à lui seul, d'ébranler en profondeur la perception locale du mal, pour la raison majeure que cette dernière est intimement liée à l'organisation sociale qui l'accompagne » (1985 : 129). Au total, nous retiendrons que ces travaux, au travers la notion d'itinéraire thérapeutique, se sont attachés à l'analyse de la recherche étiologique ou de la quête de sens.

Très vite, les travaux des anthropologues, privilégiant des approches qualitatives et approfondies, font ressortir la singularité et l'imprédictibilité des itinéraires thérapeutiques, l'impossibilité d'en inférer des règles systématiques (Benoist, 1996 ; Vidal, 1992b). Il ressort de ces travaux que les itinéraires thérapeutiques traduisent certes des cheminements interprétatifs ou cognitifs, mais sensiblement conjoncturels, dont il n'est pas possible de déduire des liens de cause à effet univoques. Au contraire, ces travaux font ressortir la multiplicité des combinaisons observées : recours alternatifs, simultanés ou cycliques, fixation sur un ou plusieurs recours de référence, errance, trajectoires en suspens. Nous relevons, de même, la cumulation de registres de soins dont les interprétations pourraient apparaître contradictoires.

Itinéraires thérapeutiques et relations sociales

Comprendre les itinéraires thérapeutiques au-delà d'un processus interprétatif nécessite notamment de considérer les relations interindividuelles qui les traversent et, plus largement, leurs dimensions sociales.

> *Une herméneutique des itinéraires conduit à une interprétation cognitive qui néglige l'incorporation des conduites de soin dans le social. Car le pluralisme médical est largement le résultat de rapports sociaux qui transcendent les conduites individuelles. Ils exercent des pressions sur les choix ; ils orientent, favorisent ou pénalisent les décisions. Ce serait un grave aveuglement que de ne laisser qu'une part congrue au social, alors qu'il est englobant et inclusif, et c'est à travers lui que l'on accède au sens du désordre des comportements.*
>
> (Benoist, 1996 : 17)

Étudiant les itinéraires thérapeutiques, un ensemble de travaux ont mis l'accent sur la dynamique des relations, dans l'entourage, qui président aux choix de recours (Janzen, 1995 ; Gauthier *et al.*, 2013 ; Gupta *et al.*, 2015). Ce questionnement est au cœur de l'ouvrage de J. Janzen (1995), qui décrit en détail l'itinéraire thérapeutique de six malades, et analyse comment les décisions de recours aux soins s'organisent dans l'entourage familial. La place de l'entourage familial est particulièrement importante dans la société Kongo, car le conflit familial est un important registre d'interprétation de la maladie, mais aussi parce que : « La thérapie Kongo entraîne la suspension temporaire des droits des malades de prendre des décisions individuelles » (Janzen, 1995 : 153). Le rôle de l'entourage analysé par Janzen au travers du concept de « groupe organisateur de thérapie » cadre avec certains traits de la société Kongo, et nécessite quelques nuances dans les contextes sociaux où les malades conservent davantage d'autonomie. S'agissant des itinéraires thérapeutiques de jeunes enfants, cependant, le concept de « groupe organisateur de thérapie » apparaît pertinent, dans la mesure où ceux-ci ne sont pas en position d'organiser leurs recours aux soins. Les participations de divers membres de l'entourage concernent l'interprétation de la maladie, les décisions de recours, la mobilisation de ressources économiques, logistiques ou relationnelles. Nous pouvons désigner cet environnement familial de groupe organisateur de thérapie, gardant à l'esprit que ce groupe est rarement aussi organisé que celui décrit par J. Janzen (1995) au Zaïre, que sa composition peut évoluer au cours de l'itinéraire thérapeutique, fonction des configurations familiales et d'habitat, des moyens et opportunités de chacun. Avec la question des participations dans l'entourage, des auteurs se sont intéressés aux relations de genre à l'œuvre dans le déroulement des itinéraires thérapeutiques (Desclaux, 1996a ; Suremain *et al.*, 2000 ; Fromageot *et al.*, 2005). Ces travaux documentent à la fois comment le genre modèle des rôles thérapeutiques distincts, des rapports décisionnels, et des formes de relations avec les thérapeutes.

B. Hours a instruit l'idée que les rapports des malades à leurs systèmes de santé engagent plus largement des rapports à l'État, qui est considéré comme responsable de la santé collective (Hours, 1985). À partir de ses enquêtes au Cameroun, il a relevé les critiques virulentes à l'encontre des établissements de santé : à défaut d'être pris en charge, les malades se sentent maltraités, et finalement, persécutés par un État qui ne leur permet pas d'accéder aux soins. Quelques années plus tard, D. Fassin a poursuivi aussi une analyse des rapports de pouvoir dans les relations thérapeutiques, mettant en question les relations entre les pouvoirs thérapeutiques, les pouvoirs politiques, les pouvoirs religieux et les pouvoirs économiques (Fassin, 1992). À la suite de ces travaux, la prise en compte de la dimension sociopolitique dans les rapports des individus à leurs systèmes de santé a conduit à un renouvellement théorique des études sur les itinéraires thérapeutiques. N. Pinsonnault, avec son étude des itinéraires thérapeutiques chez des Peuls touchés par le paludisme en Guinée, considère qu'en évitant le recours au système de santé local, les Peuls « signifient à leurs autorités locales leur volonté de se distancier des services de l'État » (2003 : 1). Autre exemple remarquable, le travail de S. Radi sur les itinéraires thérapeutiques de malades chroniques en Égypte entend rendre compte du rôle crucial de la santé publique dans la structuration des itinéraires thérapeutiques (Radi, 2007). L'auteur résume que les recours aux traitements « traditionnels » sont encouragés par les défaillances d'un système n'étant nullement en mesure de prendre en charge une maladie chronique et coûteuse.

Enfin, certains travaux se sont intéressés à la manière dont la construction sociale de la différence ethnique participait à la construction sociale de l'efficacité thérapeutique (Sturzenegger, 1996 ; Taverne, 1996 ; Izugbara *et al.*, 2005). En ce sens, les itinéraires thérapeutiques peuvent révéler l'attribution de fonctions thérapeutiques distinctes selon les appartenances sociales, traduisant différents rapports de pouvoir et d'altérité.

Itinéraires thérapeutiques et trajectoires de maladie

Dans le champ de la sociologie de la santé, le concept de trajectoire de maladie a été privilégié par A. Strauss (1992). Celui-ci, qui a étudié les trajectoires de patients malades en stade terminal, en apporte cette définition.

> *Le terme de trajectoire [...] fait référence non seulement au développement physiologique de la maladie de tel patient, mais également à toute l'organisation du travail déployée à suivre ce cours, ainsi qu'au retentissement que ce travail et son organisation ne manquent pas d'avoir sur ceux qui s'y trouvent impliqués.*
>
> (Strauss, 1992 : 143-189)

Cette conceptualisation met en avant l'interaction entre l'évolution physiologique de la maladie et le vécu des personnes impliquées dans cette trajectoire, tandis que l'approche par les itinéraires thérapeutiques s'ancre dans une approche plus descriptive. La limite du concept de trajectoire de maladie est la centration sur la prise en charge médicale, poussant les anthropologues à privilégier le concept d'itinéraire thérapeutique, qui leur permet de rendre compte des circulations entre différents registres thérapeutiques.

Dans cet ouvrage, nous mobilisons à la fois les termes d'itinéraire thérapeutique et de trajectoire. D'une part, le concept d'itinéraire thérapeutique tel qu'il est employé en anthropologie de la santé ouvre l'enquête sur la description d'une succession de recours pluriels. Les différentes conceptualisations qui ont été réalisées permettent d'intégrer à l'étude des itinéraires un ensemble d'axes analytiques : importance des processus d'interprétation causale, dynamiques des relations sociales aboutissant aux décisions de recours, engagement d'un rapport sociopolitique à l'offre de soin publique. D'autre part, nous employons le terme *trajectoire*, qui a l'intérêt de souligner les dimensions intersubjectives au travers desquelles les itinéraires thérapeutiques sont déroulés et vécus. Ainsi, la trajectoire d'un enfant malade dépend des perceptions subjectives de l'offre de soin, des interprétations qui sont faites de l'évolution de sa maladie et des effets des traitements, ainsi que du vécu d'un ensemble d'expériences conjoncturelles. Chaque nouvelle situation de soins est susceptible de mener à des reconfigurations interprétatives, ainsi qu'à une modification de la perception de l'offre de soin. Autrement dit, les trajectoires d'enfants malades correspondent à des itinéraires thérapeutiques qui sont sans cesse requalifiés subjectivement. Que la maladie dure ou s'aggrave, que les traitements restent sans succès, cette trajectoire peut être qualifiée de *quête*, au sens d'un parcours vécu de manière aléatoire, poursuivant une guérison par des tentatives plus incertaines et parfois désespérées.

LA MÉTHODOLOGIE EN ACTES

Les conditions d'enquête et son déroulement

Le travail de recherche en anthropologie passe par l'approximation, mais relève « d'une exigence de rigueur malgré tout » (Olivier de Sardan, 2008). L'anthropologie et la sociologie, lorsque leurs approches reposent sur l'enquête de terrain, partagent des modes de production des connaissances particuliers. La richesse et la spécificité de l'anthropologie tiennent à l'option pour un cadre souple, qui permet de favoriser la réflexion inductive, de déconstruire des conceptions préétablies, et au final, de pouvoir considérer ce qu'il n'était pas attendu d'étudier. Le terrain conduit ainsi à des reconsidérations successives qui peu à peu transforment et affinent l'objet de recherche. Ainsi, l'anthropologie se donne les moyens d'approcher le réel de ceux qu'elle étudie (Olivier de Sardan, 1988), valorisant l'approche compréhensive, dévoilant ce qui est caché d'une sphère socioculturelle à l'autre. La panoplie méthodologique en anthropologie est souple, permettant l'ajustement de « l'objet construit et de la méthode choisie » (Fainzang, 1994).

Les principales options méthodologiques de ce travail ont découlé, d'une part de l'intention de recueillir des informations descriptives horizontales sur la santé des enfants à Nouakchott (offre de soin, fonctionnement des services de pédiatrie, représentations des maladies infantiles), d'autre part de considérer comment les familles, dans ces environnements géographiques, sociaux et culturels soignent leurs enfants malades. Observations, notes de discussions, et entretiens semi-directifs ont permis d'exercer une triangulation pour une production rigoureuse de données.

Dans cette partie consacrée à la méthodologie, nous proposons, tout en décrivant les outils mobilisés, de préciser les conditions du déroulement de l'enquête et d'identifier les influences sur les énoncés recueillis. L'enquête de terrain en sciences sociales se réalise au travers de relations intersubjectives. Ces relations et les enjeux qui les traversent dépassent le cadre du projet de recherche, et le chercheur n'en a jamais une entière maîtrise (Bizeul, 1998). La manière dont l'enquêteur et son travail sont perçus, les identités que ses interlocuteurs lui octroient (Schinz, 2002) sont autant de conditions contribuant à la construction des énoncés. Aussi, écrit J.-P. Olivier de Sardan « les interactions entre l'anthropologue et ceux qu'il étudie sont décisives » (2008 : 11). Le récit des conditions d'enquête permet de restituer les traits des relations ayant permis l'obtention d'informations (Bizeul, 1998), et ainsi, de les intégrer comme éléments de recherche. Il engage un rapport réflexif au travail de terrain, exigence épistémologique qui fait l'objet d'un consensus parmi les anthropologues (Leservoisier & Vidal, 2007).

Suite à une phase d'enquête exploratoire à l'Hôpital national (2010), des observations approfondies ont été menées à l'Hôpital national et à l'hôpital Mère-enfant (2011). Des investigations sur l'offre de soin à Nouakchott ont été réalisées, du côté de l'offre formelle et de l'offre informelle (2012). Des enquêtes ont été menées auprès des quelques familles d'enfants malades, qui ont été sollicitées à plusieurs reprises, puis des entretiens avec des femmes *haalpulaaren* âgées ont été réalisés (2012-2013). Enfin, grâce à un financement du Fonds des Nations Unies pour l'enfance pour la réalisation du programme de recherche « Enfance, soins et pédiatrie en Afrique de l'Ouest » (Enspedia), des investigations complémentaires ont pu être réalisées auprès d'enfants atteints de maladies chroniques (2014) et dans les maternités (2016).

Le travail avec des interprètes était indispensable pour poursuivre les investigations, notamment réaliser des entretiens approfondis auprès des familles. J'entrepris de travailler avec deux collaborateurs : A. Wade, sociologue, assura l'interprétariat pour les entretiens menés en *pulaar* et wolof ; M. Sneïba, alors chef du service social de l'hôpital Mère-enfant, passionné de philosophie, assura l'interprétariat pour les entretiens menés en *hassanya*. Tous deux posaient un regard aiguisé sur leur société. La qualité de ces échanges construisit, au fur et à mesure, une complicité pour les entretiens. Nous composions entre ces trois contraintes majeures : nouer des relations de confiance, obtenir des réponses à des questions parfois difficiles, et éviter d'introduire des éléments influençant les réponses. La relation avec les interprètes, souvent oubliée dans la restitution des conditions d'enquête, doit être intégrée à l'exercice réflexif. La volonté de l'interprète de respecter les normes de sa société participe à redéfinir l'éthique de l'enquête, non plus uniquement sur les principes du chercheur. Dans nos enquêtes, cela s'est notamment manifesté par l'évitement de certaines questions, l'interruption des entretiens au moment des prières, la vigilance à ne jamais contredire une personne âgée, la recherche des contre-dons en faveur des enquêtés.

L'observation des soins infantiles

Une centaine de séances d'observation ont été réalisées à l'Hôpital national, les matins, où se concentre le travail des professionnels de santé, mais aussi quelques après-midis, lorsque le service se vide des professionnels de santé et laisse place aux visites des parents. Les premiers temps ont été consacrés à réunir un ensemble d'éléments sur le fonctionnement général du service, les modalités de prise en charge des enfants, les relations entre parents et professionnels de santé. Suite à des enquêtes menées en milieu hospitalier en France, ces éléments d'enquête exploratoire m'ont permis de prendre conscience de réalités communes aux systèmes hospitaliers en Afrique de l'Ouest, difficilement imaginables, bien que parfaitement décrites dans la littérature anthropologique à ce sujet (Jaffré & Olivier de Sardan, 2003). Dans ces premiers temps d'enquête, j'étais souvent décontenancée, attristée, indignée, mais aussi distraite et réconfortée par l'accueil chaleureux que les professionnels de santé me réservaient. Ceux-ci m'entraînaient dans les bureaux, dans les salles de repos, nous buvions le thé, et l'atmosphère joviale, détendue, parvenait à faire oublier les souffrances et les deuils des enfants.

Des observations approfondies se sont ensuite focalisées sur des soins particuliers : ponctions, injections, changements de pansements, aspiration des voies aériennes supérieures, gavage des nouveau-nés prématurés. L'objectif était d'observer les soins en tant que situations relationnelles (Saillant & Gagnon, 1999). Cependant, j'étais spontanément happée par les problématiques de réalisation technique et de prise en charge, alors qu'interroger la dimension relationnelle nécessitait un effort constant de décentration. Plus ma présence dans le service durait, plus elle devenait pesante. Les professionnels de santé se rendaient moins disponibles, mes questions se répétaient, de moins en moins naïves, dérangeaient. Les tensions suscitées par les enquêtes de terrain de longue durée font partie du quotidien des anthropologues. Le milieu hospitalier pose des difficultés et tensions spécifiques, parce que les souffrances et les deuils y sont nombreux, que des vies dépendent directement de l'activité qui s'y déploie. Face à la maladie et à la mort, l'insertion et la posture éthique des anthropologues sont mises à rude épreuve (Rossi *et al.*, 2008).

Débuta ensuite une phase d'enquête de terrain en ville, visant à repérer et explorer, d'une part l'offre biomédicale avec les centres de santé, d'autre part l'offre de soin des guérisseurs, marabouts-guérisseurs, et vendeurs de plantes médicinales. L'objectif n'était pas de réaliser une approche exhaustive, mais seulement de mieux comprendre la diversité des pratiques thérapeutiques, les positionnements de chacun, relevant des éléments signifiants s'agissant de l'offre de soin constituant le « contexte » des itinéraires thérapeutiques. Du côté de l'offre biomédicale, outre l'Hôpital national et l'hôpital Mère-enfant où des observations ont été réalisées, les hôpitaux proposant un service de pédiatrie ont été visités, ainsi que des centres et postes de santé. Du côté de l'offre de soin informelle, nous avons mené une quinzaine d'entretiens auprès de guérisseurs et marabouts-guérisseurs, afin de mieux cerner leurs pratiques.

Suivre les enfants malades

En parallèle des investigations s'agissant de l'offre de soin en ville, nous avons enquêté sur les trajectoires d'une trentaine d'enfants malades. À plusieurs moments des trajectoires, nous avons relevé des éléments et réalisé des entretiens. Nous avons tenté de recueillir le plus d'éléments possible, combinant observations des situations de soins, entretiens avec plusieurs parents de l'enfant, notes issues des dossiers médicaux et explications des professionnels de santé. Cette diversité des sources visait à décrire des trajectoires à partir de plusieurs points de vue, et ainsi pouvoir envisager comment ceux-ci se recoupaient ou différaient. Au fil des rencontres, nous avons également recueilli des propos généraux et détails significatifs concernant les recours aux soins en général, l'environnement familial de l'enfant et le niveau de vie de la famille.

Outre les questions relatives aux itinéraires thérapeutiques, nous avons interrogé les enfants en âge de s'exprimer et leurs parents sur leurs vécus des épisodes douloureux et des soins, leur gestion de la maladie au quotidien. Réaliser des entretiens avec les enfants est une démarche relativement récente dans l'histoire de l'anthropologie et présente des problématiques et enjeux particuliers. Les difficultés des entretiens avec les enfants ont fait l'objet de peu de publications, laissant un certain « vide méthodologique » (Héjoaka, 2012). Nous pouvons néanmoins nous appuyer sur un ouvrage consacré aux enquêtes auprès d'enfants et de jeunes (Danic *et al.*, 2006). La prise de parole des enfants est notamment plus furtive, instable : propos brefs et parfois apparemment contradictoires, silences, formulations spontanées pouvant rapidement se muer en mutisme. Le côté formel des entretiens avec le formulaire de consentement, la grille de questions et l'enregistrement audio, qui peut entraver la spontanéité de toute situation d'enquête, est encore plus paralysant pour les enfants. Il est apparu nécessaire de décomplexer l'entretien, notamment en alternant temps de concentration et interactions langagières communes ou ludiques. Le positionnement des enquêteurs par rapport aux enfants est également problématique, d'autant que les enfants, en Mauritanie comme souvent en Afrique de l'Ouest, manifestent une obéissance et une déférence marquée envers les adultes. Comme tout propos recueilli dans le cadre d'entretiens, la parole des enfants ne doit pas être prise comme intrinsèquement authentique ou mensongère : elle doit être recontextualisée, notamment par une réflexion s'agissant des relations d'enquête établies avec les enfants (James *et al.*, 2007). Nous avons également demandé aux enfants de dessiner sur deux thèmes : « dessine l'hôpital » et « dessine un soin que tu as reçu ». Une trentaine de dessins ont été réalisés et commentés par les enfants, permettant d'illustrer certains aspects relatifs à la maladie, ses traitements, et les relations avec les professionnels de santé. Les dessins fournissent un certain nombre d'éléments qui seuls sont difficiles à interpréter, mais qu'il est intéressant de croiser avec les propos recueillis lors des entretiens. Le fait de faire dessiner nous a aidés à centrer les entretiens sur les enfants, et parfois à leur donner des tons plus ludiques.

Beaucoup de parents acceptaient difficilement l'aparté recherché avec l'enfant, et ne pouvaient s'empêcher d'intervenir lors des entretiens. Le fait de réaliser les entretiens avec les enfants chez eux et en présence des parents produit des contextes d'énonciation particuliers, à la fois significatifs et limitatifs. Significatifs, car ces situations d'entretien permettent d'observer des dialogues parent-enfant autour de la maladie, et la place de chacun dans l'espace familier du domicile. Limitatif, car les enfants ne peuvent tout dire en présence de leurs parents. L'explication donnée aux familles était que nous cherchions à étudier les parcours de soins des enfants malades, notamment pour comprendre les difficultés des familles à accéder aux soins. Cependant, cette explication n'était pas prise pour argent comptant : nos interlocuteurs nous attribuaient diverses identités, et nourrissaient certaines attentes à notre égard. Comme l'écrit O. Schinz, l'anthropologue a peu de prise sur l'identité que ses interlocuteurs lui attribuent (Schinz, 2002). Il n'a d'autre choix que d'intérioriser ces identités, et de les interroger sur un mode réflexif. Ainsi, en tant que femme étrangère s'intéressant aux problèmes de santé des enfants, je devais probablement avoir des compétences médicales, et représenter une organisation humanitaire susceptible d'apporter une aide. Honorant notre visite, les familles nous accueillirent avec attention : une fois sur deux, on nous apportait des sodas, et quelqu'un s'appliquait à nous préparer le thé. Très vite se posa la question de nos réponses par rapport à des attentes que nous ne pouvions ignorer, et de nos interventions face aux difficultés des familles. Les interprètes vécurent de plein fouet les tensions générées par ces attentes démesurées, qui s'exerçaient de manière très explicite à leurs yeux. Nous répondîmes avec un minimum de dons visant une bienséance relationnelle, espérant trouver un point d'équilibre sans nourrir davantage d'attentes.

Ces définitions des situations d'enquête constituent, par ailleurs, des configurations intersubjectives qui orientent les énoncés recueillis. Espérant une aide, nos interlocuteurs étaient davantage incités à faire part de leurs difficultés, à se positionner en tant que victimes, plutôt qu'à décrire les moyens qu'ils déployaient pour les surmonter ou les contourner. D'ailleurs, nous nous sommes rendu compte que certaines familles nous avaient tues certaines de leurs ressources. Le fait de recueillir les points de vue de plusieurs interlocuteurs, cependant, a permis de faire apparaître des dissonances significatives de la manière dont les différents interlocuteurs arrangeaient leurs discours. Les propos des enfants, bien que prudents, ont notamment permis de faire ressortir d'autres aspects des trajectoires de maladie, tels que les relations entre enfants ou certaines conduites de l'entourage. Les enfants nous ont amenés à considérer comment leurs parents restaient sourds à certaines plaintes douloureuses ou mettaient en attente, plusieurs jours durant, des recours aux soins. Du côté des parents, il y avait manifestement le désir de faire reconnaître que les bonnes décisions de recours avaient été prises, en minimisant le temps écoulé entre l'identification des symptômes et les différents recours, en déguisant ou en éludant des recours « informels ». Après quelques rencontres, notamment auprès des mères, nous avons découvert l'existence d'autres recours aux guérisseurs ou marabouts dans un premier temps dissimulés, et compris que certaines consultations du « docteur » étaient des recours aux pharmacies ou à des revendeurs de médicaments. Enquêter les recours informels présente des difficultés méthodologiques particulières, qui conduisent les enquêtes quantitatives à sous-estimer leur fréquence (Fassin & Brousselle, 1991).

Enquêter auprès des grand-mères *haalpulaaren*

Un dernier volet d'enquête a été mené auprès d'une dizaine de grand-mères *haalpulaaren*, auprès desquelles nous avons cherché à mener deux entretiens successifs, à quelques semaines d'intervalle. Au total, une vingtaine d'entretiens ont été réalisés dans ce cadre. Ces grand-mères avaient toutes des petits-enfants, mais n'appartenaient pas à une même génération, leurs âges variant d'une cinquantaine d'années à plus de 80 ans. Ayant vécu des décennies d'exode rural, elles avaient toutes en commun d'avoir passé une partie de leur vie « au village », dans la vallée du fleuve Sénégal, avant de s'être installées à Nouakchott.

L'objectif principal de ces entretiens était d'étudier les « entités nosologiques populaires » (Olivier de Sardan, 1999b) et leurs traitements domestiques. Dans un premier temps, nous demandions aux grand-mères de nous énumérer les maladies qui touchaient les enfants, *ñabulli sukaaɓe*. Puis, nous les interpellions à propos de maladies dont nous avions relevé les noms par ailleurs. De plus, nous cherchions des éléments s'agissant du rôle et de l'influence des grand-mères dans les soins de leurs petits-enfants. Du point de vue des relations d'enquête, ces entretiens furent les plus aisés. Les grand-mères étaient les plus disponibles de nos interlocuteurs. Elles ne nourrissaient pas d'attentes criantes à notre égard, bien qu'il leur soit arrivé de réclamer, avec humour, leur dû de « médicaments ». Le contexte d'entretiens s'inscrivait en conformité de modèles sociaux où les personnes âgées détiennent les savoirs « traditionnels » et promulguent leurs conseils. Les grand-mères âgées se faisaient volontiers porte-paroles du savoir des anciens. Cette prise de parole leur permettait, en quelque sorte, d'affirmer la valeur de leurs savoirs et leur identité en référence à un ordre « traditionnel » qui leur serait favorable. Aucune grand-mère ne se cantonnait cependant au seul registre des « savoirs ancestraux » : toutes intégraient des noms de maladies ou de médicaments issus de la biomédecine, toutes désignaient des maladies pour lesquelles elles recommandaient le recours à l'hôpital.

Donner vie aux données

Afin de rendre exploitables les matériaux concernant les trajectoires d'enfants malades, nous avons choisi de rendre compte des plus riches et complètes au travers de récits détaillés en quelques pages. Agglomérant des données polymorphes – extraits d'entretiens, notes d'observations, extraits de dossiers médicaux – ces récits fournissent la base d'une étude par cas (Passeron & Revel, 2005). Selon J.-P. Olivier de Sardan, l'étude de cas constitue « une combinaison particulièrement fructueuse », permettant de faire converger différents types de données « autour d'une séquence sociale unique, circonscrite dans l'espace ou le temps » (1997). Les trajectoires sont ainsi restituées dans leur singularité, retraçant les conjugaisons des facteurs contextuels et intersubjectifs, rendant compte de la part d'aléas et d'imprévisibilité de leur déroulement.

Mettre en récit un ensemble de données ethnographiques ne va pas sans questionnements méthodologiques. La narration produit inévitablement des biais de transformation des matériaux bruts. La mise en récit, comme toutes les formes textuelles en anthropologie, est un compromis entre la fidélité au terrain et l'obligation de rendre la narration compréhensible. Ce type de récit suppose une sélection des éléments jugés significatifs par rapport au projet de recherche. Aux côtés de la narration, nous avons intégré des extraits d'entretiens, au discours direct ou indirect, tout en essayant d'expliciter le positionnement de chacun. Les récits de trajectoires impliquent des mises en forme spécifiques différentes de la manière dont les événements vécus nous ont été racontés. Il s'agit de reconstitutions intersubjectives visant à rendre compréhensible le réel de nos interlocuteurs. La reconstitution par le récit induit notamment des transformations liées à la « refiguration de l'expérience temporelle phénoménologique » (Ricœur, 1985). Rares sont les parents qui ont situé leurs propos par rapport à des dates, ou en faisant référence à l'âge de l'enfant. Temporellement, leurs propos étaient plutôt situés, peu précisément, par rapport aux saisons et aux fêtes religieuses et par rapport au développement de l'enfant (ses premières dents étaient sorties, il commençait à se mettre debout…). Ces reconstitutions temporelles – indispensables afin de clarifier l'ordre de succession des différents recours – ne correspondent pas aux temporalités subjectives des parents s'agissant du déroulement des événements.

Enfin, considérant certaines confusions et contradictions des entretiens, nous avons évité de forcer la cohérence des récits, renonçant à élucider totalement les points vagues, à trancher les propos équivoques.

2.

Soins et maladies des enfants en milieu *haal pulaar*

L'objet de ce chapitre est de décrire, en milieu *pulaar*, les environnements sociaux et culturels au sein desquels s'élaborent les trajectoires de maladie des enfants. Il s'agit de documenter la place des enfants dans les familles *pulaar*, les évolutions statutaires en fonction de leurs âges et les rôles des différents membres de l'entourage s'agissant de leurs soins. L'attention est ensuite portée aux savoirs populaires relatifs à l'enfance : représentations de la santé ; prescriptions en termes de soins quotidiens, d'alimentation, et de protections contre les génies ; « entités nosologiques populaires » (Jaffré & Olivier de Sardan, 1999). Suite aux descriptions génériques des catégories *pulaar* des maladies de l'enfance, nous analysons les modalités de leur mobilisation en contexte de maladie. À ce titre, nous envisageons les contraintes et enjeux relatifs à la nomination des maladies au sein des familles. Cela nous mène à réfléchir aux conséquences sociales et à l'acceptabilité des maladies des enfants.

Nous centrer sur les environnements socioculturels *haalpulaaren* permet d'avoir une compréhension globale et horizontale des trajectoires de maladies. Les traits culturels qui s'y dessinent s'accommodent néanmoins d'une pluralité, au sein d'une société mauritanienne marquée par les influences mutuelles et les changements d'une société en pleine évolution. Nous dégageons des spécificités culturelles construisant les enfances en milieu *haal pulaar*, à l'appui de quelques travaux portant sur la région du fleuve Sénégal (Wane, 1969 ; De Chassey, 1982[1977] ; Diallo, 2004 ; Ba, 1976) et de données plus actuelles, tout en faisant ressortir des points de comparaison avec la société maure, ainsi qu'avec d'autres sociétés voisines.

LES ENFANTS *HAALPULAAREN* EN FAMILLE

Enfants et système de parenté

L'unité résidentielle qui définit traditionnellement le cadre de vie chez les *haalpulaaren* est la concession, *galle*, abritant une unité familiale élargie, plus étendue que la tente maure, *khaïma*. Au sein de chaque concession se regroupent plusieurs foyers, *fooyre*, issus d'un même ascendant masculin. La famille *haal pulaar*, patrilinéaire, patrilocale et patriarcale, s'organise autour du lignage paternel, *leñol gorol*. Ce lignage représente le groupe de parenté le plus large organisé autour d'un ancêtre commun, *mawdo leñol*, fragmenté en plusieurs unités de résidence. L'organisation traditionnelle du *galle*, sous l'autorité du maître de maison, *jom galle*, place l'enfant dans un système de relations particulièrement dense.

> *L'enfant maure, bien qu'il ait des liens de parenté réels ou fictifs avec toutes les « tentes » du campement, établit cependant dès le départ des relations affectives privilégiées avec le couple de ses parents, père et mère [...] qui vivent dans une tente séparée comme tous les couples. Il n'en est pas de même du jeune Toucouleur qui grandit au sein de la concession paternelle avec oncles, tantes, cousins, cousines qui sont autant de pères, mères et sœurs selon les termes de la parenté classificatoire. Il semble donc enserré, dès son jeune âge dans un réseau de relations affectives d'autant plus rigide qu'il est dense et complexe.*
>
> (De Chassey, 1982[1977] : 218-19)

Sous la pression de l'exode rural, des évolutions économiques et monétaires, les modes de résidence évoluent. Depuis plusieurs décennies, l'émigration tend à disloquer l'organisation familiale, en dispersant les membres et en réduisant le groupe familial étendu. On assiste à un bouleversement des structures nuptiales et familiales, bien qu'en milieu rural, la résidence en famille élargie tende à se maintenir (Gonzalès, 1994). En milieu urbain, les nouvelles générations préfèrent, lorsqu'elles en ont les moyens, disposer d'un logement autonome. Idéalement, les jeunes couples s'installent dans leur propre foyer peu après leur mariage. La concession du père le plus âgé, *galle mawdo* (grande maison) conserve une importance symbolique. Lieu de passage obligé pour les visites et les cérémonies, *galle mawdo* abrite les enfants non mariés ou divorcés, les parents malades ou âgés dépendants, et offre l'hospitalité aux parents de passage. À Nouakchott, les « grandes maisons » accueillent notamment les parents du village en séjour pour quelques semaines ou mois, venus se soigner, commercer, ou fuir passagèrement la pauvreté de leur vie au village.

La tendance à la nucléarisation de l'unité de résidence ressort de notre corpus : la moitié des enfants participant à l'étude habitent dans un logement autonome avec leurs parents, frères et sœurs, ce qui représente, en soi, un bouleversement des configurations familiales. Notons que cette nucléarisation est rarement stricte, le ménage pouvant abriter, sur de longues périodes, un ou plusieurs parents en résidence, et notamment des enfants de la parentèle. Il serait aussi inexact de penser que le passage à l'unité de résidence restreinte implique de fait l'effacement de la famille élargie (Osmont, 1981). Bien que dispersée, celle-ci peut conserver ses prérogatives en termes de contrôle des mariages, d'organisation des cérémonies, et plus largement, en termes d'entraide et de solidarité. Les modes de résidence des autres enfants intégrés à l'étude s'avèrent très variés, reflétant la diversité et l'instabilité des formes familiales entraînées par le développement de l'économie marchande (Vimard, 1993). Un quart d'entre eux cohabitent avec des grands-parents, selon des motifs et configurations variés. Il s'agit notamment d'enfants dont la mère divorcée est retournée vivre chez ses parents, d'enfants dont l'un des parents, veuf, est retourné vivre chez ses parents, ou encore d'enfants dont les parents entretiennent des ascendants dépendants. Enfin, dans le contexte de difficultés économiques majeures en milieu urbain, on observe des « arrangements résidentiels » (Locoh, 2002) établis en marge des normes traditionnelles : des enfants vivent au sein de la concession de leurs grands-parents maternels, comme leurs pères n'ont ni parents en ville ni moyens de doter leurs familles d'une résidence autonome. Autre évolution majeure, en lien avec les migrations pour raisons professionnelles, nombre de pères sont durablement absents de leur domicile (Gonzales, 1994). Leurs épouses se retrouvent dans des situations d'éducation monoparentale où elles endossent, au quotidien, le rôle de chef de famille. Phénomène que les démographes décrivent comme une tendance globale en Afrique de l'Ouest, l'évolution des modes de résidence et la précarisation des mariages s'accompagnent d'une augmentation du nombre de ménages où la mère est chef de famille (Vimard, 1993 ; Locoh, 2002). Les modes résidentiels rencontrés, comparables à ceux observés dans les autres capitales africaines, s'avèrent multiples et complexes, rendant caduque toute définition stricte des unités résidentielles. J.-M. Gibbal et ses collaborateurs (1981) proposent, à ce propos, de privilégier l'analyse des « systèmes résidentiels », qui s'avèrent multiformes et parfois « éclatés ». Les enfants *pulaar* peuvent notamment circuler entre plusieurs unités résidentielles, fréquenter librement la « grande maison » de leur lignage paternel, ou partir dormir, lorsqu'ils le souhaitent, auprès des sœurs de leurs mères. Ces évolutions ne sont pas sans impacts sur la place et le statut des enfants dans leurs familles : « Les mobilités matrimoniales et géographiques des parents conduisent à une diversification des modes d'insertion des enfants dans les noyaux familiaux » (Vimard, 1993 : 98). Il demeure pertinent de faire un détour par le système de parenté traditionnel *pulaar*, et d'en apprécier certaines évolutions, afin de mieux comprendre les relations sociales se jouant autour des enfants aujourd'hui.

Système de parenté en milieu traditionnel *pulaar*

Le système de parenté en milieu traditionnel *pulaar* est de type classificatoire, conformément au principe de la famille indivise matérialisé par le *galle* (De Chassey, 1982[1977]). Pour le petit enfant, tous les frères du père sont des pères, qu'il appelle *baaba*, papa, et toutes les sœurs de la mère sont des mères, qu'il appelle *yumma,* maman. Les enfants de ces pères et mères sont ses frères et sœurs. Par extension, tous les hommes de la classe d'âge du père sont des pères classificatoires, et toutes les femmes de la classe d'âge des mères sont des mères classificatoires. Les sœurs de son père, mais aussi, les coépouses de la mère sont appelées *gorgol.* Il s'agit de tantes dont la représentation s'apparente plutôt à des « pères de sexe féminin » (Wane, 1969 ; De Chassey, 1982[1977]). Les frères de sa mère sont des « mères de sexe masculin » (Wane, 1969 ; De Chassey, 1982[1977]), dit *kaaw* (oncles). Ce système de parenté prédétermine un certain nombre d'attitudes vis-à-vis des enfants. Le père se montre communément réservé envers ses enfants, « il intervient peu dans les détails de la vie familiale : il en est juge » (Diallo, 2004 : 33). L'oncle maternel, *kaaw*, est dit bon et généreux, tandis que la tante paternelle, *gorgol*, est dure et autoritaire : elle relaie l'autorité paternelle de son frère. Ce trait est retrouvé généralement dans les sociétés peules, la tante paternelle étant réputée être une bonne éducatrice pour l'enfant, car détenant plus d'autorité que la mère (Dupire, 1970). Les cousins maternels, mais aussi les demi-frères et demi-sœurs de la mère, *biɓɓe yumma*, entretiennent des relations de familiarité et de tendresse. En revanche, les relations entre cousins paternels et entre demi-frères et demi-sœurs de père, *biɓɓe baaba*, s'expriment de manière ambivalente, sur fond de réserves et de rivalité. En principe, les relations de parenté du côté paternel sont teintées de respect et de craintes qui n'excluent pas la rivalité. Les relations de parenté maternelle dites *enɗam*, terme signifiant à la fois la parenté de lait et la parenté utérine, sont en revanche des relations que l'on considère comme empreintes de solidarité et d'affection. Les rapports entre générations sont également très codés : l'enfant doit obéissance, considération et respect à toute personne de l'âge de ses parents. Il est obligé vis-à-vis de ses aînés, qui de leur côté, le commandent et le protègent. L'enfant profite en revanche d'une relation d'affection particulière avec ses grands-parents, *taaniraaɓe*, qui sont considérés comme ses égaux, *giyiraaɓe*. L'indulgence des grands-parents envers leurs petits-enfants est réputée être sans bornes. Une relation de plaisanterie lie la petite fille symboliquement épouse de son grand-père et le petit garçon symboliquement époux de sa grand-mère.

Les relations parents-enfants en évolution

En milieu *pulaar*, comme dans l'ensemble peul, les relations sociales sont régies par un code sociomoral, *pulaagu*, définissant des attitudes de pudeur, de réserve et d'évitement afin d'échapper à des situations honteuses (Dupire, 1970 ; Querre, 2002 ; Sall, 2004). Ce code concerne notamment l'évitement de toute manifestation publique de la relation conjugale, qui ne peut se manifester qu'au travers de comportements stéréotypés exempts de toute expression sentimentale. Le couple parental est caractérisé par l'autorité du mari sur son épouse, qui lui doit soumission et obéissance (Diop, 1965 ; Wane, 1966). Avant de s'occuper de ses enfants, la femme *pulaar* doit faire preuve de dévouement pour son mari. Les enfants appartiennent en principe au lignage paternel, l'homme obtenant, par le mariage, des droits sur la fécondité de sa femme. Les relations entre parents et enfants sont traditionnellement marquées d'une part par la nécessité d'éduquer, d'autre part par la soumission des enfants à leurs parents. L'autorité paternelle s'étend sur l'ensemble de la famille, mais il existe une certaine spécialisation des rôles, l'éducation des filles dépendant davantage de leur mère tandis que celle des garçons dépend de leur père (Wane, 1969). La relation du père à l'enfant est désignée par les termes *duhol* (cordon du pantalon) et *ƴiƴam* (sang), qui expriment la dureté du père à l'égard de ses enfants.

Traditionnellement les enfants doivent obéir aveuglément à leur père baissant les yeux en sa présence, obéissance obtenue, s'il le faut, au prix de corrections corporelles. Hormis les premières années où le père joue avec son enfant, la relation au père est teintée de crainte laissant peu de place à la familiarité (Wane, 1969 ; De Chassey, 1982[1977]). La relation de la mère à l'enfant est désignée par le terme *enɗam* (lait maternel), exprimant une relation de tendresse et d'affection. La mère, dévouée et aux petits soins pour ses enfants (Bâ, 1976), est, dit-on, toujours prête à les défendre (Wane, 1969). Tandis que le petit garçon devra peu à peu s'éloigner du giron maternel, la petite fille grandit auprès de sa mère, qui a la responsabilité de la préparer à être une bonne épouse.

L'évolution actuelle des configurations familiales s'accompagne de transformations significatives des relations conjugales, mais aussi des relations entre parents et enfants et plus largement intergénérationnelles (Gomez-Perez & LeBlanc, 2012). L'un des points de rupture majeurs réside dans le développement de la scolarisation des enfants. Avec la scolarisation, ceux-ci passent, selon P. Vimard (1993), du statut de producteurs à celui de consommateurs. Un constat qui demeure à nuancer, car si la plupart des enfants rencontrés poursuivent une scolarité, celle-ci ne les exempte pas de prendre part à différentes tâches domestiques ou de contribuer aux activités rémunératrices de leurs parents. La scolarisation demeure aussi un investissement pour l'avenir, étant toujours attendu que les enfants, s'acquittant d'une dette inextinguible, soutiennent leurs parents dans leurs vieux jours. Cet investissement est d'autant plus marqué que les parents doivent s'acquitter de droits d'écolage toujours plus élevés, tandis que l'école publique est désertée à cause de ses dysfonctionnements. La crise économique met à mal ce « contrat entre générations » (Roth, 2007), retardant et rendant plus improbable le moment d'inversion où ce sont les enfants qui soutiennent financièrement leurs parents. La nucléarisation des modes de résidence procure les conditions d'une certaine intimité familiale, même si les visites demeurent nombreuses. Les relations des pères à leurs enfants répondent toujours à un modèle autoritaire, mais s'affranchissent d'une certaine distance et peuvent évoluer vers des tons plus familiers. Les pères peuvent exprimer une certaine affection pour leurs enfants sans risquer de perdre la face. Ils adoptent, notamment, de nouveaux modes de consommation urbains, gâtant leurs enfants de yaourts, sucreries et vêtements neufs. S'ils s'attendrissent davantage devant leur progéniture, s'amusent de leurs facéties ou commentent leur scolarité, ces pères restent relativement distants s'agissant de leurs vies quotidiennes, qui restent à la charge des mères. Le fait que de nombreux pères soient absents du domicile familial du fait de migrations de travail n'est d'ailleurs pas considéré comme déstabilisant pour les enfants : dans des contextes difficiles économiquement, le bon père est avant tout celui qui finance au mieux l'éducation de ses enfants. Enfin, bien que la tendance soit à la nucléarisation des résidences, l'unité familiale restreinte n'est pas érigée en référence éducative unique. Les enfants sont souvent envoyés en séjours, voire confiés à des oncles, tantes ou grands-parents, notamment pour leur scolarisation, comme observé ailleurs en Afrique (Deleigne & Pilon, 2011). Les mères, de leur côté, sont de plus en plus nombreuses à exercer une activité génératrice de revenus, voire salariée, l'éducation des enfants au quotidien pouvant alors s'appuyer sur une grand-mère, tante, ou sœur aînée de l'enfant. Cependant, si certaines mères font vivre leur ménage, elles ne sont pas exemptées de la responsabilité maternelle et domestique, condition incontournable de leur reconnaissance sociale. Certaines activités rémunératrices des femmes, contraintes ou volontaires, prennent sur le temps de l'éducation, et les enfants sans autre support social sont délaissés (Ballet, 2006). Une équation difficile à résoudre pour les mères chefs de famille, qui n'ont parfois d'autre choix que d'envoyer leur enfant chez des parents au village. Le rôle des mères, en milieu *pulaar,* demeure extrêmement exigeant et valorisé, comme nous avons pu l'observer au fil des enquêtes. Les membres de la famille élargie, notamment les « belles-mères », gardent un œil sur les mères – suspectées de paresse ou de négligence – prompts à les rappeler à l'ordre. Références incontournables s'agissant des soins quotidiens de leurs enfants, le destin des mères est de tout donner à leurs enfants qui ne pourront qu'être éternellement reconnaissants. « Nul ne peut payer sa mère [1] » dit-on, formule qui prend tout son sens face aux dévouements de mères se sacrifiant aux besoins d'enfants malades et dépendants.

Âges, catégories de l'enfance et sociabilités infantiles

Les terminologies de l'enfance associent des étapes biologiques du développement à des conceptions de « l'émergence de la personne » (Erny, 1972) dans la société. Ces terminologies décrivent des catégories d'âge

[1] *Hay gooto waawa yoɓde yummum*

particulièrement importantes pour comprendre les statuts accordés aux enfants. Les anthropologues de l'enfance ont décrit ces étapes dans diverses sociétés africaines (Jonckers, 2001 ; Rabain, 1979 ; Razzy, 2007 ; Haxaire, 2003 ; Jolly, 2003 ; Henry, 1995). J. Rabain (2003) a particulièrement développé ce travail s'agissant des catégories d'âge chez les Wolof du Sénégal, montrant comment chaque catégorie d'âge correspondait à des modes de relations à l'enfant, mais aussi, à des environnements sociaux particuliers. Par ailleurs, les anthropologues ont analysé que les statuts des enfants ne dépendent pas uniquement du développement individuel, mais se construisent en lien avec l'évolution de leurs classes d'âge dans la société (Dupire, 1991). Si les catégories d'âge découpant l'enfance demeurent socialement significatives, soulignons en préambule que l'évolution des modes de vie, en milieu urbain, contraste beaucoup les enfances. Les rôles et statuts liés aux âges peuvent considérablement varier d'un milieu à l'autre. L'allongement de la scolarisation, l'augmentation de l'âge au mariage ou la diminution de la taille des fratries ont notamment des répercussions sur ces étapes sociales et leur temporalité. Ces évolutions ont des conséquences majeures sur la reconnaissance de l'enfant comme personne, ainsi que sur les marges d'action dont les enfants disposent pour opérer des choix propres s'agissant de leur vie présente et de leur avenir.

Nouveau-nés et nourrissons

En milieu *pulaar*, le nouveau-né est appelé *tiggu*, en référence au fait qu'il est enveloppé dans un pagne. Particulièrement fragile, *tiggu* fait l'objet de multiples protections. Gardé la plupart du temps reclus auprès de sa mère, *tiggu* ne sort pas les sept premiers jours, et relativement peu les quarante premiers jours de son existence. Si le nouveau-né doit malgré tout sortir de la maison, son corps et son visage sont dissimulés sous un linge [2]. Très présentes lors de la période postnatale, les femmes âgées de l'entourage prennent la main sur les soins aux nouveau-nés. Elles les massent, leur administrent divers remèdes, *lekki*. Les premiers temps, les pères se tiennent pudiquement à distance, tandis que les jeunes mères agissent sous la surveillance d'un entourage féminin regorgeant de conseils en tout genre. Malgré la réclusion des nouveau-nés et de leur mère, et la densité des préceptes populaires, la forte vigilance de l'entourage apparaît propice aux recours médicaux. Mais l'accès aux soins des nouveau-nés demeure problématique au vu de l'urgence des soins en période postnatale.

Lorsqu'il prend des forces, tient sa tête et peut être maintenu dans une position verticale, le nourrisson est appelé *ɓinngel keccel* (petit bébé). Derniers-nés, ces petits bébés reçoivent en principe toute l'attention et l'affection de leurs mères, dont ils restent corporellement proches. C'est l'âge auquel ils peuvent

[2] Une dissimulation à laquelle parviennent plus aisément les femmes maures, qui, portant leurs nouveau-nés devant elles, les recouvrent d'un pan de leur voile, rendant leur présence presque indécelable.

être facilement déplacés, portés au dos. Ils sont allaités à la demande et passent leurs nuits auprès de leurs mères, qui font leur possible pour qu'ils ne pleurent pas. Les femmes âgées relâchent peu à peu leur vigilance. Les petits bébés découvrent les membres de leur famille proche : leur père, leurs frères et sœurs s'amusent avec eux, et ils passent communément entre les mains des visiteurs ravis. Les sœurs aînées des petits bébés secondent leurs mères, quand il ne s'agit pas de femmes de condition servile, remplacées en milieu urbain par l'emploi de petites « bonnes » s'occupant de l'enfant. Cependant, les mères *haalpulaaren* sont sommées de s'occuper elles-mêmes de leurs enfants, rôle pour lequel elles seront à terme particulièrement valorisées. Comme observé ailleurs en Afrique, le développement moteur de *ɓinngel keccel*, fortement stimulé, est précoce (Rabain, 1979 ; Bril, 1997 ; Geber, 1998). Dès quatre mois, on commence à apprendre à *ɓinngel keccel* à se tenir assis, notamment en le calant avec des coussins dans une bassine. On estime qu'il se tiendra debout vers huit mois, et marchera pour sa première année. Dès ces premiers mois de maternage, on prépare déjà bébé à savoir se défendre. Cela peut prendre la forme d'un jeu consistant à écarter au dernier moment quelque chose qu'on lui tend, geste contre lequel il doit riposter. On dit aussi qu'il faut laisser un bras libre à l'enfant porté au dos, sinon, il ne saura pas se défendre à l'âge adulte et restera les bras ballants si quelqu'un l'agresse. L'entourage incite *ɓinngel keccel* à ne pas se laisser faire et à frapper les frères ou cousins plus grands que lui. Ceux-ci, de leur côté, doivent accepter sans broncher ces enfantillages de leur puîné. Enfin, alors que *ɓinngel keccel* fait ses premiers pas ponctués de chutes, son entourage lui apprend à ne pas s'apitoyer sur lui-même, et à frapper, en retour, le sol ou le mur sur lequel il s'est cogné. C'est lors de cette période d'allaitement qu'a lieu, en secret et sans cérémonie particulière, l'excision de la plupart des petites filles, réalisée de plus en plus précocement. Cette période est favorable aux recours aux soins médicaux : les parents disposent de leurs prérogatives sur l'enfant, se sont remis de l'agitation et des dépenses liées au baptême, et leur attention est encore tournée vers le développement du bébé. C'est d'ailleurs la période à laquelle les mères se rendent dans les structures sanitaires pour réaliser les vaccins de leur enfant.

Du sevrage à l'enfance

Comme observé dans d'autres sociétés ouest-africaines, le sevrage représente un changement majeur, se traduisant notamment par une rupture de la proximité corporelle de l'enfant avec sa mère (Erny, 1972 ; Rabain, 1979 ; Razzy, 2007). En milieu *pulaar*, le sevrage correspond également à une étape majeure : l'enfant sevré est appelé *entaaɗo*. Une grand-mère ou une tante peuvent prendre le relais de son éducation (De Chassey, 1982[1977]). C'est l'âge à partir duquel l'enfant peut être confié, et où il doit, en principe, rejoindre le domicile de son père en cas de divorce de ses parents. *Entaaɗo* est encouragé à rejoindre les autres enfants dans leurs jeux, intégrant peu à peu sa classe d'âge. Lors de ces premières années, l'indulgence demeure et les défaillances attendrissent. L'enfant est néanmoins pris à partie de valeurs essentielles, notamment au travers de la nourriture, support privilégié de l'apprentissage du partage (Rabain, 1979). Ses tantes lui demandent, par exemple, de leur donner ce qu'il est en train de manger. S'il accepte, il est félicité et applaudi ; s'il refuse, il recueille amusements et moqueries. L'insistance porte aussi sur son intégration familiale, les premières questions posées à *entaado* concernant principalement ses parents : « où est ton père ? », « où est ta mère ? », « où est ta mamie ? ». Il est également courant de s'amuser à le questionner sur ses frères, sœurs ou cousins, sondant d'éventuelles jalousies que l'enfant ne saurait pas encore dissimuler : « est-ce que ton frère est méchant ? », « c'est ton cousin qui est vilain ? ». Des « routines de questionnements » qui dessinent un schéma de communication cadré dans lequel l'adulte questionne tandis que l'enfant est obligé de répondre (Rabain, 2003). L'affection de l'enfant pour sa mère, dont nul ne doute qu'elle soit débordante, est l'objet de railleries. Au travers de ces interactions, l'enfant apprend les règles morales du *pulaagu*, apprenant à réprimer ses sensations (faim, douleur), et à rester réservé et pudique dans l'expression de ses sentiments (affection, jalousie). Au sevrage suit souvent la survenue d'une nouvelle grossesse, qui entérinera le changement de statut d'*entaado* Celui-ci devra laisser sa place, et passer après le nouveau-né, comme l'entourage ne manquera pas de le rappeler à sa mère. *Entaado* devra à son tour faire preuve de patience et de générosité envers son puîné, et vis-à-vis des enfants plus jeunes de son entourage. Ainsi que le souligne J. Rabain s'agissant des enfances wolofs (1979), l'éducation se fait beaucoup indirectement, par la médiation des relations entre enfants.

Vers quatre ans, les enfants atteignent des âges où des tâches peuvent progressivement leur être confiées : une socialisation différenciée selon le genre se dessine alors. L'enfant est appelé *cukalel* (enfant), terme utilisé de manière générique pour qualifier des enfants de tous âges. Les qualificatifs relatifs aux sexes apparaissent plus fréquemment, distinguant *cukalel gorel* (le petit garçon) de *cukalel dewel* (la petite fille). La petite fille apprend à exécuter des travaux domestiques ou à s'occuper d'un cadet auprès de sa mère, tandis que le petit garçon est plutôt envoyé en commission, s'occupe des animaux ou commence à suivre son père dans certaines de ses activités. En milieu urbain, cette responsabilisation par la délégation de tâches dépend beaucoup du milieu de vie et du type d'activité des parents. Cette socialisation fonction du genre n'est pas sans impact sur les modalités de recours aux soins, bien qu'il soit difficile, en l'absence de données quantifiées, d'en tirer des conclusions en termes d'accès aux soins. On observe notamment que les garçons en grandissant sont plus souvent accompagnés à l'hôpital par leur père, tandis que les mères semblent conserver davantage d'emprise sur les décisions de recours de leurs filles.

Les enfants d'âge scolaire

Vers six sept ans, l'enfant devient *suka mawdo* (grand enfant). C'est l'âge où, traditionnellement, les petits garçons subissent la circoncision et doivent être progressivement écartés de l'environnement féminin de leur petite enfance, leurs pères prenant en charge leur éducation. En effet, le garçon doit construire sa virilité, et la petite fille apprendre l'obéissance dévolue à son sexe (Wane, 1969). Si l'éloignement du garçon et son initiation aux tâches masculines passent traditionnellement pour brutaux (Dupire, 1970), dans le Nouakchott contemporain la rupture semble beaucoup plus nuancée. L'âge de la circoncision se fait de plus en plus précocement, et ne donne plus lieu aux cérémonies d'initiation. Le quotidien des jeunes garçons et des jeunes filles demeure relativement comparable avec la scolarisation, bien que les premiers soient plus libres de sortir rejoindre leurs amis, et les secondes plus chargées de tâches domestiques en rentrant de l'école. C'est à ces âges aussi que l'éducation des enfants se différencie traditionnellement selon la caste d'appartenance (Wane, 1969). Si leur famille est de caste artisanale, les garçons deviennent apprentis auprès de leurs pères et oncles. L'apprentissage prolongé du Coran et de la culture arabo-islamique est généralement réservé aux garçons de nobles castes, tandis que le passage à l'école coranique des petites filles et des garçons de castes artisanales et serviles est bref (Taine-Cheikh, 1976). L'accès à l'école coranique s'est considérablement démocratisé, les enfants d'origine servile étant parfois les plus poussés dans ces apprentissages dont ils étaient auparavant exclus (Kamara, 2001). L'âge de la scolarisation demeure cependant celui où les destins sociaux se cristallisent par le contraste des modes de vie. Les enfants de milieux aisés restent relativement exemptés de responsabilités domestiques et sont poussés vers une scolarisation à grands frais, aidés par un « répétiteur » à domicile. Leurs parents contrôlent leurs sorties, et ils passent la plupart de leur temps à l'intérieur des maisons, avec quelques cousins ou amis, à regarder la télévision et à apprivoiser l'ennui avec quelques jouets. Cet enfermement des enfants est récent à Nouakchott. Les temps de scolarisation des enfants de milieux plus modestes sont moins importants : l'école publique n'ouvre que huit mois dans l'année, les horaires sont restreints et les enseignants souvent absents. Ces temps d'enseignement sont néanmoins complétés par l'apprentissage du Coran, poursuivi les après-midis par la plupart des enfants rencontrés. Les enfants de milieux modestes, qui n'ont pas d'aide à domicile, contribuent davantage aux activités de leurs parents. Dans les cas les plus critiques, ils doivent faire preuve de débrouille et compléter les revenus du ménage. Mais ces enfants sont aussi plus libres d'occuper l'espace de leur quartier. La cartographie sociale des quartiers nouakchottois est caractérisée par la présence ou non d'enfants dans les rues, significative du mode de vie des familles.

Traditionnellement, la classe d'âge, *fedde*, crée des groupes de sociabilité importants dans l'enfance et la jeunesse. Elle correspond d'abord à un groupe de jeux d'enfants d'âge et de voisinage proche, encouragés par les mères (Diop,

1965). Les classes d'âges regroupent d'une part les garçons, *fedde worɓe*, d'autre part les filles, *fedde rewɓe*. Cependant, dans le cadre de leur classe d'âge, filles et garçons peuvent également se côtoyer et participer à des manifestations communes. Vers dix-douze ans, la classe d'âge est officiellement distincte, à l'instigation des parents (Wane, 1969). L'un des événements qui scellent la classe d'âge d'une génération de garçons est la circoncision, qui donne lieu à une « retraite initiatique » (De Chassey, 1982[1977]). Chez les filles, le tatouage de la bouche, réalisé également en groupe, produit également un lien autour d'une catégorie d'âge (Wane, 1969). La solidarité, l'entraide et l'apprentissage de la vie collective prévalent à l'intérieur des classes d'âge (Dupire, 1991 ; Querre, 2007).

Les membres des classes d'âges s'entraident notamment pour le travail aux champs et l'organisation des cérémonies, lorsque la famille de l'un d'entre eux est concernée. Dans le contexte des migrations, la solidarité des classes d'âge se manifeste toujours par l'entremise des cotisations financières pour faire face aux dépenses cérémonielles (Semin, 2007). Pour les enfants *haalpulaaren*, la classe d'âge n'est cependant pas une organisation égalitaire. La place que chaque enfant y occupe dépend de sa caste d'origine, et seul un enfant de noble famille, *tooroodo*, peut prétendre en être le chef (Diop, 1965 ; Wane, 1969). Encore présente dans l'organisation de la vie sociale des enfants du village, la sociabilité autour de la classe d'âge perd du terrain en milieu urbain, quoiqu'on la retrouve peut-être au travers de l'importance donnée au fait d'avoir partagé les mêmes bancs scolaires. Pour les enfants ayant le loisir de se côtoyer au sein de leurs quartiers, des groupes de jeux relatifs à l'âge se forment. Cependant, ces groupes ne sont plus scellés socialement et tendent à perdre leur réalité sociale lorsque les enfants grandissent. Par ailleurs, ces sociabilités scolaires et de quartier sont caractérisées, en milieu urbain, par une mixité culturelle, impliquant une recomposition des modes de relations entre enfants.

SOINS QUOTIDIENS, PRÉCAUTIONS, PROTECTIONS

Les soins quotidiennement apportés aux jeunes enfants, au-delà de leur visée pragmatique, intègrent un certain nombre de protections et précautions contre les maladies, en particulier celles causées par les génies. Ces protections témoignent de vives craintes s'agissant de la survie des enfants (Erny, 1972 ; Lallemand & Journet, 1991), dans des contextes où la mortalité des enfants en bas âge reste une réalité tangible. Comprendre ces pratiques préventives, c'est comprendre les dissonances qui séparent les préoccupations des mères de celles déterminées par la biomédecine (Jaffré, 1996). Pour se protéger au quotidien, la récitation de versets coraniques tient une grande place. Elle ponctue les activités courantes, notamment celles qui sont susceptibles d'être risquées (voyage), celles qui exposent aux attaques de génies (déplacements en brousse, sommeil, douche), ou celles qui nécessitent une purification (rapports sexuels). La prononciation de la basmala, *Bismillah ar-rahmân ar-rahîm* [3], qui remet l'action au nom de Dieu, permet notamment de se prémunir du mal au quotidien. À l'enfant qui ne peut pas se protéger lui-même, l'entourage adresse des évocations d'Allah, des versets coraniques ou formules conjuratoires à diverses occasions : au moment de la toilette, du repas ou de l'endormissement, pour calmer ses pleurs, pour soulager ses maux. Lorsqu'un enfant présente des signes d'inconfort ou de douleur, il est courant qu'un membre de sa famille, ou simple visiteur, notamment parmi les hommes âgés ayant reçu un enseignement coranique, lui récite spontanément des versets. La connaissance approfondie du Coran est réservée aux hommes, mais les femmes, notamment de castes maraboutiques, reçoivent également un enseignement coranique, leur permettant de réciter leurs prières quotidiennes, mais aussi de connaître les versets qui les protègent, elles et leurs enfants. De la grossesse au sevrage, les précautions et protections à prendre envers l'enfant sont particulièrement denses.

Protéger l'enfant à naître

Avant la naissance, la grossesse est dissimulée le plus longtemps possible afin de protéger l'enfant à naître. Les femmes enceintes doivent porter des vêtements amples, éviter que leurs tailles ne soient serrées et que leurs ventres ne soient visibles. Il s'agit de protéger la grossesse, objet de désir et de convoitise, du mauvais œil et de la mauvaise langue, *hunuko* et *yitere*, sans quoi l'enfant à naître pourrait souffrir de diverses maladies. Pour cette raison, les femmes enceintes doivent éviter, dans la mesure du possible, les lieux publics et les cérémonies où leur grossesse pourrait être remarquée. En milieu *pulaar*, la volonté de dissimuler la grossesse l'emporte encore souvent sur l'intention d'un recours aux consultations prénatales. Aux craintes s'ajoute la honte, notamment pour les premières grossesses qui manifestent l'entrée en sexualité avec le mari (Querre, 2002). Cela contraste avec le milieu maure : bien que craintes et pudeurs exigent de dissimuler la première grossesse (Fortier, 2000), il existe une certaine fierté à faire connaître son état. Les femmes maures, de plus, valorisent davantage le recours précoce aux soins prénataux (Faye, 2013). Les femmes *haalpulaaren* se montrent généralement discrètes et circonspectes vis-à-vis de leurs grossesses, évitant tout propos susceptible d'attirer l'attention sociale, mais aussi, celle des génies et des sorciers qui rôdent. Cette discrétion se retrouve dans d'autres sociétés africaines associant pudeur et désir d'une large descendance (Erny, 1972 ; Bonnet, 1988 ; Lallemand, 1989 ; Jonckers, 2001 ; Razzy, 2007).

La première grossesse, *dikkuru*, est souvent considérée comme la plus risquée, et les précautions devant être prises par la mère pour éviter génies,

[3] Au nom de Dieu, le Bienfaisant et le Bienveillant

jinneeji, et sorciers, *sukño* [4], sont plus impératives. La future mère ne doit pas marcher pieds nus, saluer les personnes de certaines castes à la tombée de la nuit, et doit éviter les espaces périphériques et les cimetières (Diallo, 2004). Elle doit aussi éviter de se rendre en brousse (Epelboin, 1982 ; Tall, 1984) et de sortir la nuit, interdit que l'on retrouve dans diverses traditions populaires (Loux, 1978 ; Lestrange & Passot-Guevara, 1981). Ces interdits correspondent aux lieux et aux moments dangereux, car exposant à la rencontre avec les génies et les sorciers.

Ces lieux et moments risqués, « où l'on risque d'enfreindre la règle de séparation des deux mondes » (Gibbal, 1984 : 195) le sont tout particulièrement pour les personnes jugées vulnérables, telles que les femmes enceintes et les enfants en bas âge. Le moment de la prière du crépuscule – heure des *jinneeji* – est probablement le plus critique. Par crainte ou habitude, tous ou presque restent à l'intérieur des maisons, et même les rues de Nouakchott se vident pour quelques instants. Les mères se rapprochent de leurs enfants, gardent contact avec ceux qui se sont endormis. Le sommeil est un état de vulnérabilité particulière puisque l'ombre de l'individu, *mbeelu,* se détache légèrement de l'âme, *fittaandu,* et survole le corps, *ɓanndu,* laissant plus facilement prise aux attaques (Wane, 1991). Les génies du fleuve, *munuuji maayo,* sont réputés être parmi les plus puissants des *jinneeji,* dont seuls les *subalɓe* (pêcheurs) ont la maîtrise (Sow, 1982). Il est particulièrement risqué, pour une femme enceinte, de traverser le fleuve. Le fœtus pourrait être changé par les génies et la femme accoucher d'un de ces enfants impotents comme des poissons, dits *biɓɓe maayo* (enfants du fleuve). Les femmes enceintes doivent aussi éviter de croiser le chemin des pêcheurs, *subalɓe,* car ceux-ci, pour maîtriser les génies du fleuve, possèdent des talismans puissants pouvant provoquer des fausses couches. Pour se prémunir des lieux et moments critiques, les femmes enceintes doivent utiliser des formules protectrices. Ces formules peuvent correspondre à des versets coraniques écrits puis dilués dans l'eau, *aaye,* ou être des incantations magiques et secrètes, *cefi,* transmises au sein de la parentèle. Elles peuvent aussi utiliser, en talisman, des formes écrites du coran, *binndi.*

Contrairement aux femmes maures, qui sont considérées malades (Fortier, 2006) et s'allongent, les femmes *haalpulaaren,* comme leurs homologues wolofs et soninkés, poursuivent leurs activités au cours de leurs grossesses, bien qu'elles les ralentissent (Landry Faye, 2013). Il semble exister relativement peu d'interdits alimentaires s'exerçant chez les femmes enceintes : les grand-mères rencontrées n'ont pas été prolixes sur la question. Selon une enquête réalisée auprès des « accoucheuses traditionnelles », ces interdits seraient variables selon les régions, seuls le thé, le sel et le beurre étant fréquemment déconseillés

[4] Le *sukño* est un sorcier se nourrissant de l'ombre ou du sang de ses victimes aussi appelé *jaroowo ƴiƴam* (buveur de sang). C'est un homme ou une femme au cœur mauvais ayant le pouvoir de nuire sans support matériel (Wane, 1991).

(Sanwogou & Gnambodoue, 1984). L'accent est mis sur les aliments à favoriser : il est d'ailleurs reconnu que lors de sa grossesse, la femme peut avoir des envies alimentaires particulières, *sayo*. Selon nos interlocuteurs, il est important que ces envies soient satisfaites, sinon l'enfant risquerait d'avoir des problèmes de santé, de souffrir de maux d'oreilles ou de présenter des tâches sur le corps. En fin de grossesse, et notamment en perspective de leur premier accouchement, les femmes *haalpulaaren*, comme leurs homologues maures, vont se réfugier chez leur mère, *reentoyahde*, pour y trouver leur protection (Diallo, 2004 ; Landry Faye, 2013). Quand leur mère réside à l'intérieur du pays, ces déplacements les éloignent d'une offre sanitaire plus qualifiée. Dans ces situations, le sentiment de sécurité et d'intimité recherché au travers de la familiarité entre en contradiction avec l'accès à une offre de soin qualifiée.

Soins et protections du nouveau-né

Comme nous l'avons évoqué, la période postnatale est particulièrement dense de soins et d'attentions, orchestrés par les femmes âgées de l'entourage. Comme le mentionne l'historienne M.-F. Morel à propos des soins maternels traditionnels en France :

> *Deux grands principes structurent cette foule de pratiques qui peuvent nous paraître désordonnées : le nourrisson est un être fragile qu'il faut protéger ; c'est un être inachevé qu'il faut tirer vers l'humanité.*
>
> (Morel, 1993 : 22-23)

Nous retrouvons ces deux principes au travers des soins et protections chez les nouveau-nés en milieu *pulaar*. Traditionnellement, le nouveau-né *pulaar* est considéré comme un être entre deux mondes, étranger, de même que chez les Maures (Fortier, 1998). La représentation du nouveau-né ayant un pied dans l'au-delà est largement répandue dans les sociétés ouest-africaines (Erny, 1972 ; Bonnet, 1981 ; Lallemand, 1991 ; Rabain, 2003). Aussi est-il souvent considéré comme clairvoyant (capable de voir les entités surnaturelles, les ancêtres…) et particulièrement vulnérable aux génies qui pourraient à tout moment l'« attaquer » ou le rappeler dans l'au-delà. Certaines sociétés traditionnelles, notamment les Mossi du Burkina Faso, considèrent même que l'enfant peut choisir de retourner d'où il vient s'il n'est pas satisfait des soins reçus (Bonnet, 1881, 1988, 1994). Pouvant communiquer avec les créatures surnaturelles, le nourrisson peut être perçu comme intercesseur auprès des forces surnaturelles (Fortier, 1998 ; Jonckers, 1988 ; Walentowitz, 2003). Ces conceptions tendent à s'estomper, mais les précautions magico-religieuses sont toujours suivies attentivement en période néonatale.

Le nouveau-né est un être marginal au sens de M. Douglas : n'ayant pas confirmé sa place dans l'ordre social, il est perçu à la fois vulnérable et potentiellement dangereux (Douglas, 2001[1967]). Les sociétés définissent un ensemble d'étapes et de soins visant progressivement à l'intégrer au monde des humains (Lancy, 2014). Récemment arraché à l'au-delà, le nouveau-né est également perçu « impur » (Fortier, 1998). Un ensemble de pratiques et de rites visent en ce sens à le débarrasser de ses impuretés (Bonnet, 2007). Ainsi, en milieu *pulaar*, la première toilette, *fukkaade*, revêt une importance particulière. L'enfant est lavé et frotté sept fois avec attention, afin d'effacer toutes traces de vernix caseosa. La toilette est en principe réalisée avec la main gauche, et l'on prend soin de bien nettoyer tous les orifices, censés dégager une puanteur (Diallo, 2004). La septième fois, du sucre et du sel sont ajoutés à l'eau afin de rendre l'enfant attirant. « C'est pour que les gens l'aiment » précise une guérisseuse qui ajoute qu'elle a la main plus lourde lorsqu'il s'agit de saler et sucrer le bain d'une petite fille. « Pour qu'on lui coure après ! » s'amuse une autre. Cette toilette est jugée très importante, car sinon en grandissant, l'enfant dégagera une mauvaise odeur, au point d'indisposer tous ceux qui se tiendraient dans la même pièce. Certaines ajoutent que « religieusement, il ne serait pas décent », il serait impur, *dagaki*. En principe, c'est plutôt une femme âgée, grand-mère de l'enfant ou femme d'expérience, qui se charge de cette toilette. La « purification » du nouveau-né s'effectue aussi sur le plan spirituel Dans les heures suivant la naissance, on fait traditionnellement appel à un marabout, *cerno*, pour qu'il prépare une eau bénite par des versets coraniques, *aaye*, qui peut être obtenue de différentes façons. Soit l'on utilise l'eau ayant servi à laver l'encre des écrits d'une tablette coranique ; soit le marabout psalmodie les versets au-dessus de l'eau, puis crache dedans afin d'y transmettre sa baraka. Ensuite, on laisse goutter, du bout des doigts, un peu d'eau bénite dans la gorge de l'enfant, *toɓɓirdam*. Cette préparation peut être mélangée avec du lait de chèvre, qui lui transmettra ainsi de l'intelligence, qualité prêtée à cet animal. « La chèvre est intelligente, ce n'est pas comme les moutons qui restent là où on les place ! » s'exclame une grand-mère. Certains de nos interlocuteurs affirment que *toɓɓirdam* doit être donné avant même que l'enfant ne tète, « afin que les noms de Dieu entrent en premier dans le ventre », d'autres considèrent que l'on peut attendre le lendemain de sa naissance, voire le baptême. D'autres encore mentionnent avoir abandonné cette pratique « interdite par les docteurs », et privilégient d'autres formes de bénédictions coraniques. La bénédiction sur le Coran peut aussi être réalisée avec une datte, car le palmier est un arbre bénit. De plus, informe une guérisseuse, les dattes ont la vertu « de rendre la parole douce et charmeuse ». Le marabout ou bien le père de l'enfant récite alors les versets, *aaye*, sur la datte, qui est ensuite donnée à téter à l'enfant. L'objectif de ces différentes formes de bénédictions est d'ouvrir l'esprit de l'enfant, d'augmenter sa foi, de demander la protection divine. Il s'agit aussi d'attirer à lui des dons ou qualités particulières, les premiers moments de la vie étant perçus cruciaux pour placer l'enfant sous de bons auspices. Le nouveau-né est ainsi l'objet de bénédictions et prières initiant sa religiosité, et de formules propitiatoires afin de lui destiner un avenir favorable.

En milieu *pulaar*, le placenta qui est dit jumeau de l'enfant, *gijirado,* n'est jamais laissé à la maternité. Il est récupéré par les accompagnantes qui se chargeront le jour même de l'enterrer. C'est en principe plutôt une femme de la famille paternelle qui doit s'en charger, qu'il s'agisse de la grand-mère ou d'une tante de l'enfant. Le père peut également s'en occuper. Le placenta doit être enterré dans un lieu secret, où l'on ne marche pas, qui est gardé en mémoire. Ce lieu est parfois marqué d'une pierre. Diverses associations entre l'enterrement du placenta et la santé future de l'enfant ont été rapportées, comme relevées dans d'autres sociétés ouest-africaines (Barry, 2017).

> *Ça doit être enterré là où l'on ne marche pas. Si on l'enterre là où l'on marche, l'enfant peut avoir mal à la poitrine, il aura de l'asthme... [...] Même quand l'enfant a la fièvre, tu peux le faire coucher là où le placenta a été enterré. Ça le guérit.*
>
> (Guérisseuse)

Quant au morceau du cordon qui tombe quelques jours plus tard, *wuudu*, il est en principe conservé, car on lui prête des vertus curatives. Infusé dans de l'eau, on dit qu'il soulage les maux d'yeux et les maux de ventre. Il est parfois porté en talisman, *talki*. Cependant, cette précaution semble suivie nonchalamment. Une jeune mère nous dit qu'« on garde le cordon jusqu'à ce qu'on le perde ». Les soins portés au nombril sont variables. Le plus souvent, du karité est appliqué avant que l'enfant ne soit lavé, avant et après la chute du bout de cordon. Le karité est parfois remplacé par des produits de beauté industriels, pommades ou autres. Par ailleurs, certaines femmes, pour faire sécher le cordon et cicatriser le nombril, appliquent « le noir collé sur le fond de la marmite ».

Avant son baptême, l'enfant est particulièrement vulnérable, de même que sa jeune mère, qui ne doit en principe pas être vue (Sanwogou & Gnambodoue, 1984). Il doit être veillé, ou tout au moins, être protégé par un couteau ou un objet en fer placé à ses côtés, qui repousse les génies (Fortier, 1998). Les sept premiers jours puis, un peu moins strictement, les quarante premiers jours, la mère et l'enfant sont donc confinés dans un espace intime, entourés de femmes de l'entourage. Ce confinement est cependant peu strict : l'enfant et sa mère passent certes la plupart du temps dans une pièce intime de la maison, mais vaste est le cercle des parentes, amies et voisines qui entrent et sortent de la chambre. Cette réclusion, de plus, n'exclut pas les recours au centre de santé.

Sept jours après la naissance, le baptême du nouveau-né est organisé, lors duquel son nom est annoncé. Il est dans un premier temps prononcé par l'imam ou le marabout, puis crié à l'assistance. La nomination de l'enfant est l'objet d'affrontements entre les familles maternelle et paternelle, qui chacune tentent de s'approprier l'enfant. Les enfants reçoivent un nom de leur père, imposé publiquement lors du baptême, et un nom choisi par leur mère (Wane, 1969), qui peut prendre le dessus et devenir le nom d'usage le plus courant. Plusieurs logiques de nomination se confrontent : on privilégie souvent la dation d'un nom coranique, mais on cherche aussi à donner un nom pour perpétuer le souvenir d'un ancêtre, dont l'enfant deviendra l'homonyme, *tokara*. D'autre part, aux rangs de naissance des garçons et des filles correspondent des noms prédéfinis (Wane, 1969 ; Dupire, 1975 ; Bâ, 1976), parfois encore donnés à l'enfant. Enfin, à tous les prénoms sont associés des surnoms familiers, affectueux ou péjoratifs, permettant d'éviter de nommer l'enfant directement par son nom (Dupire, 1975). En milieu peul, les surnoms ou périphrases sont très usités, les normes de pudeur et de respect définissant des interdits d'énonciation des noms, notamment s'agissant des beaux-parents, mais aussi du premier enfant (Kintz, 1986 ; Querre, 2002). Le matin du baptême, les hommes érudits du Coran se réunissent et prodiguent à l'enfant prières, bénédictions, protections. Un mouton est sacrifié et des beignets et autres friandises sont distribués à l'assistance. Une parente âgée rase les cheveux de l'enfant, considérés comme restes impurs de sa vie intra-utérine. Les festivités se poursuivront toute la journée. Après son baptême, l'enfant est moins vulnérable aux génies. Les mois suivants, pourtant, seront encore denses en protections contre les attaques surnaturelles.

Pour la protection des enfants vulnérables, les usages talismaniques du Coran sont nombreux (Hamès, 2007b). Outre les talismans remis aux enfants au moment de leur baptême, ceux-ci portent diverses protections, délivrées en particulier par les marabouts, *ceerno*, les guérisseurs, *ɓileejo*, ou les mères des enfants, *yummum sukaaɓe*. Les marabouts préparent des dilutions d'écrits coraniques, *binndi*, avec lesquelles l'enfant doit être « douché [5]». Le nourrisson peut également être frictionné à titre préventif avec des décoctions de plantes, *lekki*. Les plantes et talismans utilisés par les pêcheurs, *subalɓe*, pour protéger leurs enfants sont réputés être plus puissants que les autres. Aussi dit-on qu'il est dangereux de laisser ses enfants s'amuser avec les enfants des pêcheurs, car leur *lekki* (plante-médicament) pourrait rendre malades des enfants dont le *lekki* est plus faible. On retrouve également l'usage de versets coraniques, *aaye*, et de formules magiques, *cefi*, destinés à protéger les nourrissons de toute rencontre malencontreuse avec des entités surnaturelles.

Les premières semaines, le nourrisson doit être massé : il s'agit de rendre son corps solide, souple et beau. Ses membres sont allongés pour l'aider à abandonner la position recroquevillée qu'il garde après sa naissance. Ces massages requièrent des savoirs particuliers, que les « nouvelles mamans » ont perdus, selon les grand-mères rencontrées. Bien que ce soit les mères et les femmes âgées qui se chargent en principe des massages, il est possible de recourir à une femme spécialisée. La mère peut elle-même s'en charger, mais on dit qu'elle risque de prendre pitié de son enfant et le masser trop délicatement,

[5] Le terme *douché* est couramment utilisé lors de descriptions en français. En réalité, l'enfant préalablement lavé est frictionné sur tout le corps, avec de petites quantités de ces eaux déposées au creux de la main. Il ne doit être ni rincé ni séché suite à cette douche.

alors que les gestes doivent être rudes, vigoureux. « Une femme ne peut pas elle-même masser son enfant parce que s'il pleure, elle va s'arrêter et le faire téter », commente une sage-femme. Comme relevé par les anthropologues de l'enfance (Loux, 1978 ; Querre, 2002 ; Bonnet & Pourchez, 2007), ces massages visent à modeler le corps selon les référents esthétiques locaux. En milieu peul, les massages doivent notamment imprimer la maîtrise des sphincters (Querre, 2002) et participer à l'incorporation de l'identité de genre (Guilhem, 2008). Les femmes que nous avons rencontrées soulignent surtout l'importance d'étirer et de déplier le corps recroquevillé du nouveau-né, afin de stimuler un développement harmonieux et rapide.

> *On masse os pas os, articulation par articulation. On tire les bras, les jambes, le cou, jusqu'à ce que ce soit bien étiré. Ça donne au bébé une bonne taille, un corps en bonne santé. [...] Si on ne le lui fait pas, il sera tordu, maladif.*
>
> (Jeune mère de deux enfants)

Une attention particulière est apportée au visage. On tire sur les sourcils pour les allonger, on pince l'arête du nez et des oreilles pour qu'elles soient fines, et l'on appuie même à l'intérieur du palais pour pousser le nez qui ainsi ne devrait pas être aplati. Afin que les aliments passent facilement, on tire aussi pour dégager la gorge. Les massages comprennent des variations selon qu'ils s'exercent sur le corps d'un garçon ou d'une fille. En milieu maure, les massages concernent essentiellement les fillettes, afin de modeler un corps féminin idéal (Tauzin, 2001 ; Fortier, 1998). Selon l'esthétique maure, le corps féminin doit être lisse et sans pilosité, le front plat, le nez droit et fin, les fesses rebondies, les poignets et les chevilles souples et affinées.

Alimentation du nourrisson

Les grand-mères sont particulièrement loquaces sur l'alimentation à donner aux nouveau-nés et aux nourrissons. Elles défendent vivement leurs savoirs à ce propos, qui sont contredits par les recommandations de l'Organisation mondiale de la Santé relayées par les professionnels de santé. En Mauritanie, ces recommandations sont peu respectées. Au niveau national, le taux d'allaitement maternel exclusif jusqu'à six mois est estimé à 41 % (MICS 2015). Selon une étude réalisée à Nouakchott, seules 18,4 % des mères pratiquaient un allaitement exclusif jusqu'à six mois, et 28 % utilisaient des substituts de lait maternel (Diagana & Kane, 2016). Parfois, ces substituts sont inadaptés (laits animaux, lait concentré *Gloria*, laits en poudre non maternisés...) ; ils sont donnés à la tasse, au biberon, ou à l'aide d'un petit sachet appelé *zazou*. À Nouakchott, les pratiques de nutrition inadaptées constitueraient un des facteurs majeurs de malnutrition (Diagana & Kane, 2016). Ces alimentations inadaptées révèlent les difficultés que rencontrent les mères qui pour diverses raisons ne peuvent poursuivre l'allaitement maternel, et qui se heurtent à l'absence de dispositif de soutien puisque la norme est d'allaiter (Boye, 2016). L'influence des grands-mères dans la poursuite de pratiques alimentaires défavorables a été plusieurs fois mentionnée pour la Mauritanie (Keith & Dedah, 2009), comme pour le Sénégal (Aubel *et al.*, 2004). L'importance de leur rôle dans les soins de l'enfant est bien connue, mais leurs savoirs, en Mauritanie, sont peu documentés.

Recommandations des grand-mères

Les femmes âgées rencontrées considèrent que l'enfant qui naît a des « saletés » dans le ventre, *fuketi*, qu'il lui faut rapidement excréter. Ces saletés sont notamment associées au méconium que le nouveau-né excrète peu après sa naissance. Afin que le ventre se nettoie bien, les femmes âgées *haalpulaaren* recommandent de donner à l'enfant de la « graisse », *nebam*, et parfois d'autres aliments, facilitant l'évacuation des selles. Une recommandation relevée par d'autres enquêtes (Sanwogou & Gnambodoue, 1984 ; Keith et Dedah, 2009). La consommation de « graisses » a pour effet de provoquer une sorte de diarrhée considérée comme une purge bénéfique.

> *Il faut préparer la graisse animale, on met dans un morceau propre, tu lui donnes à manger matin et soir. Pendant un mois, si cela dure c'est mieux. Ensuite, quand l'enfant va à la selle, il a les selles noires, comme l'encre que l'on utilise pour écrire sur les planches coraniques, ça ce sont toutes les maladies qui sortent, et ensuite l'enfant il peut grandir sans jamais avoir de maladies. […] La graisse animale si tu donnes cela au bébé, cela nettoie bien, ça soigne les maladies, ça enlève la constipation. […] Même après, lorsque l'enfant grandira, il aura moins de maux de ventre. C'est bon pour les enfants ! C'est bon !*
>
> (Grand-mère)

Si l'enfant n'ingère pas de graisses, pensent les grand-mères, il souffrira de maux de ventre persistants, les « saletés » restées dans son ventre pouvant constiper et être à l'origine d'autres maladies. En milieu *pulaar*, les usages de la « graisse », *nebam*, sont nombreux dans les soins domestiques, pour le traitement de diverses maladies, en ingestion ou sous forme de massages. Le terme *nebam* peut désigner du beurre, de l'huile ou de la graisse. Traditionnellement, c'est le beurre obtenu par barattage du lait de vache que l'on utilise à des fins thérapeutiques. Ce beurre est aujourd'hui remplacé par des huiles ou de la margarine industrielle, du beurre de karité, ou encore, des produits cosmétiques. Les pleurs des nourrissons sont souvent interprétés comme pleurs liés aux maux de ventre et aux constipations, ce qui tend à appuyer les recommandations des grand-mères s'agissant de la consommation de graisses. Même si les jeunes mères sont réticentes à donner de la « graisse », il leur faut résister face aux tensions suscitées par les pleurs de l'enfant, qui ne sont jamais perçus comme anodins. La crainte de la constipation est aussi très présente en milieu maure, où des plantes purgatives, notamment le henné, sont utilisées en cas de pleurs du nourrisson sans raison apparente (Tauzin, 1998). La purge du ventre du nouveau-né est également pratiquée, en donnant notamment les premiers jours suivants la naissance, du miel, des dattes.

La recommandation médicale de ne pas donner d'eau à boire aux nouveau-nés est probablement une de celles les plus incomprises, même chez les personnes ayant atteint un haut niveau de scolarisation. En 2009, la proportion d'enfants recevant de l'eau avant leurs six mois était estimée à 87 % (Keith et Dedah, 2009). Il s'agit probablement d'une habitude de maternage ancrée dans le quotidien, observée ailleurs en milieu peul (Epelboin, 1982 ; Querre, 2002). La recommandation médicale est bien connue, mais les grand-mères considèrent cette interdiction exagérée. Elles ne voient pas en quoi l'eau pourrait être nocive pour les nouveau-nés : elles n'ont, d'ailleurs, pas reçu d'explications à ce propos. Elles se demandent si cette recommandation est vraiment appropriée dans un pays chaud comme la Mauritanie, relativisent sa pertinence. Même son de cloche chez les guérisseuses qui craignent la soif du nouveau-né.

> *L'eau c'est l'être humain. Il faut voir comment fait une personne qui a soif. L'eau c'est la vie. Si tu ne donnes pas l'eau, ton enfant pleure et tu ne sais si c'est la soif. [...] Quand mon enfant a trois ou quatre semaines, je prends de l'eau avec mes doigts et je fais tomber des gouttes dans sa bouche jusqu'à ce que sa gorge soit mouillée. Doucement jusqu'à commencer à prendre un verre. Laisser le ventre sec moi je ne peux pas le faire. [...] La soif, ça tue.*
>
> (Guérisseuse)

De même, chez de nombreuses mères, l'impression que l'enfant souffre de la soif est plus grande que l'adhésion à la recommandation médicale. « Je sais que je ne dois pas lui donner de l'eau, mais je lui en donne, car j'ai pitié de lui » reconnaît la mère d'un enfant hospitalisé. Au-delà de la soif supposée de l'enfant, certaines grand-mères rencontrées évoquent l'intérêt de l'eau, pour la dureté des os ou pour la fluidité de la digestion.

Les recommandations s'agissant de la diversification après six mois sont mieux respectées, puisque 67 % des mères nouakchottoises réaliseraient cette diversification au bon moment (Diagana & Kane, 2016). Nous retrouvons cependant des contradictions avec les propos de certaines grand-mères qui considèrent que l'allaitement maternel est suffisant jusqu'à ce que l'enfant soit sevré, *entaaɗo*. Pour les grand-mères haalpulaaren, deux moments clés de la croissance de l'enfant correspondent à des changements alimentaires. Le premier mois, l'enfant doit prendre de la graisse quotidiennement. Lorsqu'il devient *ɓinngel keccel,* petit bébé, la graisse peut être arrêtée. L'enfant reçoit alors, en plus du lait maternel, de l'eau et éventuellement des bouillies. Le deuxième moment clé est le sevrage de l'enfant, après lequel celui-ci devra adopter la même alimentation que les autres membres de sa famille, et manger dans le plat familial. Le seuil des six mois pour l'allaitement exclusif ne correspond donc pas à un moment particulier dans leurs conceptions du développement de l'enfant. C'est en observant le moment où l'enfant ne grossit plus assez que les grand-mères décident d'introduire de nouveaux aliments. Par conséquent les pratiques de diversification apparaissent disparates : des aliments sont parfois introduits dès trois ou quatre mois, avec des bouillies ou des laits d'origine animale (Keith et Dedah, 2009), tandis que l'introduction de légumes ou de viandes peut être tardive.

L'alimentation du nourrisson comme confrontations de savoirs

Autour des questions relatives à l'alimentation du nouveau-né, les savoirs des grand-mères entrent en contradiction avec les recommandations médicales (Diagana & Kane, 2016). Celles-ci sont unanimes dans leur opposition aux recommandations des médecins s'agissant de ne donner ni beurre, ni eau, ni tout autre aliment avant six mois.

> *Mais après ils ont dit qu'il faut faire cela doucement, ça gâte le ventre tout cela, ça donne des problèmes. Maintenant il y a beaucoup de maladies, et les pédiatres ils disent que c'est à cause du beurre. Surtout le beurre en paquet, ce n'est pas bon. Avant les petits on leur donne du sucre avec de l'eau, beaucoup de sucre aussi. Si tu veux qu'il dorme tu lui donnes du sucre avec un peu d'eau. Maintenant les pédiatres ont dit que non, pas de sucre, pas de beurre.*
>
> (Grand-mère)

Partagées sur les aliments à intégrer – ou non – elles jugent en tout état de cause excessive l'emprise des recommandations médicales sur l'alimentation des nouveau-nés, qui interdisent, pour ainsi dire, tout autre aliment que le lait maternel avant six mois. Selon certaines d'entre elles, les nouveau-nés d'aujourd'hui sont moins solides, car leurs mères, sous l'influence des médecins, ne leur donnent plus ni beurre ni eau.

Le lait maternel seul n'est pas perçu adéquat pour l'alimentation des nourrissons, soit qu'il ne suffise pas à étancher la soif et la faim, soit qu'il soit jugé trop collant. Cette conception se retrouve dans de nombreuses sociétés ouest-africaines recommandant d'y adjoindre divers aliments (Erny, 1988). Chez les Lobi du Burkina Faso, M. Cros analyse notamment que le lait maternel est perçu insuffisant, l'alimentation du nouveau-né étant complétée par un médicament amer préparé par le patriclan du père : une substance masculine qui tend à supplanter, symboliquement, le rôle nourricier du lait maternel (Cros, 1991). Les grand-mères *haalpulaaren,* qui valorisent le lait maternel, considèrent la nécessité d'intégrer d'autres aliments (graisse, dattes, sucre, biscuits, lait d'origine animale…), pour que l'enfant soit plus fort, *tiida*. Le lait de vache est une nourriture de complément particulièrement valorisée (Querre, 2007 ; Guilhem & Boetch, 2017). La recommandation de l'allaitement exclusif, faisant de la mère la seule nourricière, revient à priver les grand-mères de leur rôle central dans l'« entourage nourricier » (Suremain, 2007). Ceci heurte conception et organisation familiales, puisque les grand-mères, en période périnatale, s'occupent communément des enfants et leur apportent des compléments alimentaires jugés favorables à leur croissance.

REPRÉSENTATIONS DES MALADIES DE L'ENFANCE

Cette partie aborde, avec la nosologie *pulaar* des maladies de l'enfance, les logiques interprétatives intervenant dans les trajectoires d'enfants malades. À l'appui d'entretiens avec des grand-mères *haalpulaaren*, nous présentons les principales « entités nosologiques populaires » (Olivier de Sardan, 1999) associées à l'enfance. Bien souvent les catégories populaires ne correspondent pas avec les catégories médicales ; « un non-isomorphisme des champs sémantiques » (Jaffré, 1999) qui exige un travail ethnographique attentif. Les entités nosologiques ne sont pas non plus un substrat de traditions : nous analysons comment elles accompagnent l'évolution de l'environnement thérapeutique, intègrent des termes médicaux ou des messages de santé publique. Il faut également se garder d'ethniciser ces entités nosologiques (Le Marcis, 2001), et envisager, selon une approche comparative, comment elles mettent en jeu des représentations partagées avec d'autres sociétés plus ou moins proches culturellement.

Les modèles explicatifs fournis par ces représentations n'interviennent pas de manière linéaire et univoque dans l'élaboration des trajectoires de maladie. Elles sont confrontées à l'évolution des symptômes, aux explications des professionnels de santé et guérisseurs, au succès des traitements. Quelques récits de trajectoires sont rapportés pour illustrer l'enchâssement des interprétations en contexte de maladie.

Les maladies infectieuses redoutées

Came et *tekko* correspondent respectivement à la rougeole et à la coqueluche. Ces deux maladies sont bien identifiées par les populations (Jaffré, 1999), qui savent en reconnaître les symptômes. Bien que la prévalence de ces deux maladies ait diminué avec la couverture vaccinale, ce sont les maladies des enfants les plus évoquées par les grand-mères, avant le paludisme, les diarrhées et les infections respiratoires qui sont statistiquement les maladies les plus meurtrières aujourd'hui. *Came* et *tekko* sont redoutées en tant que maladies mortelles, qui « prennent » les enfants. Les grand-mères demeurent marquées par les épidémies qui sévissaient dans les villages, dont elles gardent un souvenir anxieux. Elles soulignent leur dangerosité, y compris chez les adultes. *Came* est la première maladie qui vient à l'esprit des grand-mères qui ont vécu des épidémies désastreuses.

Avant quand cette maladie atteignait un village, toutes les mères qui avaient des petits enfants étaient très, très inquiètes. Il fallait presque que cela arrive à leurs enfants pour que la menace soit passée.

(Grand-mère)

La crainte de cette maladie est telle que certaines grand-mères disent qu'il ne faut pas prononcer son nom, qu'il faut l'appeler *besdo moyƴo*, pour que la maladie ne vienne pas « prendre » ses propres enfants. Ce terme, difficilement traduisible en français, signifie littéralement la « gentille maternité » ou la « bonne mère » (Fassin, 1986). Les grand-mères reconnaissent le grand apport des vaccinations contre *came*. La plupart de celles que nous avons rencontrées savent également qu'il s'agit d'une maladie qui ne s'attrape qu'une fois dans la vie. Dans leurs propos s'affrontent recommandations traditionnelles et recommandations des docteurs. Elles ont connu une époque où l'on disait que les enfants atteints par *came* devaient être mis sous des couvertures, jusqu'à transpirer beaucoup, afin que les boutons sortent et que le « liquide » s'en échappe. La conception sous-jacente est que les boutons, *puƴe*, et le « liquide » à l'intérieur du corps doivent sortir à la surface de la peau pour que l'enfant ne meure pas. Tout doit donc concourir à faire sortir les boutons, notamment, couvrir et faire transpirer l'enfant.

Il faut que la personne soit couverte, parce qu'il ne faut pas que les boutons soient cuits avec la chaleur, et il ne faut pas que les boutons soient à l'air libre, sinon cela fait rentrer la maladie à l'intérieur. [...] L'inconvénient, c'est si cela ne vient pas à la surface de la peau, c'est là que cela tue.

(Grand-mère)

Les « vieux d'hier », *mawɓe hanki*, recommandaient de ne pas laver l'enfant durant sa maladie et dans les jours ou les semaines qui succèdent. Les professionnels de santé ont diffusé le message selon lequel, au contraire, il faut découvrir l'enfant fiévreux, et que celui-ci peut être lavé. Les grand-mères se positionnent entre les recommandations médicales et les savoirs des anciens dits « vieux d'hier ». L'arbitrage est différent d'une grand-mère à l'autre, révélant différents positionnements vis-à-vis de l'offre thérapeutique. Trois décennies après la publication des travaux de D. Fassin (1986) chez des mères *haalpulaaren* au Sénégal – qui sont aujourd'hui en âge d'être grand-mères – nous retrouvons, autour de *came*, une confrontation de logiques interprétatives. Ces maladies s'étant raréfiées, cette confrontation ne se traduit plus par des tensions dans les choix thérapeutiques. En revanche, cette catégorie nosologique, largement mise en avant par les grand-mères, a probablement participé à construire les rapports à la médecine moderne. Avec *came*, la médecine est reconnue efficace au travers des vaccins, mais non suffisante, puisque ne remplaçant pas les pratiques de soins des anciens.

Came est la maladie pour laquelle nous avons recueilli le plus de mentions de remèdes et de recommandations. Mise à part *gawdî*, plante citée par toutes les grand-mères, divers traitements sont mentionnés : frotter le corps avec de l'urine de vache, frotter le corps avec de l'huile et vinaigre, s'exposer au soleil, consommer du pain de singe, etc. S'agissant de la plante la plus citée, *gawdî* (mil), elle peut être utilisée en lavement, mais aussi par l'ingestion d'une décoction. Un breuvage de cette plante permet, selon les grand-mères, de déclencher des diarrhées et vomissements qui participent à évacuer rapidement le « liquide » ou « l'eau » de la maladie, autrement que par les boutons. Une dernière recommandation est qu'il ne faut pas dormir lorsque l'eau sort des boutons, afin que la maladie n'attaque pas les yeux. La crainte de mourir si la maladie reste dans le corps se retrouve, dans d'autres sociétés voisines, avec des représentations des maladies qui se déplacent de l'intérieur du corps à la surface de la peau (Jaffré, 1999).

Tekko (coqueluche), associée à *came* dans les propos des grand-mères, est la seconde maladie « qui tue les enfants ». Les grand-mères décrivent que *tekko* fait tousser jusqu'à épuiser et faire mourir l'enfant, et même l'adulte. Certaines décrivent que la toux générée par la maladie va et vient alternativement. Selon l'une des grand-mères rencontrées, la maladie dure six mois, et revient chaque mois à peu près à la même période. Les symptômes de la maladie semblent relativement bien identifiés, mais il n'y a pas de consensus autour de la manière de la traiter. Les traitements évoqués sont aussi divers que nous avons rencontrés de grand-mères : boire l'eau restée au fond de la pirogue, boire une infusion de *gawdî*, boire du lait de chèvre, attacher un cordon autour de la poitrine et manger le foie d'un poisson du fleuve, attacher un *piɓol* autour du cou ou boire une infusion de *nger*.

Les maladies du ventre et de la peau

Les diarrhées sont des pathologies couramment rencontrées à Nouakchott, du fait des difficultés d'accès à l'eau potable et du manque d'hygiène. Selon les dernières données disponibles, 68 % des familles utilisent des sources d'eau potable améliorées (MICS 2015). La prévalence est importante : 19 % des enfants de moins de cinq ans avaient présenté une diarrhée dans les deux précédentes semaines (MICS, 2015). La diarrhée est la seconde cause de mortalité infantile, après les infections respiratoires aiguës. En lien avec certaines pratiques alimentaires, les constipations sont également fréquentes. Les grand-mères évoquent les diarrhées comme maux « qui fatiguent » les enfants. Cependant, elles sont fort préoccupées par les constipations, dont la gravité est moindre d'un point de vue médical. Dès que l'enfant n'a pas de selles quelques jours consécutifs, ou qu'il pleure sans motif apparent, leur principale hypothèse est qu'il peine à excréter. Il y a là un décalage dans les perceptions de la fréquence normale des selles entre les professionnels de santé et la population en général.

L'analyse des catégories nosologiques populaires révèle que les constipations sont associées à la « rétention » des maladies dans le corps. Les préoccupations relatives aux constipations sont à comprendre en rapport avec des conceptions musulmanes de l'impureté.

> *La rétention des aliments putréfiés est en opposition avec l'idéologie musulmane qui met un point d'honneur à souligner les endroits où se trouvent les points d'impureté qui ne sont pas seulement spirituels, mais aussi corporels. La tâche journalière du bon musulman consiste à effacer rituellement les différentes impuretés.*
>
> (Tall, 1984 : 279)

Outre la codification très stricte de la purification dans le rite malékite, les anthropologues ont révélé, dans d'autres régions, combien tout ce qui était en rapport avec les excréments et les gaz était extrêmement honteux dans l'ensemble peul (Epelboin, 1982 ; Querre, 2007). Les termes désignant directement la défécation font l'objet d'interdits linguistiques (Bâ, 1976 ; Epelboin, 1982). Par conséquent, les traitements à base de plantes purgatives sont centraux dans les pharmacopées maure et *pulaar*. L'usage de laxatifs, qu'il s'agisse de plantes ou de médicaments industrialisés, est relativement courant. Ces pratiques concourent probablement à la forte prévalence des diarrhées infantiles.

En *pulaar*, les diarrhées sont appelées *reedu dogooru*, c'est-à-dire, ventre qui court, une expression ailleurs relevée en milieu peul (Le Marcis, 2001). Les diarrhées sanglantes sont distinguées sous le terme particulier de *delecce* (Bâ, 1976). La plupart des diarrhées sont perçues comme des maladies courantes et inévitables, sans cause particulière, « maladies de Dieu ». Pour ces diarrhées, les grand-mères recommandent un ensemble de remèdes visant à ce que le « ventre cesse de courir » : pain de singe en boisson, biscuits dissous dans de l'eau, infusion de *ñayo wel*, eau dans laquelle on a fait bouillir des arachides, eau de cuisson du riz sucrée, graines de coton, douche avec une décoction d'*aljanaawi*, mettre le pied de l'enfant sur le sable chaud ou prendre une pincée de sable et frotter l'enfant avec. Par ailleurs trois grand-mères évoquent le risque de déshydratation, la nécessité de faire boire l'enfant, et la recette d'une « solution de réhydratation » à base d'eau, de sucre et de sel. Cependant, aucune d'entre elles ne connaît le dosage médicalement recommandé de la préparation.

Les grand-mères distinguent plusieurs types de diarrhées. Chez les nourrissons, elles sont souvent associées aux poussées dentaires, *addo*, notamment lorsqu'elles surviennent concomitamment à d'autres symptômes : pleurs, fièvres, vomissements. Seule une des grand-mères évoque que des problèmes d'hygiène peuvent être à l'origine des diarrhées. En revanche, deux causes particulières sont évoquées. L'une de ces causes est le fait de passer devant certaines plantes, en brousse. « Si tu passes devant un arbre, après tu es comme possédé par l'arbre, ça provoque la diarrhée » décrit une grand-mère. Ce type de diarrhées se reconnaît au fait que l'enfant a des selles jaunes ou vertes. Associée à la brousse, *ladde*, et à ses génies, cette cause n'est pas évoquée lorsque l'enfant vit en milieu urbain. L'enfant ne peut en souffrir qu'après être parti en brousse avec sa mère, ou lorsque sa mère s'y est rendue. Le seul remède, sachant que l'on ne peut savoir exactement quel est l'arbre qui a déclenché la diarrhée, est de reprendre le même chemin, de cueillir une feuille de chaque arbre croisé, et de tout consommer sous forme d'infusion ou de bouillie. Une seconde cause de diarrhées évoquée est le fait que la mère allaitant l'enfant est de nouveau en état de grossesse. Dans ce cas, le lait n'est plus bon pour le nourrisson allaité, car c'est le « lait du fœtus », autrement dit l'allaitement par le lait de l'autre, *muyninde njananam*. Cependant, comme les jeunes mères *pulaar* évitent de faire savoir leur grossesse, il leur arrive de poursuivre un allaitement. Sur ce point, les grand-mères adoptent des attitudes moralisatrices, jugeant les mères responsables de l'espacement des naissances. L'interdit d'allaiter un enfant lorsqu'une nouvelle grossesse survient se retrouve classiquement dans les sociétés sahéliennes en considération du fait que l'enfant au sein prive le fœtus du lait nécessaire à sa croissance (Fortier, 2006).

Les douleurs au ventre, *reedu mussooru*, sont surtout évoquées chez les nouveau-nés, avec la nécessité d'ingérer de la graisse. Les maux de ventre peuvent être associés aux diarrhées, aux constipations, mais aussi à la présence de vers dans le ventre, *jalɓi*. Les grand-mères préconisent surtout des traitements à base de plantes.

> *Il y a des plantes qui sont bonnes pour les maux de ventre, il y a* wuɗto. *Si l'enfant boit cela, ça fait partir les vers, ça enlève le mal de ventre. Ça, c'est bon* wuɗto, *c'est bon.* Gawɗi, *c'est bon,* yelooko *c'est bon,* wuɗto *encore, c'est bon, toutes les plantes, c'est bon.*
>
> (Grand-mère)

Là encore, les plantes à prendre pour soulager les maux de ventre ne font pas l'objet d'un consensus. Lorsqu'elles jugent que les maux de ventre sont causés par la présence de vers, *jalɓi*, en revanche, les grand-mères indiquent qu'il faut consulter un docteur qui prescrira un sirop. S'agissant des douleurs du ventre associées aux constipations, *seero*, outre le beurre, est évoquée la possibilité d'introduire du savon dans l'anus de l'enfant.

Une maladie du ventre fréquemment évoquée s'appelle *ndiyam jonɗe*. Le terme *ndiyam jonɗe* signifie, littéralement, l'eau qui est assise, qui stagne dans le corps - dans le ventre - précisent certaines grand-mères. Selon D. Ly, *ndiyam jonɗe* serait une maladie faisant suite à une affection de *jonɗe* mal soignée : « Il s'est formé dans certaines parties du corps des dépôts de liquide *ndiyam jonɗe* qui se transforment en abcès et deviennent des plaies » (Ly, 1938). Cette maladie est rapportée à *dokam siti*, une catégorie nosologique wolof fréquemment utilisée, y compris en milieu *pulaar*. *Ndiyam jonɗe* se manifeste par des démangeaisons et des boutons sur le corps, d'où s'échappe une eau collante et « contagieuse ». Dans certains cas, *ndiyam jonɗe* peut correspondre à la syphilis, mais aussi à divers problèmes dermatologiques. Les grand-mères décrivent que la peau devient lisse, tendue, qu'elle se fissure, notamment au niveau de la bouche, qu'elle présente des plaies, *bacce*. Elles précisent que la maladie s'accompagne de fièvres, et qu'elle amaigrit. Une des particularités de cette maladie est sa transmission, qui peut avoir lieu par l'intermédiaire de l'« eau » des boutons, mais aussi, de la mère à l'enfant lors de la grossesse. *Ndiyam jonɗe* est donc à la fois une maladie du ventre et de la peau, une « entité nosologique populaire interne » (Olivier de Sardan, 1999). Lorsque les boutons sortent, la maladie est considérée « maîtrisable parce que visible et directement traitable par des produits thérapeutiques » (Jaffré, 1999 : 239). Mais, comme pour *came*, le risque est que la maladie ne sorte pas, reste assise dans le ventre ou « rentre » dans le corps.

Ndiyam jonɗe est une maladie qui, malgré tout, est jugée moins grave que *came*. Bien que les boutons aient tendance à revenir, la maladie est guérissable. Les grand-mères recommandent de traiter la peau avec des plantes en décoctions ou en poudres, ou de mettre du charbon sur les plaies. Elles soulignent que la médecine moderne a permis un recul de cette maladie, qu'elle est en mesure de soigner. D'autres traitements sont évoqués de manière plus anecdotique, tels que boire de l'eau sucrée et couvrir l'enfant.

Trajectoire d'Abdoulaye, l'interprétation d'une « maladie du ventre »

Abdoulaye [6] *vit avec sa jeune mère de 22 ans, dans la famille de celle-ci, avec son grand-père maternel, sa grande sœur, ses tantes et leurs enfants respectifs. Sa grand-mère maternelle est décédée. Son père, pour le moment, n'a pas encore trouvé les moyens de prendre un logement indépendant. Ils habitent sur un terrain d'Arafat, qui a été attribué aux grands-parents d'Abdoulaye au début des années 90, avant que le quartier ne soit loti. Au fond de leur terrain, ils ont construit une petite baraque de bois et de toile, et sont aussi en train de faire construire une partie d'habitat en béton. Le grand-père d'Abdoulaye, marabout, soigne les adultes et les enfants du quartier. Il attache notamment des* piɓol *pour les poussées dentaires des enfants, comme celui que porte son petit-fils autour du cou.*

Abdoulaye est né en juillet 2009, au dispensaire surnommé « Kossovo ». À sa naissance, Abdoulaye était un petit bébé, « trop petit » selon sa mère pour qu'il puisse être massé. Par la suite, Abdoulaye a marché tard, alors qu'il était âgé de 26 mois. Sa mère dit ne pas avoir consulté pour cela, que les gens lui disaient que son enfant allait marcher. En revanche, elle a eu recours à une femme qui lui faisait des massages pour le stimuler. Le

[6] Tous les prénoms des enfants utilisés dans ce texte sont fictifs.

grand-père d'Abdoulaye explique ce retard de deux manières. D'une part, dit-il, « cela dépend des mamans, parce qu'il y a des mamans dont le lait est glacé. Il est trop froid, cela rend l'enfant plus lent. Donc souvent l'enfant va avoir du mal à marcher tôt comme les enfants dont la mère a le lait chaud. » D'autre part, décrit-il, lorsque Abdoulaye a commencé à se mettre debout, qu'il allait commencer à marcher, il est tombé malade. Pour la mère et le grand-père d'Abdoulaye, l'élément déclencheur de cette maladie est l'ingestion de plâtre que l'enfant a trouvé dans la rue, qui lui a causé des constipations, seero. *Sa mère raconte : « Il a mangé du plâtre. Ils avaient laissé ça au milieu de la rue, d'autres enfants en ont mangé. À cause de cela, la constipation l'a pris pendant très longtemps. » À un moment donné, elle consulte au dispensaire pour la constipation, mais les traitements prescrits ne le guérissent pas. C'est le traitement du grand-père, l'ingestion d'une décoction de* falayɛl, *plante du* fuuta, *qui, dit-elle, a soigné la constipation.*

Depuis ce premier épisode de maladie, Abdoulaye présente des symptômes récurrents ; son grand-père dit qu'il souffre souvent de fièvres, sa mère qu'il est souvent constipé. À l'âge de deux ans environ, des boutons, puyɛ, *sont apparus sur son corps et sur ses mains. Pour les fièvres,* paawle. *Abdoulaye prend des médicaments modernes prescrits au dispensaire. Mais ce qui inquiète surtout le grand-père et la mère d'Abdoulaye, ce sont les boutons qu'il a partout sur le corps, laissant des plaies, qu'ils désignent comme « le » problème de santé. À cette époque, dit-elle, beaucoup d'enfants avaient ces boutons : « Il y en avait partout dans la ville. Il s'agit de boutons remplis d'eau, si le bouton est percé et que l'eau se répand, cela contamine. » La mère d'Abdoulaye se rend dans une pharmacie qui vient d'ouvrir. Là-bas, elle achète une pommade contre ces boutons qu'elle applique : « Les boutons sont partis du corps, mais sont revenus sur les mains. […] Ils vont et viennent. »*

Au mois juin 2012, Abdoulaye est fiévreux, pleure beaucoup, son corps est toujours couvert de boutons et sa mère s'en inquiète. Celle-ci nous dit qu'il a la tête chaude, que sa tête lui fait mal, qu'elle lui donne de l'Efferalgan®. La constipation a diminué, mais « cela reste un peu ». Pour les boutons, le « docteur » [7] *lui prescrit une ordonnance, avec de la pommade, du sirop et des cachets. L'ordonnance est chère et elle constate peu d'amélioration, les boutons reviennent. Au mois de septembre, la mère d'Abdoulaye considère que son état s'est amélioré. Elle dit l'avoir de nouveau conduit à l'« hôpital » du « docteur », qui a prescrit une pommade.*

Mais les boutons reviennent toujours. Sa mère se dit qu'ils viennent peut-être du ventre. D'ailleurs, le « docteur » lui a dit que le sirop prescrit nettoyait le ventre, aussi pense-t-elle qu'Abdoulaye a peut-être quelque

[7] Référence dans le quartier, ce « docteur », en réalité infirmier retraité, tient une pharmacie (sans autorisation) dans laquelle il consulte et réalise des soins tels que les injections et les perfusions.

chose dans le ventre. De même, le grand-père d'Abdoulaye dit que les boutons à l'origine sont dans le ventre, et que seule la médecine moderne peut les soigner, en « nettoyant » le ventre. Une femme du voisinage lui a dit qu'Abdoulaye souffrait peut-être de dokam siti, *maladie qu'elle avait elle-même contractée, et qu'elle avait pu soigner auprès d'un marabout au Sénégal, avec un remède à base de plantes. Mais, la mère d'Abdoulaye se dit que son fils n'est pas atteint de cette maladie, que dans son cas il s'agit plutôt d'allergie,* nefe. *Pour cela, explique-t-elle, il n'y a pas de traitement, cela vient à l'hivernage, ça contamine plein d'enfants, mais après l'hivernage cela s'arrange.*

Les symptômes qui inquiètent le grand-père et la mère d'Abdoulaye sont, avant tout, la constipation et les boutons. Ils font moins cas des fièvres, qu'ils traitent avec du paracétamol. Ils ne se préoccupent pas non plus particulièrement du retard de développement d'Abdoulaye et de son corps malingre. Selon eux, l'élément déclencheur des problèmes de santé est le fait que l'enfant a mangé du plâtre, ce qui a provoqué des constipations dont il souffre depuis plus d'une année. En ligne de fond, la crainte est celle d'une « maladie du ventre », dont l'enfant ne parviendrait pas à se débarrasser et qui se manifesterait par la persistance de boutons au niveau de la peau. Une conception de la maladie que l'on retrouve pour des maladies jugées graves telles que *came* ou *ndiyam jonde.* Le sirop prescrit par le « docteur », selon cette conception, est censé nettoyer le ventre d'Abdoulaye. Cependant, lorsque nous demandons nous-mêmes au « docteur » de quoi souffre Abdoulaye, celui-ci indique qu'il ne s'agit que d'un problème dermatologique. Il ajoute que le problème persiste, car sa mère ne poursuit jamais correctement le traitement jusqu'à son terme, avant de prescrire, de nouveau, une pommade à Abdoulaye.

L'interprétation de la maladie n'est cependant pas univoque, et se formule autour de plusieurs hypothèses, sachant qu'aucun des traitements reçus ne s'est avéré concluant. Le fait que les différents symptômes puissent avoir trait à une même maladie – ou à diverses pathologies – ne se dessine pas non plus clairement dans les propos de la mère d'Abdoulaye. Elle oscille entre deux conceptions : soit il s'agit d'une maladie du ventre provoquant des boutons ; soit les deux aspects sont indépendants, les constipations étant liées à l'ingestion de plâtre, et les boutons, à une « allergie contagieuse ». Notons qu'elle ne retient aucun terme médical pour décrire la maladie de son fils : son interprétation reste centrée sur des conceptions populaires. Les explications médicales reçues, probablement lacunaires et en tout cas peu comprises, poussent à certaines évolutions interprétatives, sans que ces référents interprétatifs soient remis en question.

L'interprétation du grand-père d'Abdoulaye est encore plus catégorique : selon lui, la maladie d'Abdoulaye, qui fait suite à l'ingestion de plâtre, vient du ventre et se manifeste par les boutons. S'il a soigné la constipation de son petit-fils avec une plante appelée *falayel,* il considère que s'agissant des boutons, seule la médecine moderne est en mesure de soigner son petit-fils par des médicaments « nettoyant » son ventre. Dans ce cas, nous assistons à la fois la prégnance d'une conception populaire de la maladie, et la recherche d'une réponse médicale. Une demande contrariée par les réponses des professionnels de santé qui prescrivent surtout des pommades ne pouvant permettre, selon cette conception, d'atteindre le « foyer » de la maladie. D'ailleurs, le grand-père d'Abdoulaye voit sa conception confirmée par le fait que les pommades appliquées n'ont qu'un effet temporaire et que « les boutons reviennent toujours ».

Soulignons que les soins médicaux auxquels Abdoulaye accède sont cantonnés aux structures de proximité et au secteur informel : aussi peut-on douter de l'efficacité des pommades que sa mère achète, dans des pharmacies sans autorisation légale, importées de pays dont les autorités de réglementation ne garantissent en rien la qualité de leurs produits (Fargier, 2011). On comprend comment la non-maîtrise du secteur pharmaceutique peut avoir des effets désastreux s'agissant de la reconnaissance de la biomédecine. Aux urgences de l'Hôpital national, nous avons observé d'autres enfants dont les parents consultaient, inquiets des « boutons » de leurs enfants, ne mentionnant pas d'éventuels autres symptômes jugés mineurs (diarrhées, fièvres...). Ces enfants sont généralement orientés, sans plus de questions, vers les services de dermatologie. Ce décalage entre les besoins de santé ressentis et les catégories médicales laisse des parents insatisfaits. Comme Abdoulaye, ces enfants peuvent trouver plus de répondant dans des structures informelles où l'on admet répondre aux représentations locales, en prescrivant des médicaments qui « nettoient le ventre » ou des injections pour des problèmes dermatologiques.

Les maux des poussées dentaires

Addo est une symptomatologie associée aux poussées dentaires des nourrissons. Les grand-mères ont toutes en tête que les poussées dentaires sont des moments difficiles pour les enfants, qui se manifestent par des douleurs, de la fièvre, des diarrhées, des vomissements, ou encore, le nez qui coule et les yeux larmoyants. Les grand-mères considèrent *addo* comme un passage obligé, mais recommandent toutes de recourir aux marabouts et aux mères des enfants, qui attachent des talismans soulageant la douleur des poussées dentaires. Marabouts et mères des enfants confectionnent, notamment, un collier fait de fils blancs noués, parfois avec de petites perles blanches, appelé *piɓol*. Les *piɓi* ont généralement la double fonction d'éviter que l'enfant souffre lors des poussées dentaires, et de le protéger lors de cette période de vulnérabilité. Rares sont, en milieu *pulaar*, les nourrissons qui ne portent pas leur *piɓol*. Lors de la confection, nouage, et de l'attachement du *piɓol,* certaines formules doivent être prononcées. Autrefois le nouage, *fiɓde*, constituait une pratique thérapeutique à part entière chez les *haalpulaaren.*

> Fiɓde *désigne aussi une technique de soin qui consiste à faire des nœuds sur un fil de coton, lequel est ensuite noué autour de la partie malade. Le* fiɓoowo, *le faiseur de nœuds, souffle une incantation sur chaque nœud fait. Une fois le nombre requis de nœuds atteint [...], le* fiɓol *(la cordelette nouée) est remis au patient. Le* fiɓol *possède avant tout des vertus préventives et propitiatoires.*
>
> (Tall, 1984 : 217)

Dans le contexte urbain de Nouakchott, il n'existe plus de spécialistes des *piɓol* comme les *fiɓoowo,* mais la confection du *piɓol* occupe une place importante dans les pratiques des guérisseurs *haalpulaaren.* L'efficacité du *piɓol* dépend de l'habileté du marabout ou de la « mère des enfants » qui l'a confectionné. Ceux qui sont simplement vendus sur les marchés, dont on ne connaît pas l'origine, ne sont donc pas jugés très efficaces. La prévention des douleurs liées aux poussées dentaires est un des principaux motifs d'attachement du *piɓol.* Guérisseurs, marabouts et mères des enfants en font un symbole de leurs pratiques thérapeutiques : l'efficacité du *piɓol* à soulager la douleur est à la mesure de la « puissance » du guérisseur.

L'emprise des réponses thérapeutiques des marabouts et guérisseurs s'agissant des symptômes associés à *addo* retarde – ou dissuade – probablement certains recours aux structures sanitaires. Chez un nourrisson en âge de faire ses dents, fièvres, diarrhées et vomissements sont fréquemment rapportés à *addo.*

La « jaunisse » que les docteurs ne savent pas soigner

Les grand-mères considèrent que la jaunisse, *sooynabo*, est une maladie que la médecine n'est pas en mesure de soigner. Les médicaments des Blancs sont même considérés comme dangereux, car disent-elles « cette maladie n'aime pas les médicaments ». Les grand-mères décrivent *sooynabo* comme une « jaunisse » se manifestant sur le corps : les yeux et les aisselles sont jaunes, les urines sont jaunes. Une grand-mère ajoute que le ventre peut être ballonné, notamment lorsque la maladie, non soignée, s'aggrave. Selon une autre, la « jaunisse » s'expliquerait par le fait que la bile s'est versée sur les intestins. Les grand-mères sont unanimes sur les traitements à entreprendre : l'enfant doit regarder des choses jaunes (tissus, perles, épis de maïs), et prendre des décoctions de plantes amères tirant sur le jaune (maïs, *gawdi*, racines de *ɓowde, dooki*). Notons que ces modalités de traitement, en milieu *pulaar*, ont été relevées il y a trois décennies (Tall, 1984), signe de leur relative stabilité. Ces breuvages provoquent diarrhées et vomissements qui « évacuent » la maladie. Les interdits alimentaires sont nombreux : le malade ne doit pas consommer d'huile, de lait, de sucre, de viande, de haricots. Il doit se nourrir de bouillie de mil, de maïs. La plupart des grand-mères ne connaissent pas la traduction de *sooynabo* en français, avançant qu'il s'agit d'une maladie que les Blancs ne savent pas soigner. Certaines évoquent, cependant, la « fièvre jaune ». En milieu bambara, Y. Jaffré (1999) a étudié une entité nosologique populaire comparable à *sooynabo, saayi*, dont les modalités de traitement sont comparables.

Parmi les trajectoires de maladies étudiées, la trajectoire de la petite Salma, onze ans, évoque *sooynabo*. À partir de cette trajectoire, nous pouvons analyser dans quelles mesures les représentations étudiées auprès des grand-mères sont mobilisées et mises en œuvre dans l'interprétation *in situ* de la maladie.

Trajectoire de Salma : la guérison de *sooynabo* par le « soigner noir »

Salma habite un quartier non loti d'El Mina, un terrain sur lequel son père a fait construire une baraque de bois, devant laquelle une tente maure est dressée. Elle y vit avec ses parents, pulaar, ses frères et sœurs, et fréquente l'école de son quartier. Gaie, coquette, avec sa peau claire et ses longs cheveux bruns, Salma se distingue de sa fratrie, ressemblant à une fillette maure. Son père, chauffeur pour le ministère, a de modestes revenus, mais la gâte tant qu'il peut. « C'est la fille la plus proche de ses parents », dit-il.

Salma dit qu'elle a souffert d'une maladie que l'on appelle sooynabo, *dont elle ne connaît pas le nom en français. Sa mère décrit que dès sa naissance, elle semblait différente des autres : « Quand elle est née, elle était toute blanche. Elle pesait plus lourd qu'un bébé normal. Elle est née gonflée. Elle avait un grand front. Ils ont dit qu'elle a eu la maladie avant même sa naissance. Avec la nourriture que je mangeais... Quand j'étais enceinte, je ne mangeais que de bonnes choses, des choses sucrées. »*

Premiers signes de la maladie et hospitalisation

En 2008, alors que Salma est âgée de six ans, de premiers symptômes se manifestent. Sa mère raconte : « Le premier jour que c'est arrivé, ses yeux sont devenus jaunes. Après, ses mains sont devenues jaunes, tout son corps est devenu jaune. Quand elle portait une chemise blanche, toute la chemise devenait jaune. Son corps, lorsqu'il suait, il suait jaune. Quand elle urinait, elle urinait jaune [...]. Elle passait la nuit à pleurer. Elle ne dormait pas, elle passait la nuit à se gratter, se gratter... » Dans un premier temps, ses parents la conduisent à l'hôpital Cheikh Zayed, où elle est gardée en hospitalisation. Là-bas, on leur prescrit plusieurs analyses de sang et d'urine. Salma raconte : « Ils me prenaient du sang tôt le matin, dans une petite bouteille, mais je ne sais pas ce qu'ils en ont fait. » Sa mère commente : « J'allais avec elle faire une analyse de sang, après ils ont demandé une analyse d'urine. Ici nous étions une pharmacie de papiers d'analyses. [...] Je me suis fatiguée à l'hôpital. La seule chose que j'ai eue à l'hôpital, c'est des rendez-vous, des analyses. Et les analyses, elles disent qu'il n'y a rien. » Le père de Salma, détaillant les prix des différentes analyses réalisées, particulièrement élevés par rapport à ses revenus, en vient à la même conclusion : « Mais, ça n'a rien servi. On s'est fatigué... On s'est fatigué... Pour rien. » Il rapporte qu'un pédiatre lui a finalement dit : « Ça, ce n'est rien. C'est une maladie qui vient et qui part. » Une remarque qui l'a particulièrement énervé, lui qui regrette que sa fille soit hospitalisée sans recevoir de traitement : « Il ne faut pas nous dire que ça, c'est une maladie qui vient et qui part. Mais... tu peux essayer de soigner sa maladie ! On est venu uniquement pour soigner. Montrez comment on soigne ! Montrez-nous que vous connaissez sa maladie ! »

Sa mère rapporte avoir obtenu, de son côté, des explications s'agissant de la maladie : « À un docteur, j'ai demandé ce qui amenait cette maladie. Il a dit que c'était le lait en poudre et le pain qui causaient cette maladie. Les cubes Maggi sont aussi une cause de cette maladie. Il a dit que le lait en poudre, les gens prennent le lait en poudre et en mettent sur le pain. Il a dit que c'est interdit. La levure sèche le pain, ce n'est pas bon. Du café, du thé auquel on rajoute du lait en poudre, ce n'est pas bon. [...] J'ai demandé au docteur comment se présentait cette maladie. Il a dit tu vois, la bile, lorsqu'elle ne travaille plus c'est ça qui amène cette maladie. » Après un mois d'hospitalisation sans résultats, fatigué d'avoir dépensé beaucoup d'argent, le père de Salma doit se rendre plus disponible pour son travail. Les parents décident de poursuivre les soins chez un guérisseur.

Le traitement du guérisseur

Renommé à Nouakchott, le guérisseur sollicité est notamment connu pour délivrer des soins gratuitement. La mère de Salma raconte : « Quand on a fait l'admission, il m'a dit "tu sais que ça fait un mois que ta fille est à l'hôpital. Toutes les personnes avec lesquelles elle était hospitalisée sont guéries. Elle, elle n'arrive pas à guérir. Tu sais qu'on a été créé et qu'on va mourir. [...] Elle n'est plus parmi les hommes." » La mère de Salma rapporte alors que la petite a répondu au guérisseur : « Tu n'es pas Dieu. Et tu n'enlèves pas la vie. Moi, je ne meurs pas. C'est Dieu qui m'a rendue malade, et il me guérira jusqu'à ce que je sois guérie. » La mère croit cependant que le guérisseur dit vrai, que sa fille va mourir, et passe la nuit suivante à pleurer. Selon le guérisseur, Salma souffre de sooynabo*. Il lui explique : « Cette maladie ressemble à un potiron que l'on aurait gardé et qui finirait par pourrir de l'intérieur. Et maintenant, le potiron est complètement pourri à l'intérieur. Quand tu le touches, qu'est-ce qui reste ? Il s'ouvre et est gâté. C'est ainsi qu'est cette maladie. » Avec ce diagnostic, il entreprend un traitement de choc. Salma passe ses journées chez le guérisseur, où elle doit se nourrir uniquement de bouillies de mil et boire des décoctions de plantes. Elle raconte : « Je ne mangeais que de la bouillie, on y met de l'eau froide. C'est avec ça qu'on la cuisine. On n'y met pas de sel, pas de sucre, pas de lait. [...] On y mettait une plante appelée* burɓokki *il me semble, et je buvais la décoction de cette plante. » Pendant un mois, Salma ne mange que cette bouillie, qui selon le guérisseur doit provoquer une diarrhée et faire partir la maladie. La bouillie et les décoctions sont amères et Salma rechigne à les avaler. Sa mère raconte : « Elle ne buvait pas d'eau, seulement la décoction de* dooki*. Elle ne mangeait rien de ce que les gens mangeaient. Et ça, c'était pendant un mois. [...] Quand elle voyait les gens déjeuner, elle ne pouvait* *pas s'arrêter de pleurer. On fermait la cuisine à clé. Elle attendait jusqu'à ce que tout le monde soit couché pour ramper jusqu'à la cuisine chercher de quoi manger. [...] Elle ne buvait qu'avec la force. Elle buvait elle pleurait, elle buvait elle pleurait. Dans les derniers jours, elle refusait de boire. À ce moment-là, elle avait faim. Quand une personne a faim, elle finit par ne plus se tenir debout. » L'état de santé de Salma se détériore. C'est à ce moment qu'un oncle de l'enfant, informé de sa maladie, propose de se rendre à Nouakchott pour s'occuper d'elle.*

Traitement et guérison par un oncle guérisseur

L'oncle affirme avoir soigné des cas plus graves encore, et demande à ce qu'on lui laisse l'enfant pour qu'il la soigne. Il utilise les médicaments « noirs », leɗɗe ɓaleeɓe. *Il demande à la mère de chercher un drap jaune, d'acheter des habits jaunes. Pour enlever le jaune des yeux, il lui demande de regarder du jaune. Il lui fait prendre du mil, du maïs, et des décoctions de plantes. Ce traitement déclenche un évanouissement, suivi d'une longue diarrhée. La mère de Salma prend peur, et envisage même d'arrêter le traitement. Elle décrit les étranges manifestations provoquées par le traitement : « Il lui a amené des médicaments et il lui a fait boire, boire. Au bout d'un certain temps à boire, elle est devenue noire comme ce cartable. [...] Pendant sa guérison, elle prenait des forces, mais noircissait, et avait des poils qui lui poussaient. Tu ne pouvais pas savoir comment son corps était. Moi, j'en avais peur. [...] Les oreilles ont éclaté : un liquide noir en est sorti. [...] Il y avait des boutons sur tout le corps, de petits boutons d'où sortait un liquide jaune. » Durant ce traitement, Salma ne parvient pas à dormir, pleure. Ses parents, inquiets, décident de la reconduire à l'hôpital. Là-bas, les « docteurs » disent qu'ils ne soignent pas cette maladie. Ils prescrivent cependant une analyse de sang pour vérifier s'il ne s'agit pas d'un problème hépatique. Le résultat revient négatif, et les gens du laboratoire lui conseillent de ne pas lui donner de médicaments de Blancs, mais de retourner lui donner des médicaments « noirs ». Salma poursuit le traitement de l'oncle, qui, selon sa mère, fait effet. Salma commence à grossir, puis elle recommence à marcher. Et, petit à petit, Salma guérit.*

La vie quotidienne après la maladie

La mère de Salma considère que sooynabo *est une maladie qui ne guérit jamais complètement. Le malade doit être prudent, car la maladie peut revenir, et tuer la personne qui l'a déjà eue. Parfois, elle remarque que la maladie tend à revenir : sa fille est faible, triste, son visage se fige et ses lèvres sont sèches. Dans ce cas, elle fait attention d'appliquer toutes les recommandations reçues s'agissant de son alimentation. Salma doit éviter de prendre des médicaments : « Les docteurs lui ont demandé de ne pas prendre trop de comprimés. La maladie qu'elle avait n'aime pas beaucoup les comprimés. » Aussi, sa mère évite de l'amener à l'hôpital, et se contente, dit-elle, de la conduire à la pharmacie. Salma doit faire attention à son alimentation. Elle ne doit pas manger du riz au poisson quand il y a trop d'huile, ni de cube Maggi, ni de beurre traditionnel, ni de riz pimenté et surtout, pas de sucreries. L'oncle a dit qu'elle devait manger du riz avec un peu de viande et beaucoup de légumes, des crudités. Mais la mère de Salma confie qu'elle n'applique pas toujours ces recommandations : « Beaucoup de choses qu'ils m'ont demandé de faire, je ne les ai pas faites. C'est que les forces ne sont pas suffisantes pour les faire. Tu comprends ? Partager la dépense du jour, c'est difficile. Au début, je faisais. Mais maintenant... J'ai arrêté de faire sa propre marmite. »*

Le premier constat est que, malgré la prégnance des représentations populaires de *sooynabo,* évoquées tout au long du récit de Salma et de ses parents, le premier recours est au système hospitalier. Un constat qui rejoint celui de J.-P. Olivier de Sardan (1999), qui relève que malgré leur méconnaissance des « entités nosologiques populaires internes », les professionnels de santé sont consultés pour ces pathologies. Il ressort une certaine contradiction entre les représentations et les recours, en partie explicable du fait que la « jaunisse » soit identifiée comme maladie particulièrement inquiétante, et que les parents, en cas de symptôme grave chez leur enfant, préfèrent se tourner vers les structures sanitaires, quitte à rejeter, comme parfois, la dénomination populaire de la maladie. *Sooynabo* est une maladie qui fait peur, et les parents de Salma espèrent trouver, au sein des hôpitaux, une autre réponse à cette maladie. Le traitement par les guérisseurs est, en effet, particulièrement pénible et effrayant. L'hôpital ne répond pas aux attentes des parents, n'apportant ni nomination alternative ni traitement probant.

Preuve selon eux que les médecins ne connaissent vraiment pas cette maladie, les parents de Salma relatent que toutes les analyses sont revenues négatives. L'insatisfaction vis-à-vis des soins reçus ravive et confirme les conceptions populaires : la biomédecine est bien incapable d'identifier et de soigner *sooynabo*. Ce discours est même tenu par des « docteurs », qui recommandent aux parents de Salma les « médicaments noirs ». Face à la prégnance de l'entité nosologique populaire, nous pouvons être frappés par le peu d'explications médicales qui ressortent des récits de la maladie de Salma, et constater une certaine « incommunicabilité » en l'absence de système de référence commun. Les propos de la mère de Salma traduisent une explication « monolithique » de la maladie modelée sur des représentations populaires. Dans son récit, les « docteurs » participent de cette explication sans y intégrer des « termes » ou conceptions médicaux. Ainsi nous rapporte-t-elle ce qu'« ils ont dit », « ils » désignant à la fois les docteurs et les guérisseurs. Il paraît étonnant que les « docteurs » aient dit que « c'est le lait en poudre et le pain qui causent cette maladie », que « la maladie n'aime pas beaucoup les comprimés », ou encore que « cette maladie n'aime pas la chaleur ». Déformations, écoute sélective, incompréhension ? Rien ne vient contredire, dans les propos de la mère de Salma, la conception de *sooynabo*, qui au contraire, se confirme et s'enrichit au fil de la trajectoire de maladie. Ainsi les recours aux soins médicaux n'ébranlent pas l'existence des entités nosologiques populaires, qui font preuve d'une « résistance représentationnelle » surprenante : « Pluralisme thérapeutique et conformisme entitaire font bon ménage » (Olivier de Sardan, 1999 : 83).

Les fièvres et le paludisme

Bien que les fièvres soient spontanément associées au paludisme, il existe plusieurs catégories nosologiques populaires *pulaar* se rapportant à cette maladie, la traduction ne faisant pas consensus parmi les grand-mères rencontrées. Le fait que le paludisme ne soit pas reconnu comme une entité unique par les populations à cause de son polymorphisme clinique a notamment été documenté pour les Mossi du Burkina Faso (Bonnet, 1990). En milieu *pulaar*, le paludisme est variablement associé à plusieurs types de fièvres : *jontinoje, paawle jamma* et *nguleyel,* qui chacune correspondent à des descriptions distinctes dont les traitements populaires sont divers. Le terme *paawngal*, d'usage moins courant, peut également désigner une fièvre. Ces différentes « fièvres », précisent les grand-mères, surviennent surtout après l'hivernage. De manière générale, en cas de fièvres, on recommande de frotter l'enfant avec de l'huile et du vinaigre, comme observé pour les fièvres imputées à *came* (rougeole), ou à *maɓɓo* (rhume ou grippe). Les grand-mères plébiscitent également l'achat de Doliprane® dans les pharmacies ou dépôts pharmaceutiques. Notons enfin que les fièvres, repérées au contact de la main sur la tête, sont étroitement associées, voire confondues, aux maux de tête.

Outre ces catégories populaires, les grand-mères utilisent le terme de *palu*, qu'elles se sont approprié, mais aussi l'expression *ñawu ɓawdî* (maladie du moustique), issue d'une diffusion des savoirs médicaux sur la transmission du paludisme. Les représentations du paludisme intègrent aujourd'hui des éléments issus de la biomédecine, comme observé dans d'autres pays de la zone (Bonnet, 1990 ; Le Marcis, 2001 ; Faye, 2009). Cependant, cette intégration ne doit pas laisser croire à une uniformisation des savoirs sachant que « la multiplicité des messages a certes amélioré le niveau de connaissances biomédicales, mais aussi conduit à des amalgames » (Faye, 2009 : 103). Du côté des grand-mères mauritaniennes, nous constatons que le paludisme reste associé à diverses entités nosologiques populaires distinctes, pour lesquelles elles préconisent diverses conduites.

La plupart des grand-mères évoquent l'homologie entre le paludisme et *jontinoje.* Le terme *jontinoje* peut se traduire par « périodique » : il désigne une fièvre qui va et qui vient. L'emploi de ce terme pour désigner des cas de paludisme a été relevé au Sénégal (Epelboin, 1983), et au Mali (Le Marcis, 2001). Les grand-mères *pulaar* évoquent fréquemment le terme wolof *sibiru* (qui revient demain), qui met également l'accent sur l'intermittence de la fièvre plusieurs jours consécutifs. Pour soigner *jontinoje* ou *sibiru*, outre le recours à la médecine moderne, les grand-mères évoquent des traitements à base de plantes tels que les décoctions de *burɓokki* ou de *folere*.

Paawle jamma (la fièvre du soir) est une fièvre qui comme son nom l'indique se manifeste à la tombée de la nuit. Parfois, le malade ne la ressent pas, car elle survient dans son sommeil. Le lendemain matin, au réveil, la fièvre est partie, mais on voit apparaître un bouton au niveau de la bouche. Tout comme *jontinoje*, la fièvre du soir peut se manifester plusieurs soirs consécutifs, après s'être calmée durant la journée. *Paawle jamma* est souvent considérée comme une maladie bénigne, qui peut correspondre à *maɓɓo* ou à un bouton de fièvre. Cependant, si *paawle jamma* revient plus de quatre jours successifs, précisent les grand-mères, c'est qu'il s'agit d'un paludisme. Différentes causes sont évoquées : *paawle jamma* pourrait être la conséquence d'une transe nocturne ou d'un manque de sang ; être liée au fait que l'enfant est allaité alors que sa mère a débuté une nouvelle grossesse ; ou encore être associée aux poussées dentaires. Les traitements évoqués sont divers : enduire le corps d'huile et de vinaigre, mettre du beurre sur le bouton, prendre une plante appelée *aljanaawi* ou boire l'eau restée au fond d'une pirogue.

Nguleyel (petite chaleur) est une fièvre menant au délire : « Tu parles, c'est comme si tu parlais dans le vide, tu commences à insulter les gens », explique une grand-mère. Ce type de fièvre est plus spontanément rapporté à des interprétations surnaturelles impliquant les génies. Dans ce cas de figure, les traitements évoqués renvoient au fleuve, *maayo*, réputé abriter une foule de génies. Les grand-mères recommandent de prendre la peau d'un poisson du fleuve, lumineux, s'appelant *majje*[8] ou *suppeere*[9], que l'on prépare avec l'eau restée au fond d'une pirogue. *Nguleyel* concerne donc plutôt les cas de paludismes affectant les fonctions neurologiques, qui reçoivent un peu partout des interprétations surnaturelles (Bonnet, 1990 ; Le Marcis, 2001).

Hoore muussore, le mal de tête, est partiellement confondu avec les fièvres. Dans les structures sanitaires, on entend les mères dire que leurs nourrissons ont mal à la tête lorsque leurs fronts sont chauds. Or, lorsqu'un enfant souffre de la tête, selon les grand-mères *haalpulaaren*, il faut vérifier que son cerveau ne se soit pas (ren)versé, *hoore rufi*. Pour cela, on prend une cordelette et on mesure le périmètre de la tête ainsi que le périmètre de la poitrine de l'enfant : si le périmètre de la tête est le plus important, cela signifie que le cerveau s'est versé.

Cette lecture du corps entre en dissonance, une fois de plus, avec les catégories biomédicales, selon lesquelles l'enfant dont la tête est plus large que la poitrine peut souffrir de macrocéphalie ou de malnutrition. Les remèdes évoqués pour lutter contre les maux de tête et le « cerveau versé » sont aussi

[8] Selon le lexique d'O. Bâ, *majje* est une « *torpille, sans écailles* » (1976 : 343)

[9] Selon le lexique d'O. Bâ, *suppeere* est une « *variété de carpe au corps plus aplati* » (1976 : 343)

nombreux que les grand-mères rencontrées : mettre du henné sur la tête pour la refroidir, laver la tête avec un savon qui n'a jamais servi, étaler une pommade sur la tête et l'enserrer avec un cordon, inhaler les vapeurs d'une solution d'eau et de gomme arabique, étaler sur les tempes une pommade réalisée à partir de graisse et de charbon de *cekkiri jeeri*, se laver avec une décoction de *ɓurɓude.*

L'enfant « maladif »

Selon les grand-mères, certains enfants sont *ñaw-ñawto* (maladifs). Ils tombent toujours malades, souffrent notamment de diarrhées, de vomissements, de toux… Le terme employé varie selon les grand-mères, *ñaw-ñawto, ñawru,* ou *ñaw-ñawki*, mais correspond toujours à un dérivé du terme maladie, *ñaw.* « *Ñaw-ñawto*, c'est un enfant qui est toujours malade. Parfois, il arrive que tu saches quelle est la maladie, mais on ne sait pas, ce n'est pas forcément une maladie fixe » déclare une grand-mère en secouant la tête. Un enfant *ñaw-ñawto* est d'apparence chétive, malingre. Il n'est pas fort, *tiidaani.* Ses parents passent leur temps à essayer de le soigner. Ils s'épuisent en recours, mêlant le plus souvent recours aux « docteurs » et recours aux guérisseurs, sans que l'enfant recouvre la santé. Les « docteurs » le traitent pour divers symptômes et maladies, tandis que les guérisseurs le considèrent comme atteint par les génies ou par *hunuko e yitere* (mauvaise langue et mauvais œil). L'enfant *ñaw-ñawto* reste maladif des années durant, ne parvient pas à grossir. Parfois, on dit simplement qu'il est faible *lefree.*

Au travers certains propos, nous comprenons que l'enfant maladif n'est pas seulement un enfant de faible constitution, mais que l'explication peut se situer dans un registre surnaturel. Si l'enfant est toujours malade, ce peut être que son ombre (ou double) est blanche, *mbeelu ndaneeru*, ce qui le rend particulièrement vulnérable aux attaques de sorciers. Certaines grand-mères ont précisé que l'enfant risque notamment d'avoir une ombre blanche si sa mère, lorsqu'elle est enceinte, dort au clair de lune. Des conceptions comparables de l'ombre blanche, fragile ou claire, pouvant être dévorée par un sorcier, se retrouvent dans les autres sociétés ouest-africaines (Dupire, 1970 ; Jaffré, 1996 ; Vidal, 1990 ; Querre, 2002). Dans les familles nombreuses, il est fréquent qu'un des enfants soit dit faible ou que ses parents le qualifient de *ñaw-ñawto.* Une multiplicité de maux peut affecter les enfants dits maladifs, mais il peut s'agir d'enfants sans pathologie particulière, tombant seulement plus souvent malades que leurs frères et sœurs. *Ñaw-ñawto* dessine une catégorie en négative, une qualification apportée lorsqu'aucune autre catégorie nosologique ne paraît assez convaincante ou suffisamment explicative. Cette catégorie entérine et normalise la vulnérabilité de l'enfant, tout en mettant en avant la fatigue et le labeur de ses parents.

Dans le langage médical, lesdits *ñaw-ñawto* s'avèrent souvent être des enfants malnutris présentant des retards de développement, et vulnérables à de nombreuses pathologies. La catégorie, répandue, porte alors une explication vraisemblable disculpant les soins maternels. Comme relevé par ailleurs, il n'existe pas de terme populaire correspondant à la malnutrition (Rabain, 1979, Jaffré, 1996). Les enfants *ñaw-ñawto* peuvent également être atteints d'une maladie chronique non diagnostiquée telle que la drépanocytose, qui provoque anémie, retard de développement, et maux chroniques. Il s'agit, dans ces cas, d'hypothèses explicatives rassurantes, euphémisant la gravité des atteintes dont souffre l'enfant.

Les maladies des génies et des sorciers

Parmi les catégories nosologiques populaires de l'enfance figurent quelques interprétations d'attaques surnaturelles. Il n'est généralement question de ces « attaques » qu'au travers des précautions et protections employées pour s'en prévenir. En principe, ce qui relève du savoir secret, *ganndal sirru*, n'est jamais abordé directement, sauf par les guérisseurs, *wileeɓe*. Le fait de nommer les atteintes surnaturelles suscite malaises et rires chez les grand-mères.

Henndu est un « vent du diable » provoquant une paralysie, qui peut toucher les enfants comme les adultes. Les grand-mères sont unanimes : la médecine des Blancs ne sait rien d'*henndu*. Elle est incapable de soigner, pire, elle risque de figer la paralysie par les médicaments et injections. Seuls les marabouts et les *wileeɓe* sont en mesure de guérir *henndu,* et encore n'y parviennent-ils pas toujours. Atteinte particulièrement redoutée, *henndu* n'a pas de remède domestique. Les grand-mères expliquent que les marabouts soignent *henndu* par la récitation des noms de Dieu, *innde Allah*, tandis que les *wileeɓe* le traitent avec des plantes et des formules secrètes, *cefi*. Alors que l'hypertension et les accidents vasculaires cérébraux provoquant des paralysies se multiplient en Mauritanie, la catégorie *henndu* ne semble pas être remise en cause. Les grand-mères savent que les docteurs parlent de « tension », mais disent aussi qu'ils ne peuvent pas la guérir. Les paralysies faciales, mais aussi les crises drépanocytaires, peuvent être désignées comme *henndu*. La drépanocytose ne provoque pas de paralysie, mais les douleurs et gonflements articulaires invalidants sont associés au passage du « vent mauvais ».

Nombreuses sont les précautions des mères et grand-mères pour éviter que leur enfant ne soit « échangé » par les génies avant leur baptême, *gostaaɗo*. Les grand-mères sont formelles, quoiqu'on puisse en dire, *gostaaɗo* existe : des génies peuvent prendre l'esprit de l'enfant et le remplacer par celui d'un des leurs. L'enfant ne doit jamais être laissé seul, ne serait-ce que quelques instants.

> *Si tu as un nouveau-né, si tu vas aux toilettes, si tu te douches, il faut que quelqu'un surveille ton enfant jusqu'à ce que tu reviennes. Sinon, si personne ne le surveille, tu pars, quand tu reviens, ils ont changé l'enfant.*

[...] Sinon tu prends un couteau, tu le mets à côté de la tête de l'enfant, sinon il va être échangé.

(Grand-mère)

La vigilance doit être sans faille avant le baptême – et même les quarante premiers jours selon certaines grand-mères – car une fois l'enfant échangé, il y a peu de chances de pouvoir le guérir. Contrairement à *henndu*, qui paralyse le corps, l'enfant échangé présente plutôt des problèmes mentaux. L'enfant échangé, nous dit une grand-mère, est un « mongolien ». Sur son corps, les signes de l'échange peuvent être plus ou moins discrets. La mère peut les remarquer juste après que l'enfant ait été « échangé » : l'enfant a des grimaces particulières (bouche de travers, bave) et quelques changements dans sa morphologie et ses postures. La crainte que l'enfant soit échangé est très répandue dans l'ensemble peul (Tall, 1984 ; Le Marcis, 2001 ; Querre, 2002), mais aussi chez les Maures (Fortier, 2000).

Les nourrissons pleurent souvent le soir, sans raison apparente. Selon les grand-mères, c'est parce qu'ils aperçoivent des génies et prennent peur, *koydî jamma*. Les jeunes enfants, avant le sevrage, sont considérés comme clairvoyants : ils perçoivent les passages des génies, qui peuvent les effrayer et parfois les faire rire. La « peur du soir » est néanmoins prise très au sérieux, car elle peut précéder l'attaque d'un génie. Nous retrouvons dans d'autres sociétés ouest-africaines le thème de la peur des nouveau-nés, notamment chez les Zarma au Niger (Jaffré, 1996) ou les Soninké au Mali (Razzy, 2004). Chez les enfants plus âgés, qui ne peuvent plus percevoir les génies lorsqu'ils sont éveillés, *koydî jamma* correspond aux peurs nocturnes éprouvées lors des rêves. *Koydî jamma* est peu évoqué spontanément par les mères et grand-mères. En revanche, c'est une des principales interprétations des marabouts face aux pleurs. Selon les grand-mères, ceux-ci calment facilement les « peurs du soir » : avec des *gris-gris* placés au niveau de la main, en écrivant des prières à placer sous l'oreiller, ou en récitant certains versets aux enfants.

Les grand-mères évoquent les maladies des génies de manière générique ou indirectement en relatant la maladie d'un tiers. Avec l'exemple de deux trajectoires étudiées, remarquons que la nomination de ces maladies en situation est beaucoup plus circonspecte.

Trajectoire d'Aly : des recours à distance des hôpitaux

La jeune mère d'Aly a deux enfants : Aly, l'aîné, et une petite fille de cinq ans, qu'elle élève dans son deux-pièces confortable d'un quartier proche du centre-ville. La mère d'Aly a mené des études supérieures à Nouakchott, jusqu'à obtenir un master, malgré les interruptions liées à son mariage et à ses grossesses. Son mari a migré en Europe depuis plus de deux ans. Drapée dans son voile, la mère d'Aly passe ses après-midis à préparer le thé et à discuter au rythme des visites qui lui sont rendues.

Elle exprime ses regrets de ne pas avoir d'activité professionnelle aujourd'hui, tout en appréciant la tranquillité de sa vie quotidienne.

La maladie d'Aly est survenue alors que celui-ci avait sept ans. Sa mère a remarqué qu'Aly présentait une déformation au visage : son œil et sa bouche tiraient sur le côté. Ses voisins ont dit que « c'est la bouche qui feinte », ko hunuko wappiiko, *ce qui est considéré comme un vent malin* henndu, *une* gifle du diable. *Dans un premier temps, la grande tante paternelle d'Aly les a conduits voir l'imam de la mosquée. Il n'est pas spécialisé dans les guérisons, mais lui a donné une bouteille remplie d'une dilution d'écritures coraniques, avec laquelle elle devait laver l'enfant puis attendre qu'il sèche sans l'essuyer. Ce traitement, dit-elle, a aggravé la maladie. Comme l'enfant a dû attendre d'être complètement sec sans s'essuyer, « le courant d'air l'a encore attrapé », ce qui a aggravé son état.*

Face à l'aggravation de la maladie, la grand-mère paternelle d'Aly les a orientés vers un guérisseur maure réputé pour soigner les paralysies - notamment les paralysies faciales - les maux de tête et de dos. Celui-ci a diagnostiqué chiguigui, *terme qu'il utilise pour désigner les paralysies faciales, mais également pour désigner d'autres maladies comprenant des déformations. Pour soigner Aly, le guérisseur a mis en œuvre plusieurs traitements. Il lui a fait des massages avec de la graisse de mouton mélangée à du henné. Il a réalisé des ventouses. Aly devait fréquemment être conduit chez le guérisseur, notamment pour les massages qui devaient être, les premiers temps, appliqués matin et soir. Peu à peu, les séances se sont espacées. Sa mère ignorait alors quel serait le « prix de la guérison », car chez ce guérisseur « tu ne paies pas jusqu'à ce que tu voies ». Le guérisseur a aussi prescrit à Aly des médicaments pharmaceutiques : « du Doliprane®, des antibiotiques [...] je ne me rappelle plus les noms ». Ce traitement aux multiples facettes a duré trois à quatre mois. Pendant le traitement, Aly ne devait pas se doucher, ne pas consommer d'aliments froids (glaces, boissons fraiches), ne pas sortir de chez lui et bien se couvrir. Puis, Aly a guéri : le prix alors annoncé est de 200 000 ouguiyas [530 euros]. Sa mère trouve incorrect de ne pas avoir pu connaître au préalable le « prix de la guérison », mais précise que l'on peut payer petit à petit, vendre une télévision ou quelque chose : « Mais tu paies parce que si tu ne paies pas tu as peur. »*

Même une fois guérie, la maladie risque toujours de revenir, c'est pourquoi la mère d'Aly essaie de maintenir les recommandations du guérisseur. Pendant une année, pour éviter qu'il ne sorte, Aly a été déscolarisé. Il a ensuite repris le chemin de l'école, mais sa mère lui interdit les aliments froids et limite ses douches. Elle explique qu'il est aujourd'hui très difficile de garder Aly à la maison, qui désire sortir dehors avec les enfants du quartier. Aly se moque de ces interdictions, et se joue de la maladie qu'il avait deux ans plus tôt : provocateur, il fait semblant d'avoir sa bouche sur le côté, et dit que le diable l'a giflé.

Un des principaux éléments frappants s'agissant de la trajectoire de maladie d'Aly est sa relative simplicité, en comparaison de nombreuses trajectoires mixtes et confuses. Certes, on peut considérer que c'est la disparition des troubles, spontanée ou grâce à la thérapie du guérisseur, qui produit une trajectoire concentrée. Mais la simplicité de la trajectoire tient également à l'unicité de l'interprétation retenue et à la détermination dans les décisions de recours. Connaissant les tenants et les aboutissants des différentes options de l'offre plurielle, la mère d'Aly s'oriente de manière informée, et avec l'aval de sa belle-mère. Elle sait que dans le cas de son fils, si elle doit recourir au système de santé, il s'agira des services de neurologie. Le recours au guérisseur est spécifiquement choisi considérant sa notoriété s'agissant du traitement des paralysies faciales. La mère d'Aly infirme avoir eu l'intention de recourir, à quel moment que ce soit, au système biomédical qu'elle fréquente pourtant habituellement. La paralysie d'Aly – terriblement évocatrice d'*henndu* – ne lui apparaît pas pouvoir être soignée par la médecine moderne, d'autant qu'elle a une piètre opinion des soins proposés à l'hôpital neuropsychiatrique. En milieu *pulaar*, l'interprétation de la maladie d'Aly s'impose d'emblée dans le registre du surnaturel, où la maladie est le méfait d'un *vent malin*. La mère d'Aly tend à se démarquer de ce registre d'interprétation qui correspond à l'interprétation spontanée de son environnement *pulaar*, et qui implique la représentation d'une atteinte à la fois crainte et stigmatisante. Son premier recours n'est pas un marabout ou un guérisseur, mais un imam, dont elle dénigre finalement l'intervention. Ce premier recours semble signifier un désir de ne pas verser dans le *soigner noir* et de s'inscrire dans un cadre plus orthodoxe. Ensuite, le recours au guérisseur maure mobilise un registre interprétatif où il n'est pas question de génies et de diables, mais qui sous-entend un déséquilibre chaud-froid relevant de la théorie des humeurs. Ce recours marque une seconde distanciation du registre interprétatif *pulaar*. Un glissement s'opère de l'interprétation du *vent malin* à celle d'un courant d'air froid ayant figé le visage d'Aly. Nous pouvons faire l'hypothèse que le recours au guérisseur maure permet à la mère d'Aly de se distancier d'un registre d'interprétation surnaturel, qui apparaît cependant en négatif. Tandis que le terme *henndu* n'est jamais prononcé, nous retrouvons des craintes caractéristiques d'agressions surnaturelles : perception d'une dangerosité, discrétion, évitement de l'hôpital et crainte que la maladie puisse revenir à tout moment. Affirmant qu'Aly est atteint d'une maladie « typiquement mauritanienne que la médecine moderne ne peut pas soigner », sa mère se positionne ainsi dans un espace thérapeutique porteur de constructions sociales de la maladie contrastées, se distançant des *savoirs noirs*, affirmant la valeur des savoirs mauritaniens, et relativisant le champ des *savoirs des Blancs*, qui ne répondent pas à toutes les réalités mauritaniennes.

Seydou : une maladie des génies

Gravement handicapé, Seydou vit avec sa mère dans la commune de Riyadh. Suite aux inondations de septembre 2013 dans leur quartier de Sebkha, la famille s'est résolue à déménager dans ce quartier excentré. Seydou ne peut ni parler, ni se tenir debout, ni manger seul. Le père de Seydou, cuisinier, travaille à l'intérieur du pays et rentre rarement sur Nouakchott. Sa mère s'occupe de lui à longueur de journée. Après sa naissance, elle a dû arrêter son travail d'aide ménagère, puis s'est laissée convaincre de pratiquer la mendicité : « Avant je refusais de mendier. On m'a dit de l'amener mendier, que je pourrais rencontrer mon destin. »

La mère de Seydou raconte que lorsqu'elle était enceinte de lui, sa grossesse s'était bien déroulée. Cependant, comme il faisait très chaud, il lui arrivait de dormir dehors. L'accouchement était long et difficile, mais, dit-elle, quand il est né tout allait bien. Selon elle, c'est trois jours après la naissance que la maladie l'a attrapé. Ce jour-là, il n'a pas tété de la journée. « Je n'ai pas vu d'autres signes. Il ne bougeait pas. J'essayais de le tourner pour le faire téter, mais il ne faisait que dormir. Quand je le prenais, il faisait un bruit de plainte. Je pensais que c'était les poumons qui lui faisaient mal. » Le soir, lorsque le père de Seydou rentre à la maison, elle l'informe de la situation et ils conduisent l'enfant à l'hôpital neuropsychiatrique. Ils font des analyses, des radios, qui ne donnent rien : « Les docteurs ont dit qu'ils n'ont pas vu la maladie. » Les parents de Seydou décident donc de le conduire chez un guérisseur, qui lui fait des prières, moccude, *et Seydou recommence à téter.*

Mais, plus tard, lorsqu'il atteint trois-quatre mois, Seydou « se raidit et devient tout sec ». Puis, « chaque année il tombe, il devient sec ». Lorsque cela survient, sa mère le lave avec une eau bénite que son père lui a apportée. Cela fait dormir l'enfant, et la crise passe. Seydou n'a jamais consulté au cours d'une de ces crises : sa mère dit qu'elle ne va pas à l'hôpital, car elle n'a pas d'argent. À un an et demi, Seydou ne s'assoit toujours pas, ne tient pas son cou. Ses parents consultent un « docteur », qui prescrit des ampoules sur une longue période. Ses parents ne parviennent à acheter l'ordonnance qu'une seule fois : « Son père ne travaillait pas, moi je ne travaille pas. C'était une personne qui avait donné à son père pour acheter ». Vers deux-trois ans, il parvient à redresser et bouger sa tête, et il commence aussi à se mettre sur ses pieds.

Aujourd'hui âgé de 14 ans, Seydou ne reçoit aucun soin médical, et sa maladie n'a jamais fait l'objet d'un diagnostic. Il y a trois ans, sa mère a déposé un dossier pour une prise en charge médicale dans une organisation non gouvernementale, mais elle n'a jamais reçu de réponse.

La mère de Seydou considère qu'il est atteint d'une maladie des Noirs, ñaw ɓaleeɓe. *Elle dit n'avoir reçu aucune explication s'agissant de la maladie, ni de la part des quelques docteurs consultés, ni de la part des marabouts. Seule une de ses* petites mamans, *qui est* ɓileejo *(guérisseuse)*

> *lui a dit que « ce sont les esprits noirs qui l'ont gâté, depuis qu'il était dans le ventre ».*

La description de la mère de Seydou renvoie implicitement à *gostaado,* bien que plusieurs hypothèses apparaissent s'agissant du moment où les génies auraient *pris* l'enfant. L'attaque aurait pu avoir lieu lors de la grossesse : c'est ce que laisse entendre la mère de Seydou, qui confie qu'elle dormait dehors lorsqu'elle était enceinte. Elle évoque aussi des signes survenus aux trois jours de l'enfant : une période précédant le baptême, où l'enfant est considéré comme étant particulièrement vulnérable aux attaques des génies. Notons que le choix de recourir à l'hôpital neuropsychiatrique révèle l'hypothèse sous-jacente d'une maladie surnaturelle, hypothèse confirmée par le fait que les docteurs n'aient « pas vu la maladie ». Enfin, le non-recours aux soins, au-delà du manque de moyens, peut s'expliquer par une interprétation de la maladie comme destin irréversible, qui justifie la pratique de la mendicité.

Les récits s'agissant de maladies des génies, par les parents d'enfants touchés, sont plutôt allusifs à propos des causes. L'intériorisation par la famille du fait que la maladie soit une maladie causée par les génies se manifeste par l'absence de tentative et d'intention de recourir au système de santé. Outre le fait qu'il s'agit de maladies invalidantes particulièrement difficiles à assumer dans le contexte des exigences de la vie sociale urbaine, elles sont source de dévalorisation sociale. Le mutisme des familles à propos des cas d'enfants touchés contraste avec la multiplication des récits de voisinage : les histoires d'enfants échangés représentent des drames sociaux dont les commérages sont friands.

TAIRE ET DIRE LES MALADIES

Étudiant les catégories nosologiques mobilisées dans les trajectoires de maladie, nous comprenons que les interprétations, en situation, sont beaucoup plus hésitantes et équivoques que leur description générique. Les explications monolithiques ne concernent guère que les épisodes de maladie résolus, ou les trajectoires de maladie exclusivement centrées sur une offre biomédicale dans des milieux aisés. Les autres trajectoires de maladie se nourrissent d'interprétations fluctuantes, confuses, ponctuées de contradictions.

La confusion des interprétations tient d'une part à celle entourant les catégories nosologiques populaires. Autour d'un noyau de sens relativement fixe, ces catégories sont éminemment variables, des sortes de « modules » (Olivier de Sardan, 1999). Nous avons décrit plusieurs exemples de catégories nosologiques *pulaar* dont la géométrie et les ramifications fluctuent selon les interlocuteurs. D'autre part, la sollicitation d'une catégorie nosologique en contexte de maladie est l'objet d'interprétations, fonction d'une lecture des symptômes.

> *Une représentation de la maladie ne peut être uniquement comprise comme un discours, mais doit être aussi envisagée comme un ensemble de relations conjuguant indissociablement les diverses matérialités de la maladie et la pression sémantique d'un lexique.*
>
> (Jaffré, 1999 : 9)

Les ressentis et visibilités du corps sont « autant d'énigmes et de pièges pour une interprétation profane » poursuit l'auteur. Chez les enfants, ces interprétations sont d'autant plus piégées que la manière dont ils expriment leurs ressentis dépend de leur acquisition du langage et de la socialisation de leurs éprouvés. L'expression des douleurs par les enfants présente des spécificités. A. Gauvain-Piquard a notamment décrit les cas d'enfants trop calmes, présentant une « atonie psychomotrice » : submergés par la douleur, ils ne se plaignent plus, ne réagissent plus aux stimulations extérieures (Gauvain-Piquard, 1997). L'élision de la douleur et des ressentis de l'enfant est en ce sens plus insidieuse.

Par ailleurs, la multiplication des interprétations dans les récits de la maladie de l'enfant tient à la multiplicité des locuteurs et des enjeux sociaux traversant l'interprétation nosologique. Les récits mêlent savoirs populaires et bribes d'explications médicales glanées au fil de parcours thérapeutiques multisitués. Les informations « médicales » délivrées sont loin d'être homogènes et standardisées, d'autant que les « docteurs » adaptent leurs propos aux langues et au niveau de connaissance de leurs patients. L'enchâssement des hypothèses interprétatives traduit ainsi la polyphonie des explications dans l'entourage de l'enfant (parents, professionnels de santé et guérisseurs, grands-parents, voisins…). Afin de mieux comprendre ces compositions interprétatives et leurs implications en termes d'accès aux soins, nous pouvons nous intéresser aux nominations des maladies dans les trajectoires étudiées.

Des entités nosologiques aux interprétations en situation

La nosologie populaire *pulaar* admet plusieurs logiques de nomination qui peuvent se superposer. Trois grands types de nomination des maux se distinguent : *rabi*, *ñaw,* et *muussu* (Tall, 1984). *Rafi* désigne un manque, la diminution d'une fonction du corps qui se rapporte à un organe. Il est question, par exemple, de *raft Achille*, un manque d'intelligence, une débilité. Ce sens initial n'exclut pas la création de nouvelles catégories populaires avec la diffusion de savoirs issus de la biomédecine telles que *rafi sukara,* manque de sucre ou diabète. Le terme *ñaw*, beaucoup plus usité par nos interlocuteurs, correspond davantage à une conception de la maladie comme entité. Pour reprendre les termes de F. Laplantine, *ñaw* correspond à un « modèle ontologique » définissant la maladie comme un « être » et non à un « modèle relationnel ou fonctionnel » concevant la maladie comme un déséquilibre ou une dysharmonie (Laplantine, 1993[1986]). Comme relevé dans les sociétés ouest-africaines (Sindzingre, 1983 ; Fainzang, 1985 ; Bonnet, 1990), les maladies, *ñaw*, relèvent soit d'une atteinte naturelle, *ñaw Allah*, tels que *came, tekko, reedu dogooru, maɓɓo*... ; soit d'une atteinte surnaturelle, *ñaw ɓaleeɓe*, tel que *gostaaɗo, henndu*... Nous l'avons détaillé précédemment, certaines catégories nosologiques se situent à la frontière entre le naturel et le surnaturel, le versant interprétatif pouvant dépendre de l'interlocuteur et du contexte de la survenue de la maladie. Enfin, le troisième type de nomination correspond aux désignations par le terme douleur, *muussu*, associé à sa localisation. Il s'agit, entre autres, de *hoore muussore*, douleur à la tête, *becce muussore*, douleur de poitrine et *reddu muussore*, douleur au ventre. Ces trois types de nomination – *rafi, ñaw, muussu* – non exclusifs, se superposent fréquemment dans les récits de maladie.

Déplacements des maladies et ramifications interprétatives

Comme l'ont analysé quelques anthropologues des sociétés africaines, les représentations des maladies font souvent intervenir des déplacements de l'entité maladie dans le corps (Jaffré & Olivier de Sardan, 1999). Nous retrouvons ce type de conceptions en milieu *pulaar*, avec des catégories telles que *ndiyam jonɗe,* qui fait intervenir une eau, *ndiyam*, ou des boutons, *puʏe*, qui s'*assoient* dans le corps, de même que *came*, ou *sooynabo*. La maladie, qui se déplace dans le corps, peut évoluer et se voir désigner par un autre nom : un mal de ventre, *reedu mussu*, peut évoluer en diarrhée, *reedu dogooru*, en vomissement, *tuude*, ou en boutons, *puʏe*. Ces catégories nosologiques sont associées à des traitements qui, selon un « modèle soustractif » (Laplantine, 1993[1986]), reposent sur l'évacuation de la maladie par la transpiration, l'*eau* des boutons, la diarrhée ou les vomissements. Pour les maladies provoquant des boutons tels que la rougeole, *came*, la varicelle, *naŋpati* ou la variole, *ɓade*, les remèdes consistent à favoriser la poussée des boutons.

La purge provoquant diarrhées et vomissements est le prototype thérapeutique de ce type de traitements, qui, à l'image de la purge du nouveau-né, permet l'évacuation de la maladie. Par ailleurs, un ensemble de catégories interprétatives font intervenir des conceptions du *renversement* d'un organe. Le plus connu est le renversement ou la chute *giyel ɓernde* (l'os du cœur), qui se manifeste par des diarrhées et vomissements incessants. Le cerveau peut également se renverser, générant des maux de tête, de même que la bile, provoquant une jaunisse, *sooynabo*. L'évolution d'une maladie jusqu'à renverser un organe est redoutée : il s'agit d'une aggravation jugée difficilement réversible, nécessitant l'intervention d'un spécialiste. Avec l'image du renversement des organes, les savoirs populaires apportent une explication au fait que certaines maladies, la plupart du temps bénignes, puissent persister de manière préoccupante.

Précautions linguistiques et nominations de la maladie

S'agissant de la santé et de la maladie, une attitude de discrétion prévaut, consistant à taire la bonne santé comme la maladie. Dans les deux cas, il s'agit d'être prudent par rapport à la survenue du mal, modeste vis-à-vis de Dieu qui peut donner la vie comme la reprendre, circonspect face aux génies. Dire ou affirmer la santé sans en louer Dieu, s'enorgueillir d'avoir une nombreuse descendance ou se projeter avec certitude dans l'avenir sont autant de comportements perçus arrogants. De même, provoquer les maladies en prononçant leur nom relève d'attitudes effrontées. Le langage doit être prudent pour prévenir la survenue d'une infortune, comme le relève C. Fortier en milieu maure.

> *Ainsi, s'il ne faut évoquer son bonheur ni celui d'autrui, de peur que cela se change en son contraire, il ne faut pas non plus parler de choses malheureuses de peur que cela ne les provoque ; deux logiques sont ici sous-jacentes, le principe selon lequel le positif attire son contraire, mais aussi celui que le négatif attire le négatif. [...] Certaines maladies sont également dénommées par des expressions bénéfiques afin qu'elles puissent être évoquées sans que le locuteur et l'auditeur en soient victimes.*
>
> (Fortier, 2000 : 816)

La prudence face au pouvoir des mots traverse l'ensemble de la société mauritanienne. S'agissant du mal, de l'infortune ou de la maladie, la parole n'a pas de statut purement descriptif, elle est toujours susceptible d'interférer sur le cours des événements. Ce statut de la parole se retrouve aussi bien dans l'islam, prononcer un verset coranique revenant à communiquer avec Dieu, que dans les pratiques de sorcellerie, où toute parole est intervention sur le surnaturel. Aussi trouve-t-on, dans la nosologie populaire *pulaar*, des termes substitutifs utilisés pour amadouer les maladies les plus redoutées : la rougeole est appelée *besɗo moyÿo* (gentille maternité), les fièvres menant au délire *nguleyel* (petite fièvre). La circonspection s'agissant des noms de maladies est particulièrement marquée pour des maladies d'origine surnaturelle : *henndu, koyɗi jamma, gostaaɗo*... Ces termes sont rarement utilisés pour qualifier une maladie, qui sera plutôt vaguement désignée comme *ñaw ɓaleeɓe,* maladie des *Noirs*, ou de manière plus allusive encore, on dira que « ce n'est pas une maladie de docteurs ». En principe, l'origine surnaturelle de la maladie ne peut être annoncée que par un marabout. Tout le langage du surnaturel est allusif ou imagé : l'intervention sorcellaire est appelée *liggey* (travail), le savoir relatif à ces interventions est appelé *ganndal sirru* (savoir secret), tandis que celui qui possède ces savoirs peut être nommé *hoore mawɗo* [10] (grosse tête).

[10] On prête aux enfants ayant une « grosse tête » des dons de visions du monde surnaturel.

Outre le péril résidant dans l'énonciation de la maladie, il existe, en milieu *pulaar*, de franches réserves à évoquer certaines manifestations corporelles, pour lesquelles l'individu doit faire preuve d'une grande pudeur. L'inventaire des interdits linguistiques d'O. Bâ relève un ensemble de termes de maladies faisant l'objet d'interdits, cependant aujourd'hui relativement atténués (Ba, 1976). Ainsi, on préférera *ndiyam* (l'eau) à *yakko* pour désigner la syphilis, *reedu dillundu* (le ventre en mouvement) à *reedu dogooru* (le ventre qui court). De même, on utilisera plutôt *mbodejam* (le rouge), à *baras* pour désigner la diarrhée, et *ruttude* (rendre), à *tuude* (vomir) pour désigner les vomissements (Bâ, 1976 : 278). Ces interdits linguistiques concernent surtout les maladies mettant en jeu le système digestif, les selles ou les relations sexuelles qui, dans l'islam, sont source d'impuretés. Liés à la honte et au code moral du *pulaagu*, ces interdits s'exercent différemment selon le statut de la personne, étant entendu que les personnes de castes nobles sont tenues de surveiller davantage leur langage que ceux qui appartiennent aux castes artisanales et serviles. Ces contournements linguistiques concernant la maladie et la saleté des substrats corporels renvoient aux dangers des « pollutions » au sens de M. Douglas (2001[1967]) : les déchets corporels symbolisent les craintes envers ce qui menace l'ordre social. Les précautions du langage sont cependant atténuées s'agissant des substrats émanant du corps des nourrissons (urines, selles, régurgitations), qui font l'objet de pratiques hygiéniques parfois exposées aux regards (Rabain, 1979), et peuvent recevoir des termes particuliers (Epelboin, 1982).

Dialogues et récits en famille

Lors de nos entretiens au sein des familles, nous avons cherché à obtenir le point de vue des différents interlocuteurs, sans pouvoir toujours les écouter isolément. Ces situations d'entretien produisent des contraintes d'énonciation, mais ont permis d'observer certaines discussions entre membres de la famille sur les questions relatives aux maladies des enfants. Remarquons que l'environnement familial, en tant qu'environnement intime et protecteur, est l'un des principaux lieux d'expression de la maladie. Lors des entretiens en famille, les propos, qui convergent et se font écho, formulent un récit, plus ou moins préconstruit par des discussions antérieures.

Les noms des maladies sont peu prononcés dans les discussions familiales qui abordent plutôt les symptômes et les recours. La prudence est de mise afin d'éviter que l'information soit entendue par des oreilles malveillantes. De plus, la répartition de la parole fait l'objet de contraintes dans l'environnement familial, qu'ils s'agissent de relations de genre ou intergénérationnelles (Wane, 1969). La parole revient en premier lieu au père, qui questionne et informe le reste de la famille. En milieu *haal pulaar* traditionnel, Y. Wane décrit le discrédit porté aux « bavardages » des femmes, considérées ignorantes, tandis que le chef de famille doit être consulté et écouté pour toutes décisions. En milieu maure, de même, on accorde moins de crédit à la parole féminine, jugée instable et manipulatrice (Tauzin, 2001). Cette asymétrie est atténuée dans certains milieux de la société moderne, mais nous y avons toutefois été confrontés lors d'entretiens où les mères étaient gênées de prendre la parole en présence de leur mari.

La parole des femmes étant tue et infériorisée face à celle de leur mari, leur pouvoir de nommer est moindre. S'agissant des maladies des enfants, ce sont les femmes qui sont les plus impliquées au quotidien. Pourtant, lors de certains entretiens, les pères accaparent la parole, quitte à commenter les démarches réalisées par leur épouse. L'enjeu de la mise en récit de la maladie est également plus important pour les femmes, puisqu'elles sont davantage rendues responsables de la venue des maladies. Quand l'enfant tombe malade, elles sont spontanément accusées de négligences dans les soins quotidiens ou d'imprudence face aux risques d'attaques surnaturelles, comme analysé dans d'autres sociétés ouest-africaines (Desclaux, 1996b ; Egrot, 2004 ; Tolhurst *et al.*, 2008). En Mauritanie, les mères risquent notamment d'être accusées au travers de l'alimentation de l'enfant ; qu'il s'agisse de l'alimentation de la mère lors de la grossesse ou de la qualité de leur lait pour l'allaitement [11]. La survenue de maladies handicapantes est stigmatisante pour les mères, et peut se solder par le divorce ou l'éloignement des maris.

Notons que parallèlement à leurs efforts pour influencer le récit de la maladie auprès de leurs maris, les femmes attribuent d'autres noms aux maladies de leurs enfants et ont parfois recours, en secret, à des marabouts ou guérisseurs. Ainsi comprenons-nous que le mutisme des femmes en présence de leur mari est un comportement socialement prescrit qui n'assure ni leur consentement ni leur soumission : d'autres mots, d'autres interprétations et d'autres recours peuvent être utilisés.

Poids de l'âge et poids des mots

Tout comme le genre, l'âge du locuteur est déterminant du statut de la parole au sein de la famille. En présence d'une personne de la génération de son père ou de sa mère, le locuteur *pulaar* doit céder la parole, et veiller à éviter tout propos indiscret ou contradictoire avec l'avis de ses aînés. Le respect dévolu à la belle-famille, *essiraabe*, s'ajoutant au respect dû à l'âge, la bru ne peut se montrer en désaccord avec sa belle-mère sur l'interprétation donnée à la maladie de son enfant. Là encore, le mutisme observé n'assure pas l'adhésion, les remèdes de la belle-mère pouvant être discrètement mis au rebut. Plutôt que de négociations sur l'interprétation de la maladie, on assiste là à une plurivocalité

[11] Nous pouvons y voir l'influence des guérisseurs maures, qui font de l'alimentation un des grands piliers de l'état de santé.

des récits en fonction des contextes sociaux (Bujold, 2011). Le locuteur maure est tenu aux mêmes exigences de déférence et de respect face à ses aînés. En milieu hassanophone, la prise de parole face à un ascendant est délicate, sachant que père et mère, pour ne pas trahir leurs sentiments envers leurs enfants, doivent faire mine de ne pas s'en occuper et de ne pas être préoccupés de leur état (Tauzin, 2001).

L'âge du locuteur croissant, il impose le respect de sa parole. L'homme accédant au statut de *mawdo* (vieux) a le dernier mot au sein de la maison. Devenant grand-mères et ménopausées, les femmes, libérées de l'obligation de la reproduction, gagnent en autonomie (Vinel, 2008) et s'affranchissent du contrôle de leurs aînées. Ayant fait leurs preuves en élevant leurs enfants au-delà des âges critiques, elles gagnent une liberté de langage et une autorité verbale. Grand-mères, elles observent et critiquent, à leur tour, les soins apportés par les jeunes mères à leurs enfants. Cependant, le statut de la parole tend à faiblir chez les plus âgés, que l'on écoute et que l'on consulte toujours ostensiblement, mais dont on ne suit pas toujours les recommandations. Les paroles des personnes âgées amoindries physiquement et économiquement sont implicitement grevées de sénilité, on les écoute respectueusement, mais elles passent comme du vent d'une oreille à l'autre.

L'analyse des entretiens réalisés avec les enfants fait ressortir que les enfants ne sont habituellement pas énonciateurs de leur maladie au sein de leur famille. Il leur est particulièrement difficile de prendre la parole sur ces questions, tandis que leur père ou leur mère, présents lors des entretiens, leur dérobe la parole. Au sein de sa famille, l'enfant est le personnage central du récit de sa maladie, mais non son auteur. Nous remarquons ainsi que des enfants ayant un bon niveau de scolarisation se montrent en difficulté pour raconter leur hospitalisation, nommer la maladie, les médicaments qu'ils prennent, ou même les lieux où ils se soignent. Lorsqu'on leur pose ces questions, ils cherchent du regard leurs parents, répondent que c'est leur mère qui sait, ou même, se font sèchement couper la parole. Leurs propos dessinent une ligne rouge au-delà de laquelle ils se montrent ignorants de leur maladie et des modalités de sa prise en charge. Les termes qu'ils emploient pour désigner leur maladie sont la plupart du temps descriptifs et symptomatiques.

> *E (Enquêteur) : Est-ce que tu sais comment s'appelle ta maladie ?*
> *Y (Youssouf) : C'est mal aux jambes et au ventre.*
>
> (Youssouf, huit ans, drépanocytose)

> *E : Tu connais le nom de ta maladie ?*
> *A (Amadou) : Non, je ne connais pas le nom.*
> *E : Tu as quoi en fait, qu'est-ce qui te fait mal ?*
> *A : Ce sont mes jambes qui me font mal.*
>
> (Amadou, 14 ans, drépanocytose)

Plusieurs éléments peuvent nous permettre de comprendre pourquoi l'enfant ne prononce pas le nom de sa maladie, et s'avère peu capable de la décrire et de l'expliquer. D'une part, les enfants ont probablement intégré des attitudes prudentes à prendre face à la maladie : jugés vulnérables, ils doivent se montrer discrets et circonspects. D'autre part, un entretien en présence des parents renvoie les enfants à leur statut et aux comportements socialement attendus : se montrer obéissant et soumis, ne parler que lorsqu'on les questionne, s'en remettre à l'avis de leurs parents. Nommer la maladie serait s'arroger un savoir qu'on ne leur prête pas : ils sont jugés incompétents au diagnostic. Les seules nominations légitimes sont donc celles du ressenti (mal de tête, mal aux jambes, mal au ventre) ou des catégories descriptives (boutons à la tête, maladie de poitrine). Il faut également avoir à l'esprit que de nombreux enfants évoluent dans des familles qui, elles-mêmes, ont peu de culture et d'informations médicales sur la maladie. Ils sont donc plongés dans les incertitudes et incompréhensions partagées au sein de leurs familles. Enfin, leur prise de parole est compliquée par la déférence et la reconnaissance qu'ils doivent témoigner à leurs parents qui s'évertuent à les soigner : ils ne doivent pas « fatiguer » leurs parents en témoignant trop explicitement de leurs souffrances. Malgré ce modèle dominant où l'enfant n'a pas de statut de locuteur à part entière, on voit poindre de nouvelles dynamiques familiales valorisant davantage la parole de l'enfant. Certains enfants, plus écoutés, se sont montrés plus libres de parler de leurs maladies. Il s'agissait d'enfants dont la relation avec leurs parents s'exprimait sur un mode plus dialogique.

Généralement, les enfants utilisent plutôt des catégories descriptives lorsqu'ils parlent de leur maladie, se montrant peu éloquents sur leurs possibles causes. En revanche, d'autant que leurs maux n'ont pas reçu de justification médicale, certains enfants confessent leur responsabilité dans la survenue de nombreux épisodes de maladie. Cette responsabilité tiendrait notamment à l'ingestion d'aliments qu'on leur demande ne pas consommer.

E (Enquêteur) : Pourquoi as-tu eu mal au ventre ?
A (Ami) : J'avais pris un ballebastic [12]
E : C'est ça qui t'a fait mal au ventre ?
A : Oui.

(Ami, huit ans, maux de ventre chroniques)

F (Fatimata) : J'étais allongée et ma poitrine me faisait mal.
E : Comment est-ce venu ?
F : J'avais bu de l'eau froide.

(Fatimata, onze ans, bronchites chroniques)

Les propos des enfants trahissent à la fois le temps de latence imposé par leur entourage avant la prise en considération de leur douleur, et leur responsabilisa-

[12] Glace faite à partir de sirop de fleurs d'hibiscus.

tion par rapport aux maux qu'ils ressentent. La consommation de sucreries, de glaces et de sandwichs à l'école est notamment incriminée s'agissant des maux de ventre. S'agissant des problèmes respiratoires, c'est la consommation de boissons fraiches ou l'exposition au froid qui est évoquée. La nosologie populaire maure associe, en effet, les toux et l'asthme au froid (Taleb, 2007). Obtenant peu d'informations sur leurs maladies, les enfants sont donc amenés à composer leurs propres explications à partir des injonctions de leurs parents et des événements ayant marqué leur quotidien.

Les enfants occupent une place marginale dans les dialogues au sein de leur famille. Auditeurs discrets, ils n'ont le droit que d'exprimer leurs symptômes. Les seuls cas où ils participaient à l'explication de leur maladie étaient ceux où ils confessaient leur propre responsabilité dans la survenue d'un épisode douloureux. Leur droit à la parole est limité et leur accès à l'information indirect. Pourtant, ils assimilent les explications entendues dans leur entourage et s'adaptent aux contraintes pesant sur l'expression de leurs maux. Ce constat rejoint l'étude de F. Héjoaka (2010) auprès d'enfants burkinabè qui, comprenant insidieusement qu'ils sont atteints par le VIH, se font « gardiens du secret » de leur maladie.

Nominations et recours thérapeutiques

Considérant les trajectoires de maladie étudiées, nous remarquons que de nombreux maux ne sont désignés qu'au travers de leur symptomatologie : maux de ventre, maux de poitrine, maux de tête… Toutes les maladies n'ont pas de nom et on ne cherche pas forcément à nommer la maladie. Cela est d'autant plus vrai chez les enfants, chez qui la survenue de maladies est dans une certaine mesure normalisée, comme en témoigne l'existence des catégories de maux telles que les poussées dentaires, *addo*, ou celles relatives à la faiblesse supposée de certains enfants appelés *ñaw-ñawto*. La nomination de la maladie par les parents engage de multiples enjeux autres que la seule interprétation des symptômes. Au même titre qu'il existe une pragmatique des itinéraires thérapeutiques, guidée par le soulagement des maux et peu soucieuse de respecter une orthodoxie représentationnelle (Olivier de Sardan, 1999 : 34), il existe une pragmatique de la nomination. Dans une offre thérapeutique plurielle, les noms pouvant être donnés à la maladie orientent vers différentes options thérapeutiques. Ainsi, lorsqu'on demande aux grand-mères *pulaar* comment soigner *jontinoje,* elles ont tendance à expliquer les remèdes des anciens. En revanche, si on leur parle de *palu* elles évoquent plus spontanément le recours aux structures sanitaires. La manière dont les membres de l'entourage nomment les maladies est associée, plus ou moins consciemment, à des intentions thérapeutiques. Nommer relève donc déjà d'une négociation du traitement. Les recours, en retour, peuvent mener à l'attribution de nouveaux noms, susceptibles de donner de nouvelles orientations aux trajectoires de maladie. Examinant plus finement les rapports entre les nominations utilisées et les recours réalisés, nous observons une diversité de situations.

Les récits sont parfois focalisés sur une nomination populaire de la maladie. De telles configurations, plutôt rares, peuvent conduire à des recours exclusifs aux guérisseurs. Plus fréquemment, les récits s'articulent autour de nominations symptomatiques ouvertes sur différentes options thérapeutiques telles que *maux de ventre* ou *diarrhées*. Ils donnent lieu soit à des itinéraires mixtes, soit à des itinéraires centrés sur les recours à la biomédecine. Certains récits comprennent différentes nominations avec lesquelles les parents jonglent d'un espace thérapeutique à l'autre. Ils donnent lieu, là encore, soit à des itinéraires mixtes, soit à des itinéraires centrés sur les recours à la biomédecine. En cas d'itinéraire mixte, les récits de maladies cumulent diverses hypothèses explicatives liées à différentes démarches thérapeutiques. Les recours aux guérisseurs interviennent surtout en complément, avec la crainte de passer à côté d'une atteinte surnaturelle, l'interprétation et le traitement du guérisseur pouvant être approuvés ou non. Enfin, les récits dans lesquels seul un terme biomédical précis est employé correspondent à des itinéraires focalisés sur les recours biomédicaux. Ces différentes situations illustrent l'intrication des recours et des nominations, bien que cet enchevêtrement recouvre des réalités plus complexes : le rapport entre nominations et recours aux soins évolue dans le temps, et engage le dialogue de multiples acteurs.

Autour de cet enjeu des nominations, des cas particuliers peuvent être remarqués. Les parents refusant les recours aux guérisseurs – malgré la pression de l'entourage – peuvent attribuer d'eux-mêmes un terme biomédical qu'ils ne maîtrisent pas forcément. Par exemple, un père qui recourt directement à l'hôpital pour la diarrhée de son fils, annonce à qui veut bien l'entendre que celui-ci est atteint de « dysenterie » : une manière de revendiquer des soins médicaux. L'attrait pour les soins « modernes » est tel que les récits intègrent souvent des termes médicaux non maîtrisés. D'un autre côté, certains remèdes traditionnels passant pour pénibles et douloureux, les parents évitent les termes qui leur sont associés. Nous verrons par exemple comment le père et la mère de Moussa argumentent que leur fils n'est pas atteint de *yaako* comme le suggèrent des parents au village, le traitement de *yaako* consistant à percer l'intérieur du nez avec une épine et à faire saigner les « bulles » qui s'y trouvent. Affirmant que celui-ci souffre de « ronflements », ils préfèreront le conduire à l'hôpital, où il sera opéré des végétations.

Enjeux sociaux de l'interprétation de la maladie

On observe par ailleurs des résistances à certaines nominations de maladie parce qu'elles sont porteuses non seulement d'inquiétudes ou de désespérances, mais aussi, d'une certaine stigmatisation (Goffman, 1996[1963]). S'agissant des enfants mauritaniens, ces résistances concernent en particulier des catégories faisant intervenir des causes surnaturelles. En milieu maure, l'épilepsie représente le prototype de la maladie causée par les génies. Le père de Sidi n'accepte ni ne prononce le diagnostic d'épilepsie établi par certains docteurs. Il continue de parler de « crises de palu », changeant de structure lorsqu'un docteur lui prescrit un électro-encéphalogramme ou toute démarche évoquant une atteinte neurologique. La mère et la grand-mère de Lebkhous, qui souffre elle aussi d'épilepsie associée à des séquelles neurologiques, parlent quant à elles de « problèmes à la tête ». Lorsque nous leur demandons quel est le diagnostic donné par les médecins, elles évitent de prononcer elles-mêmes ce terme, montrant le dossier médical. Par ailleurs, elles minimisent l'anormalité des comportements de Lebkhous, les faisant passer pour des traits de caractère particulièrement affirmés. Nous pouvons interpréter qu'il s'agit là, pour reprendre l'analyse d'E. Goffman (1996[1963]), d'éviter le caractère discréditant de certaines étiquettes en imposant une catégorie moins offensante. L'épilepsie, maladie angoissante et stigmatisante, semble particulièrement indicible au sein de ces deux familles maures. Notons que les travaux africanistes ont souligné combien les crises épileptiques convoquent des conceptions surnaturelles (Bonnet, 1999 ; Arborio, 2001).

Autre exemple, les parents de Cheikh, face aux graves troubles de développement dont souffre leur fils, parlent de « problème au cou » et de « problème au bras », arguant que celui-ci ne peut être un enfant « malformé » puisqu'il ressent la douleur. Nous assistons là au refus d'admettre une incapacité durable, et à l'usage d'une nomination atténuant le discrédit porté par la maladie. Si les noms des maladies d'origine surnaturelle ne sont pas énoncés, c'est par prudence, mais aussi parce que ces noms portent une ombre de culpabilité, de grossièreté, de déchéance sociale. Les cas d'enfants échangés par les génies sont probablement les plus honteux, jetant l'opprobre sur la mère négligente, évoquant la mendicité. La mère d'Aly préfère s'inscrire dans un modèle d'interprétation maure naturalisant la maladie plutôt que dans le registre des maladies des « Noirs » (*ñaw ɓaleeɓe*). Ainsi, les décisions de recours engagent, au-delà des préférences thérapeutiques, des positionnements identitaires vis-à-vis de valeurs sociales traversant la société.

Être désigné « malade »

Être désigné malade n'est pas sans conséquence sur le statut et l'identité de la personne, impliquant un risque plus ou moins important de discrédit social (Goffman, 1996[1963]). Les enfants n'échappent pas aux conséquences sociales des désignations de leurs maux, qui affectent les différents environnements sociaux dans lesquels ils évoluent. Les maladies, dont l'incidence sociale est plus ou moins importante (Jaffré, 1999), mettent en jeu leur identité. La survenue d'une maladie affecte en premier la relation entre les parents – à qui revient la charge des soins – et l'enfant. Nous remarquons que les parents trahissent une certaine ambivalence vis-à-vis de leurs enfants malades, leurs attitudes allant de l'empathie à la franche sévérité. Ils attribuent à leurs enfants malades des qualités ambiguës, en lien avec diverses nominations de la maladie. Pour avoir traversé des épreuves de maladie, ces enfants sont considérés comme des enfants courageux, endurcis, mais aussi comme des enfants plaintifs qui ont tendance à fatiguer leurs parents. Les propos du père du jeune Amadou qui souffre de drépanocytose résument à eux seuls cette ambivalence : « Il a un cœur solide. Le cœur là est solide. C'est un grand garçon. Seulement, parfois il pleure vite. » Objet d'attentions particulières, les enfants malades acquièrent parfois un statut privilégié dans leur famille. Âgée de huit ans, la mignonne Khadjetou, qui souffre de crises de paludisme répétées, reçoit des soins attentifs de ses parents qui, de temps à autre, lui massent les pieds. Le père de Khadjetou, pour avoir eu mille soucis à réunir l'argent pour soigner sa fille, l'a surnommée avec humour « mademoiselle ordonnance ». Les coûts engendrés par les soins mettent les familles en difficulté, obligent à certains sacrifices. Mais les parents perçoivent cela, selon des conceptions musulmanes, comme un devoir de solidarité familiale.

La petite Fatimata, onze ans, ne se plaint jamais de ses problèmes respiratoires. Ceux-ci lui donnent toutefois la faveur de dormir à côté de sa mère, qui surveille sa respiration la nuit. De même, les parents de Salma font preuve d'une sollicitude particulière envers leur fille qui, du haut de ses onze ans, a tant souffert de la « jaunisse ». Son père, attendri, témoigne que sa petite malade « est la fille la plus proche de ses parents ». Sa mère, plus sévère, reconnaît qu'elle est courageuse, mais se plaint de certains de ses comportements. Les attitudes envers l'enfant ont tendance à se différencier dans l'entourage, les faveurs obtenues chez certains pouvant susciter la réprobation ou la jalousie des autres. La mère de Filie entretient une relation de grande proximité avec sa fille diabétique, veillant consciencieusement à sa santé. Son entourage élargi, qui ne reconnaît pas vraiment les maux dont elle souffre, s'indigne de tels traitements de faveur.

> *J'aurais peut-être pu l'amener au village, mais là-bas aussi, avec sa maladie, c'est trop dur. C'est la grande maison, on ne peut pas s'occuper de la petite sinon ils vont dire : « Et les autres alors ? » On me dit « toi tu la gâtes trop alors que tu ne sais pas si tu vas vivre éternellement pour elle ». [...] Mais là-bas la vie est dure, les gens disent que je la gâte trop comme si elle était la seule.*
>
> (Mère de Filie, dix ans, diabète)

La vie au sein de larges familles rend difficiles les traitements personnalisés, notamment la poursuite de régimes entraînant des surcoûts, qui n'apparaissent pas socialement acceptables. Des normes sociales pèsent sur le comportement des parents, qui doivent rester dans leur rôle d'éducateurs et ne pas être trop indulgents envers l'enfant, même malade. Ceux-ci prennent dans certaines situations le parti de l'enfant, argumentant la gravité de la maladie, mais sont parfois durs face à leurs enfants souffrants, exigeant d'eux des comportements courageux pour garder la face dans divers environnements sociaux. Ils instruisent ainsi des comportements valorisés par les cultures locales et conformes aux prescriptions de l'islam. Face aux maux de leurs enfants, les parents sont partagés entre le devoir d'y répondre par un soin approprié et la nécessité éducative d'en contenir l'expression. Un paradoxe que l'on retrouve partout, bien que l'empathie pour la douleur de l'enfant se soit exacerbée ces dernières décennies dans les pays développés, s'accompagnant notamment de l'usage de nouvelles pratiques d'analgésie (Cresson, 1998 ; Kane, 2006). En Mauritanie, où les conséquences économiques et sociales de la maladie sont essentiellement assumées par les familles, les parents cherchent à minimiser l'impact social de la maladie. Elles interviennent pour normaliser les comportements de l'enfant, mais aussi, en lui attribuant des qualités compensant le risque de discrédit social : courage, force de caractère, sérieux à l'école, aptitudes relationnelles, gentillesse… Conformément aux rôles sociaux dévolus, c'est souvent chez les grands-parents, libérés du devoir éducatif, que la compassion et l'affection s'expriment le plus librement.

> *M (Mamoudou) : Si j'ai mal au pied par exemple, je prends de la pommade et elle [grand-mère] commence à me masser. À part elle, il n'y a pas d'autres qui me font ça. C'est seulement elle.*
> *E (Enquêteur) : Ah les grand-mères elles ont leurs soins particuliers hein…*
> *M : Oui et puis elle, elle a pitié de moi. Je l'aime beaucoup.*
>
> (Mamoudou, 13 ans, drépanocytose)

Ainsi, les nominations des maladies et leur diagnostic médical, en rapport avec les représentations qui y sont associées, conditionnent la construction sociale du statut des enfants malades.

Genre et acceptation de la maladie

Comme le documentent divers travaux, les enfants atteints de maladies chroniques déploient un ensemble de stratégies pour minimiser l'impact social de leur maladie (Mufti *et al.*, 2015 ; Ida, 2016). Cependant, bien que notre corpus ne comprenne qu'un nombre restreint d'enfants, nous remarquons que le statut d'enfant malade est plus facile à admettre pour les jeunes filles que les jeunes garçons. Les petites filles malades obtiennent souvent des faveurs particulières de la part de leur entourage, et en retirent un surplus d'affection. Dans le modèle maure, la petite fille maladive suscite indirectement la fierté de son père, qui peut témoigner de son dévouement en réglant les coûts des soins, affirmant la valeur des siens et sa générosité de père. Aux petits garçons, on apprend à résister aux privations et aux épreuves (Tauzin, 2001), et peu à peu à prendre sous leur protection les plus vulnérables.

> *Le frère a l'habitude de choyer sa sœur, en lui laissant les morceaux de choix lorsqu'ils mangent, le peu de lait trait lorsqu'ils boivent, l'unique coussin lorsqu'ils dorment [...]. Si ses sœurs peuvent manifester leurs besoins, le garçon doit savoir maîtriser ses désirs. Alors que la fillette se montre délicate et exigeante, le garçon doit se montrer courageux en endurant la faim et la fatigue.*
>
> (Fortier, 2000 : 177)

Aussi, les jeunes garçons semblent moins à l'aise avec les questions concernant leur maladie : ils ont tendance à minimiser les problèmes de santé qui les affectent. La maladie vient contrarier des activités relatives à l'affirmation de leur masculinité, telles que les sorties avec les copains, les activités sportives. Il leur est aussi difficile d'assumer un corps malingre, alors qu'ils aspirent à grandir et à devenir forts.

> *C'est une fille de rester dans une maison, moi je ne suis pas... Moi je vais sortir, je vais parler un peu, je fais le sportif, l'athlète ! [...] Il y en a un il ne part pas avec moi parce que je suis encore petit. Je lui ai dit moi je ne suis pas un petit, je suis seulement court !*
>
> (Mamoudou, 13 ans, drépanocytose).

En milieu maure, la pression sociale est forte envers les garçons qui, pour affirmer leur virilité, doivent s'émanciper vers le monde extérieur, se montrant dans des espaces particuliers (Schinz, 2002). L'espace intérieur étant l'espace féminin, les petites filles ne sont aucunement gênées de devoir rester, pour des raisons de santé, à la maison avec leur mère. Elles adoptent plus facilement des attitudes de malades passives, qualités traditionnellement attendues des filles en milieu *bidân* (Fortier, 1998). Les dessins des enfants représentent de manière troublante la différence de genre dans l'affirmation du statut identitaire en contexte de maladie. Tandis que les petites filles se représentent avec des détails au centre des dessins, les petits garçons ont tendance à ne pas se dessiner ou à se dessiner de manière simpliste. Il faut certes évoquer la plus grande réserve des garçons à se représenter par le dessin. Mais ces dessins ne sont pas sans évoquer, d'une part la dévalorisation subie par le petit garçon souffrant d'incapacités liées à sa maladie, d'autre part le surplus d'attention et de réconfort que peut recevoir la petite fille face aux épreuves de maladie.

Cependant, pour les filles comme pour les garçons, le handicap moteur représente une déchéance sociale excluant une intégration sociale normale. La maladie prend des tournants dramatiques lorsqu'elle hypothèque les possibilités d'une intégration sociale passant incontournablement par le mariage. Le garçon doit pouvoir à l'avenir gagner sa vie et entretenir sa famille, et la fille, procréer. En fonction de son milieu d'origine, si les tâches domestiques ne peuvent pas être déléguées, elle doit pouvoir cuisiner et tenir sa maison. Configurations de genre et configurations socioéconomiques se conjuguant, la possibilité pour un enfant de construire son identité malgré sa maladie dépend des moyens dont dispose sa famille pour supporter économiquement son incapacité. Les femmes maures de nobles castes, dispensées des tâches domestiques, peuvent plus facilement se montrer oisives et maladives. Ce sera beaucoup moins évident pour une jeune femme dont on attend qu'elle soit travailleuse. La faiblesse physique d'un garçon de famille précaire est plus problématique, son entourage n'étant pas en mesure de financer des études lui permettant d'accéder à un travail compatible avec ses problèmes de santé. Le cas d'Ahmed est en ce sens significatif : alors que son père est décédé et qu'il vit chez ses grands-parents maternels, Ahmed devrait être en âge de contribuer aux besoins de sa famille. Il ne peut accepter sa maladie alors que son grand-père est vieillissant, et que personne d'autre n'est en mesure de subvenir aux besoins de la famille.

Les statuts sociaux, les obligations et tâches spécifiques des différents groupes constituant une population pèsent sur l'impact social des maladies et des incapacités, conditionnant leurs possibles acceptations (Jaffré & Moumouni, 1993). Certains contextes sociaux sont trop problématiques pour que la maladie d'un enfant puisse y trouver une complète reconnaissance. On comprend, ainsi, que certains enfants eux-mêmes nient ou minimisent les maux dont ils sont atteints, et que certains recours aux soins soient retardés.

3. Les guérisseurs dans l'ombre et au grand jour

L'objet de ce chapitre est d'étudier la diversité des pratiques thérapeutiques dites « traditionnelles » ou « néo-traditionnelles » ayant pour point commun de répondre à des problématiques de santé. Nous cherchons à documenter la diversité des pratiques thérapeutiques, mais n'y voir qu'une mosaïque de pratiques indépendantes et anhistoriques serait un écueil. Au-delà de la description du pluralisme thérapeutique, nous analysons comment les pratiques thérapeutiques se réfèrent à divers registres de savoirs et de « traditions » sociohistoriquement constitués. Ensuite, nous cherchons à comprendre en quoi ces pratiques traduisent des stratégies de positionnement et de légitimation des guérisseurs dans une offre de soin concurrentielle et globalisée (Pordié & Simon, 2013). Puis, nous envisageons comment les Nouakchottois perçoivent et catégorisent les guérisseurs comme options de l'offre thérapeutique, notamment en milieu *pulaar*.

Décrire le pluralisme thérapeutique nécessite au préalable quelques précisions s'agissant des conventions terminologiques. Nous employons le terme de *médecine traditionnelle* entre guillemets, afin de désigner une catégorie émique et non un descriptif ethnographique. Notre intérêt est d'étudier comment ce terme est employé par les différents acteurs sociaux et la diversité des contenus sémantiques qu'il recouvre. Nous employons le terme générique de guérisseur ou de guérisseuse pour désigner, le plus globalement, tous les hommes et femmes qui guérissent hors du système de santé biomédical. Enfin, nous qualifierons certains guérisseurs de *marabouts-guérisseurs*, signifiant que ceux-ci intègrent à leurs pratiques thérapeutiques des usages magiques ou ésotériques du Coran.

Les pratiques des guérisseurs en milieu urbain

Le long des principaux axes routiers, indiqués par de larges enseignes, nous pouvons apercevoir les cliniques des guérisseurs maures de grandes familles.

Affichant leurs noms et leurs spécialités, ils ne sont nullement inquiétés par les autorités publiques. L'intérieur de leur clinique est dégagé, clair, plus ou moins décoré et luxueux. Au cœur des quartiers, exerçant dans une petite pièce au sein de cours habitées, nous pouvons rencontrer des marabouts-guérisseurs. Ceux qui viennent les consulter attendent dans un environnement familial et bruyant où la vie quotidienne bat son plein : le linge est étendu, les enfants jouent, les femmes discutent à haute voix et vaquent à diverses activités domestiques. Ces marabouts-guérisseurs gardent une apparence modeste, bien que certains mobilisent d'importantes sommes d'argent qu'ils sont en principe tenus de sacrifier en aumône. La pièce où ils reçoivent est sombre, étroite, parfois en désordre : divers remèdes sont entassés, à portée de main, plus ou moins dissimulés.

Sur les marchés, des vendeurs de plantes médicinales, qui se considèrent plus ou moins guérisseurs ou simplement vendeurs, ont installé leurs étals. Au marché de Sebkha, qui est considéré comme le marché des *Négro-Mauritaniens*, ces vendeurs sont rassemblés sur un petit espace central, en dehors des principaux axes, entre les boutiques des tailleurs, les vendeurs de perles et de bijoux et les vendeurs de produits alimentaires. Ces étals sont non seulement composés de plantes, mais aussi de produits d'origine animale (becs, pattes, cornes, carapaces de tortues, dents, coquillages) vendus comme composants de protections ou de remèdes ; et de talismans tels que les colliers noués avec des perles blanches donnés aux nourrissons. Au marché Capital, marché maure en centre-ville, on trouve également des vendeurs de plantes médicinales, dans de petites boutiques ou sur de simples étals, non loin de l'axe goudronné. Les produits commercialisés sont exclusivement d'origine végétale ; certaines plantes sont séchées, d'autres sont réduites en poudre. Les mélanges de différentes poudres de plantes sont conditionnés en petits sachets, alignés à côté de tablettes coraniques.

Enfin, des guérisseurs modestes, souvent des étrangers, sont installés à proximité des structures sanitaires historiquement implantées : la polyclinique, le centre de santé de Sebkha. Ceux-ci s'installent dans la rue dans des espaces interstitiels, n'étant ni insérés dans un quartier, ni installés dans un marché. Peu intégrés, n'ayant pas de clientèles *a priori*, ils sont installés de manière à capter le flux de patients qui circulent aux alentours des structures, étant à la fois proches des axes routiers, et relativement dissimulés aux regards.

L'espace urbain abrite différents profils de thérapeutes, diversement implantés dans la ville. Premièrement, nous pouvons distinguer un exercice professionnalisé et privé, organisé autour de quelques cliniques. Deuxièmement, nous relevons une implantation de proximité qui concerne des guérisseurs ou marabouts-guérisseurs reconnus dans leur quartier, qui bénéficient d'une certaine reconnaissance sociale dans leur voisinage. Troisièmement, il y a des guérisseurs étrangers ou vivants depuis peu en zone urbaine, dont l'installation dans les espaces interstitiels de la ville est précaire. Enfin, il existe une implantation « commerciale » de guérisseurs sur les principaux marchés, dont les pratiques s'organisent autour de la vente de produits thérapeutiques. Ces différentes implantations urbaines correspondent à diverses modalités de pratiques thérapeutiques, mais aussi à divers modes de reconnaissance sociale qu'il s'agit maintenant d'analyser.

Islam et pratiques thérapeutiques

L'islam, en Mauritanie, est au fondement des valeurs sociales et constitue « la principale référence de toute la société » (Marchesin, 1992). Le processus d'islamisation en Mauritanie est très ancien, remontant au IXe ou Xe siècle, en lien avec le développement du commerce transsaharien (Traoré, 1976 ; De Chassey, 1982[1977]). L'islamisation fut dans un premier temps superficielle, seuls les souverains consentant à adhérer à la religion musulmane (Traoré, 1976). La popularisation de l'islam se réalisa avec l'introduction et le développement des confréries religieuses Quadiriyya et Tidjaniyya, dès le XVIe. À l'époque coloniale, l'islam fut une raison majeure d'hostilité et d'association des populations contre le colonisateur, perçu comme infidèle et opposant à la pratique de la religion musulmane (Traoré, 1976).

Le rôle de l'islam dans la société mauritanienne a connu une évolution marquante après l'indépendance, passant d'une pratique commune à une officialisation et une étatisation du religieux (Traoré, 1976 ; Hamès, 1994). Cette étatisation a notamment été engagée par le premier président Moktar Daddah, qui choisit le nom de République Islamique de Mauritanie, cherchant à faire de l'islam un trait d'union entre les différentes composantes culturelles de la société. Les Mauritaniens d'aujourd'hui sont dans leur quasi-totalité musulmans, sunnites, et la plupart se réclament de l'école malékite.

L'islam en Mauritanie est à la fois orthodoxe et austère, mais aussi, doublé de conceptions spirituelles empruntées au soufisme (Marchesin, 2010). Les Mauritaniens, attachés à leur foi, seraient de plus en plus nombreux à appartenir à des confréries soufies telles que la Quadiriyya ou la Tidjaniyya (Stone, 1994). La référence à la religion est omniprésente et traverse tous les secteurs de la vie sociale, sans jamais être remise en cause. Les énoncés empruntés au registre du religieux ponctuent le langage courant, et ce, d'autant plus qu'il est question de santé, de maladie, de mort. Sans surprise, tous les guérisseurs rencontrés réfèrent leurs activités thérapeutiques à l'islam. Les rapports entre les pratiques thérapeutiques et l'islam sont multiples et complexes, ce que nous proposons de décrire dans les prochains paragraphes.

Les multiples figures sociales du *marabout*

Le terme *marabout* est polysémique, et renvoie à plusieurs réalités sociales. En premier lieu, les marabouts, *zwaya* en milieu maure et *tooroobe* en milieu *pulaar*, constituent une caste, l'ordre des religieux, qui se situe en haut de la hiérarchie sociale. Au temps de son introduction, l'islam n'était pas démocratisé et les marabouts étaient les seuls à recevoir un enseignement religieux, à détenir une connaissance du Livre et de l'écrit. En milieu maure, l'ordre des marabouts assurait la pérennité d'un islam pur et rigoureux. De même, les *tooroobe* étaient les seuls détenteurs de la fonction religieuse en milieu *pulaar*. Au fil des siècles, notamment sous l'introduction des confréries, l'islam s'est popularisé. Aujourd'hui, l'érudition religieuse n'est plus l'exclusivité de l'ordre maraboutique, mais les religieux issus des groupes infériorisés, notamment les descendants d'esclaves, subissent des discriminations dans l'accès aux responsabilités religieuses (Leservoisier, 2008).

Outre l'appartenance familiale à une caste, le terme marabout peut désigner un sage, érudit, qui a acquis une connaissance approfondie du Coran. Aujourd'hui, ces marabouts ne sont plus exclusivement issus des familles maraboutiques, bien que l'appartenance à ces familles soit toujours un gage de légitimité. Forts de leurs connaissances coraniques, les marabouts enseignent, procurent des protections, soignent, intercèdent en faveur des individus, pour diverses demandes concernant les mariages, les relations conjugales et familiales, ou visant l'augmentation des pouvoirs, la réussite économique et sociale. L'activité thérapeutique n'est donc qu'une facette des activités des marabouts. L'homme de religion représente aux yeux de la population « un homme à pouvoirs spéciaux, capable, par ses dons, d'influer sur le cours naturel des choses » (Hamès, 2001 : 90). La capacité de réciter le Coran de mémoire, qui donne le statut *hafiz,* procure notamment des pouvoirs particuliers. Le terme de marabout est également utilisé hors de ces deux acceptions, pour qualifier des pratiques d'intercession dans le monde invisible, l'intercesseur n'ayant pas toujours une grande connaissance du Coran. Cette confusion sémantique a été bien décrite pour les marabouts du Sénégal.

> *Le terme marabout a au Sénégal une grande extension. Il désigne les vrais marabouts, hommes savants, sages et pieux, dont la vie est consacrée à la prière et à l'enseignement ; les marabouts qui, sachant plus ou moins l'arabe, enseignent et soignent moyennant finances... ; enfin les marabouts, très nombreux aussi, qui n'ont aucune connaissance religieuse particulière, mais qui font commerce de soins, amulettes, conseils, prédictions.*
>
> (Ortigues & Ortigues, 1984 : 217)

Entre les marabouts correspondant à la figure religieuse idéale et les charlatans n'ayant aucune connaissance particulière du Coran, distinguer les vrais des faux n'est pas si simple qu'il y paraît, dans des contextes où « les pouvoirs religieux sont indissociables de pouvoirs politiques et économiques » (Fassin, 1992 : 73). La reconnaissance sociale d'un marabout répond en effet à divers critères autres que la seule connaissance du Coran (origine familiale, humilité, redistribution des richesses…) qui n'aboutissent pas à des mécanismes de reconnaissance unanime. Le terme marabout est aussi utilisé pour désigner des pratiques magiques de connotation ambivalente, qui ne sont pas toujours reconnues licites par l'islam.

Les guérisseurs et leurs références à l'islam

Tandis que le terme de marabout recouvre des pratiques hétérogènes dans leurs rapports à l'orthodoxie musulmane sunnite, la distinction entre marabouts et guérisseurs n'est pas facile à établir. Un mode de distinction pourrait être de considérer que la thérapeutique est l'activité principale du guérisseur, activité pour laquelle il fait référence à l'islam et utilise des savoirs coraniques. Cette distinction est néanmoins fragile, sachant que de nombreux guérisseurs revendiquent d'être marabouts, et que la spécialisation thérapeutique n'est pas exclusive d'autres interventions maraboutiques. Il faut cependant noter que la distinction entre marabout et guérisseur est plus opérante en milieu maure. En effet, une part non négligeable de guérisseurs maures, spécialisés sur des thérapeutiques s'appuyant sur des sources écrites relatives à une médecine des humeurs, excluent les pratiques maraboutiques (Dubié, 1937). De plus, les marabouts maures fournissent des protections ou des remèdes coraniques, prennent en charge des maladies mentales, mais utilisent plus rarement des remèdes à base de plantes. La frontière entre les catégories de guérisseur et de marabout demeure néanmoins poreuse, les guérisseurs évoluant dans des environnements saturés de symboles et de significations religieuses. Certains savoirs thérapeutiques sur les usages de plantes, par exemple, s'appuient sur des interprétations coraniques.

La référence à l'islam se retrouve chez tous les guérisseurs rencontrés, bien que tous ne soignent pas « sur » le Coran, c'est-à-dire, par des usages ésotériques ou magiques de ses versets. Elle se manifeste notamment par la mise en avant, dans les lieux de consultations, d'images (photos de Cheikh de confréries soufies, de jeunes femmes priant à la Mecque, etc.) et d'objets (Corans, chapelets) faisant référence à l'islam ou aux confréries. La référence à l'islam semble incontournable, consubstantielle à la légitimité des pratiques thérapeutiques. Les symboles utilisés sont cependant loin d'être homogènes : certains objets évoquent un islam orthodoxe, d'autres des courants confrériques plus empreints de mysticisme. Dans le cabinet d'un guérisseur *haal pulaar*, nous distinguons des chapelets ainsi que des photos de Cheikh soufis. Dans la clinique d'un guérisseur maure, c'est le Coran, représenté avec des objets d'artisanat, qui est mis en avant au milieu d'une grande bibliothèque : des versets coraniques encadrés sont accrochés au mur, un coffret pour ranger le Coran est posé sur le bureau.

Au travers des discours sur les pratiques thérapeutiques, nous distinguons également plusieurs manières de faire référence à l'islam et au Coran.

> *En tant que musulman, je peux toujours soigner au nom de Dieu, je peux prononcer son nom au moment de faire le traitement. Le matin, lorsque je viens ici, je lis le Coran pour moi et pour la clinique, mais pas pour des patients personnellement. Je ne suis pas marabout, je ne soigne pas sur le Coran. Mes connaissances reposent sur les plantes.*
>
> (Guérisseur maure)

> *Dieu a dit qu'avec le Coran, avec telle chose tu peux soigner telle maladie. [...] Parce qu'Il a dit que chaque arbre il avait avec quelque chose qui allait avec le Coran. Si tu vois un guérisseur traditionnel qui ne mélange pas avec le Coran, cela veut dire qu'il ne connaît pas le maraboutage. Il y a beaucoup de gens ici qui connaissent les herbes. Mais ils ne connaissent pas tout ce qui est secret en Coran.*
>
> (Guérisseur pulaar)

Au travers des entretiens, nous remarquons que les guérisseurs maures s'affirment comme musulmans, considèrent l'islam comme un cadre réglementant leurs pratiques, sans pour autant mentionner des usages du Texte pour soigner. Ceux-ci ne soignent pas « sur » le Coran, contrairement aux guérisseurs *haalpulaaren* s'étant exprimés sur la question. En milieu maure, les pratiques thérapeutiques magiques sont taboues, chacun affichant une orthodoxie religieuse. Les incantations « blanches » du Coran, *khima bayda*, qui ne sont efficaces qui si leur exécutant, pieux, possède la *baraka*, sont distinguées des incantations « noires », *khima kahla*, qui correspondent à des formules et procédés magiques (El Bara, 2007). Cependant, si les activités magiques « sont officiellement plus souvent condamnées chez les Maures, elles n'en sont pas moins répandues » (De Chassey, 1982[1977]).

Protéger ou soigner « sur » le Coran nécessite d'avoir une connaissance ésotérique de ses versets. Le travail réalisé sur le Coran afin d'en tirer des « usages talismaniques » a été documenté par C. Hamès (2001, 2007, 2008). Dans ces usages, le Texte n'est jamais utilisé sous sa forme brute, il fait l'objet d'un travail de transformation intervenant sur sa forme et ses significations.

> *C'est le cas des très nombreux noms de la divinité qui sont soumis, à travers l'écriture, à des manipulations graphiques et numériques diverses. [...] À un deuxième niveau, l'emploi, tout aussi récurrent, du texte coranique lui-même fait l'objet d'un "travail » magique qui s'exprime par de multiples procédés d'ordre linguistique, graphique, numérique. Fondamentalement, le texte est dépouillé de son acception religieuse habituelle et « préparé ». Le mécanisme central à l'œuvre s'attache à déconnecter le texte coranique de son sens religieux pour ne lui laisser que son sens ordinaire, commun, de langage de tous les jours. Ce procédé de décontextualisation, associé à d'autres (coupures, inversions, sélections, agglutinations, répétitions, mises en scène*

graphiques, montages, etc.) transforme le Coran liturgique en Coran talismanique efficace.

(Hamès, 2007 : 88-89)

Une autre utilisation courante du Coran pour soigner est la « dilution » des écrits coraniques. Soit les marabouts conservent l'eau de lavage d'une tablette sur laquelle des versets coraniques ont été écrits, soit ils laissent tremper des papiers sur lesquels figurent des écrits coraniques. Les remèdes ainsi constitués, pour protéger ou soigner, peuvent être administrés en breuvage ou pour se laver, ou même mélangés à des aliments, parfois à l'insu du mangeur. Les versets sont aussi utilisés pour charger spirituellement les traitements tels que les décoctions de plantes. Chez les *haalpulaaren*, l'usage des plantes, qui dépend de vertus magiques qui y sont associées (Tall, 1984), est souvent accompagné de la récitation de versets ou de formules magiques, *cefi*. Les incantations ont lieu aux moments des préparations, le marabout concluant en soufflant ou crachant pour transmettre sa *baraka*. Les fluides corporels, le souffle et la salive sont en effet considérés comme substances transmettant la *baraka* ou le charisme spirituel (Schmitz, 2000). Outre ces usages courants et documentés par la littérature, certains guérisseurs nous ont confié d'autres usages du Coran dans leurs pratiques thérapeutiques, qui témoignent d'une certaine créativité dans un contexte de mélange des registres (Pordié & Simon, 2013).

Pour les maux des dents, par exemple, j'ai appris par moi-même : j'écris des versets du Coran dans le sable et je fais neuf petits trous, et il faut uriner dans chaque trou. Je mets le poing et je tape. Chaque personne est représentée par un trou. Je les tape un par un, et avant d'atteindre le neuvième, la personne doit guérir. C'est comme dans la médecine moderne où chacun a son groupe sanguin.

(Guérisseur pulaar)

Notons que ce genre de pratiques originales, généralement associé aux marabouts *négro-mauritaniens*, existe également en milieu maure (El Bara, 2007).

La référence à des « traditions » plurielles

Du côté de l'offre de soin des guérisseurs, on observe une diversité de pratiques thérapeutiques, qui tient notamment à la diversité des « traditions » auxquelles les guérisseurs se réfèrent. D'un point de vue anthropologique, ces « traditions » ne sont pas exemptes de métissages, d'emprunts et d'évolutions, et constituent plutôt des faisceaux d'influences culturelles. Les guérisseurs sont issus des divers groupes qui composent la société mauritanienne, mais on rencontre également des guérisseurs émigrés de pays étrangers tels que le Mali et le Niger. Ces guérisseurs puisent, non exclusivement, dans le registre de savoirs apparentés à leurs langues et cultures. Ces savoirs sont conçus comme savoirs ancestraux transmis par apprentissage de génération en génération ou relevant d'une transmission dite héréditaire. Entre guérisseurs ayant des appartenances culturelles diverses, les pratiques thérapeutiques divergent, tout en partageant certains modes d'interprétation de la maladie, certaines modalités thérapeutiques ou encore, certains usages de plantes.

Savoirs thérapeutiques et « médecine savante » en milieu maure

En milieu maure, la répartition des savoirs thérapeutiques est marquée par l'existence de grandes familles de guérisseurs *bidân*, spécialisées et reconnues dans l'ensemble du pays (Dubié, 1937 ; Fortier, 2000). Ces familles revendiquent l'héritage d'une « médecine traditionnelle » et « savante », prenant source dans la médecine hippocratique, basée sur la théorie des humeurs. Selon la théorie des humeurs, la santé d'un individu dépend de l'équilibre entre les quatre humeurs que sont la bile jaune (froid et humide), le flegme (froid et humide), le foie et le sang (chaud et humide), et la bile noire ou l'atrabile (froid et sec). Chaque individu a son propre tempérament et la proportion des humeurs peut se déséquilibrer en fonction de facteurs internes, et externes tels que l'alimentation ou le climat, entraînant la maladie. Ces guérisseurs lettrés s'appuient sur l'héritage grec et les écrits anciens de Galien, Platon, Hippocrate ou Avicenne (Dubié, 1937 ; Wedoud Cheikh, 2014). Originaires des diverses *wilayas* du pays, ces grandes familles maures sont particulièrement réputées pour leurs savoirs thérapeutiques, et spécialisées dans le traitement de certaines affections. Les principales familles incarnant cette « médecine savante » sont les familles *Adje, Awfa, Bah, Maqhari*. Ces familles ont toutes ouvert de luxueuses cliniques à Nouakchott. Elles revendiquent un savoir transmis de génération en génération, parfois avec le support d'écrits rédigés par d'illustres ancêtres. Ainsi, la famille Awfa s'appuie sur la retranscription des enseignements d'Awfa Mohamed Awfa (Abou Bekrin, 1937). D'autres guérisseurs jouissent d'une certaine réputation, mais ces grandes familles de guérisseurs, s'appuyant sur une reconnaissance historique de leurs savoirs « héréditaires », sont le plus souvent citées en exemple.

Cette « médecine savante » privilégie l'usage de plantes : feuilles, fruits, racines, et parfois écorces des jeunes arbustes (Mohamed Vall, 2009). L'usage de certaines plantes relève de la « théorie de la signature », c'est-à-dire l'idée selon laquelle l'aspect de la plante renseigne sur son utilité. Les plantes sont souvent réduites sous forme de poudres, diluées dans l'eau de boisson ou ajoutées à l'alimentation, ou utilisées sous forme de décoctions. Souvent, plusieurs plantes sont utilisées en association. La gomme arabique est fréquemment employée dans les préparations à base de plantes. Le séné est une des plantes les plus fréquemment utilisées, notamment visant la purge de l'organisme, et en traitement des constipations. Les guérisseurs maures assortissent fréquemment leurs traitements de recommandations s'agissant de l'alimentation, et prescrivent des régimes particuliers (Dubié, 1937). Impliquées dans l'équilibre des humeurs, l'alimentation et la digestion occupent une place centrale dans les conceptions thérapeutiques (Fortier, 2000).

> *C'est que le traitement est en même temps une alimentation. C'est une cuisine au sens où c'est quelque chose d'agréable à manger. Ces aliments qui donnent un goût agréable à l'alimentation, ce sont des traitements de médecine traditionnelle. Le blé, le maïs, tout cela nous en faisons des traitements ici.*
>
> (Guérisseur maure)

Outre les préparations à base de plantes, les massages sont utilisés, notamment par la famille Bah, ainsi que les « ventouses »[13] et les scarifications. Les grandes familles de guérisseurs maures mettent en avant leurs savoirs ancestraux empiriques s'agissant de phytothérapie, s'affirmant comme thérapeutes, *tradithérapeutes* ou encore, *médecins traditionnels*. Se distinguant des pratiques des marabouts-guérisseurs, ils se défendent d'avoir recours au maraboutage. Ces familles bénéficient d'un grand prestige social, et trouvent les moyens d'ouvrir des cliniques prospères à Nouakchott. Outre ces grands noms de guérisseurs maures, de nombreux guérisseurs, lettrés ou non, proposent plus modestement leurs services (Dubié, 1937). Les pratiques de ceux-ci peuvent mêler pratiques thérapeutiques par les plantes et guérisons par le Coran.

En milieu maure, de nombreuses femmes sont guérisseuses (Thouzery & Mohamed Vall, 2011). Il s'agit malheureusement d'un aspect sur lequel nous n'avons pas recueilli de données, sachant que nos interlocuteurs nous ont spontanément orientés vers les guérisseurs des « grandes familles ». Cette élision est bien significative du statut des guérisseuses, dont les savoirs sont tournés vers les soins des femmes et des enfants, et qui ne bénéficient que d'une moindre reconnaissance sociale, cantonnée aux milieux féminins. Comparativement à leurs homologues masculins, les guérisseuses se spécialisent difficilement ; leurs pratiques thérapeutiques sont plus confondues avec leurs rôles familiaux de mères, grand-mères et tantes. Dans des espaces thérapeutiques de plus en plus concurrentiels, les femmes guérisseuses sont davantage précarisées (Pordié & Simon, 2013). Elles ne sont pas ou peu représentées dans les grandes cliniques et dans les opérations médiatiques visant à promouvoir la « médecine traditionnelle ».

Guérisseurs et savoirs thérapeutiques en milieu *haal pulaar*

L'organisation des savoirs thérapeutiques, en milieu *pulaar*, présente certaines spécificités, notamment s'agissant de la répartition sociale des savoirs thérapeutiques. L'attribution de savoirs et pouvoirs thérapeutiques aux diffé-

[13] Les ventouses sont réalisées avec des verres à thé, dans lesquels on fait consumer une allumette jusqu'à étouffement, puis que l'on applique sur la peau : se produit alors un effet de succion.

rentes strates sociales ou castes est relevée dans la vallée du fleuve (Wane, 1969 ; Tall, 1984), et en milieu peul dans d'autres régions (Dupire, 1970 ; Epelboin, 1983 ; Vidal, 1990 ; Fassin, 1992 ; Le Marcis, 2001). Nous avons la chance de pouvoir nous référer au travail approfondi d'E. K. Tall (1984), qui a réalisé une monographie de l'offre de soin à Cubalel, village *pulaar* de la vallée du fleuve, côté Sénégalais. L'anthropologue a distingué plusieurs types de guérisseurs : *cerno*, le marabout ; *ɓileejo*, le contre-sorcier ou guérisseur ; *jom lekki*, celui qui possède des remèdes et *moccowo*, le panseur. Ses descriptions montrent comment les savoirs thérapeutiques se répartissent, en fonction des différentes strates sociales. À la classe noble et maraboutique des *toorooɓe*, qui s'impose en haut de la hiérarchie, sont attribués des pouvoirs de guérison fondés sur la connaissance du Coran. Les *subalɓe,* c'est-à-dire les pêcheurs, sont craints pour les pouvoirs offensifs qu'ils détiennent. Ils connaissent les génies du fleuve et possèdent *ganndal maayo*, le savoir du fleuve. Les formules magiques qu'ils détiennent, *cefi*, sont jugées particulièrement puissantes (Sow, 1982). Ils sont réputés pour enlever les arêtes coincées dans la gorge, ou encore soigner les piqûres d'animaux rampants. Les *fulɓe* ou nomades sont considérés pour leur grande connaissance des plantes, mais aussi pour leurs pouvoirs de sorcellerie (Ciavolella, 2008). Les groupes statutaires plus dépréciés des *nyeenyɓe*, artisans, et les *maccuɓe*, esclaves, détiennent également des savoirs thérapeutiques. Aux artisans, on attribue des pouvoirs thérapeutiques spécifiques, chaque activité nécessitant notamment la connaissance de formules magiques particulières pour se protéger. Ainsi, le *baylo*, forgeron, a le pouvoir particulier de panser les brûlures. La qualité des savoirs reconnus dépend donc des statuts sociaux : les marabouts sont issus des lignages *tooroobe* ; les guérisseurs, *wileeɓe*, sont nombreux parmi les pêcheurs ; tandis qu'aux esclaves, *maccuɓe,* ne sont reconnus que des savoir-faire dénués de symboles et de statut, comme cautériser, percer un abcès ou inciser.

Une décennie plus tard, dans le contexte urbain de Pikine au Sénégal, les descriptions de D. Fassin (1992) révèlent une offre de soin « traditionnelle » marquée par l'opposition entre les deux principales figures thérapeutiques en milieu peul, d'une part *cerno* (marabout) et d'autre part *ɓileejo* (guérisseur). L'un incarne le savoir blanc et islamique, *ganndal ndanewal,* tandis que l'autre incarne le savoir noir et traditionnel, *ganndal balewal*. Énumérant tous les profils d'individus possédant un savoir thérapeutique à Pikine, D. Fassin, à la suite d'E. K. Tall, montre « combien le savoir est partagé, diffus, omniprésent » (1992 : 71). Dans le contexte urbain de Nouakchott, notre enquête révèle une répartition des savoirs et des pouvoirs thérapeutiques quelque peu différente de celle décrite par E. K. Tall trois décennies plus tôt en milieu rural. Les savoirs thérapeutiques techniques, qui relevaient de spécialisations des *nyeenyɓe* et *maccuɓe,* semblent avoir disparu, probablement supplantés par les pratiques biomédicales, notamment le travail infirmier. Les différentes catégories *pulaar* de guérisseurs (*cerno*, *ɓileejo*, *jom lekki*, *moccowo*) semblent relativement dissoutes, et l'on observe plutôt nombre de marabouts-guérisseurs, qui composent leurs pratiques en puisant dans les divers registres thérapeutiques : guérison sur le Coran, réalisation de talismans à partir de cordelettes nouées appelés *piɓol*, usages de plantes médicinales. Bien que l'on retrouve l'opposition entre savoirs noirs et blancs, les pratiques thérapeutiques de ces marabouts-guérisseurs apparaissent mixtes et composites.

Plusieurs auteurs ont décrit le phénomène de la multiplication des marabouts-guérisseurs dans le contexte des grandes villes d'Afrique de l'Ouest (Dozon & Sindzingre, 1986 ; Fassin, 1992 ; Dorier Apprill, 1995). Jouant sur l'anonymat d'une installation en ville, ces « nouveaux guérisseurs » (Pordié & Simon, 2013) peuvent se construire une réputation sans avoir été reconnus dans leur village d'origine. Dans un environnement urbain concurrentiel, les guérisseurs se sont adaptés en privilégiant la diversification de leurs pratiques et la multiplication de leurs références, plutôt que la spécialisation, puisant dans les registres culturels de leurs voisins maures, wolofs ou soninkés, et prétendant guérir un nombre toujours plus grand de maladies. En addition des savoirs qui leur auraient été transmis de manière héréditaire, ces marabouts-guérisseurs revendiquent d'avoir enrichi leurs savoirs par eux-mêmes, parfois via des supports modernes tels qu'Internet. D'autre part, alors que les contours des relations sociales de castes évoluent dans divers secteurs de la vie sociale *haalpulaaren* (Kamara, 2001 ; Leservoisier, 2008), les pratiques thérapeutiques tendent à se dissocier de la stratification sociale par castes.

Outre la multiplication de ces marabouts-guérisseurs éclectiques, les savoirs thérapeutiques des *haalpulaaren* demeurent sous forme diffuse dans la société, sauvegardés notamment par les femmes. Celles-ci partagent et se transmettent des savoirs leur permettant de protéger et soigner dans l'espace domestique, notamment leurs enfants, mais aussi certaines affections spécifiquement féminines. Pour protéger leurs enfants, les jeunes mères sont conseillées par leurs mères, belles-mères et tantes, dès leur grossesse, afin d'adopter un ensemble de comportements permettant de prévenir les attaques de génies ou de sorciers, la mauvaise langue et le mauvais œil. Pour soigner les maladies de leurs enfants, elles apprennent au fil de leur vie un ensemble de remèdes à base de plantes, souvent associés à la récitation de formules magiques, *cefi*, ou de versets coraniques. Cet apprentissage se fait notamment à l'occasion des maladies de leurs enfants. Ainsi, les femmes âgées ayant une large progéniture sont réputées pour connaître le mieux ces remèdes. Parmi ces femmes âgées, certaines acquièrent un statut plus affirmé de *yummum sukaaɓe* (mère des enfants). Leur statut s'apparente parfois à celui d'accoucheuses traditionnelles (Bâ, 1976). Elles sont alors sollicitées de manière privilégiée et dans un environnement plus large comme conseillères s'agissant de la santé et de la « protection » des enfants.

Les remèdes domestiques des femmes recoupent les savoirs thérapeutiques des marabouts-guérisseurs, dont elles constituent, par ailleurs, la principale clientèle, ce qui favorise l'entretien de conceptions et savoirs communs. Cependant, une même préparation à base de plante sera davantage « mystifiée » et associée à un pouvoir thérapeutique particulier si elle émane d'un marabout-guérisseur que si elle est conseillée par une vieille femme. Comme nous l'avons évoqué s'agissant des guérisseuses maures, les savoirs thérapeutiques des femmes sont relativement peu valorisés. L'instabilité lignagère des femmes contribue à dévaloriser leurs savoirs (Fassin, 1992 ; Le Marcis, 2001). La gratuité, l'invisibilité et la banalisation des savoirs thérapeutiques féminins ont par ailleurs fait l'objet de nombreux travaux sur d'autres continents (Saillant, 1992 ; Cresson, 1993 ; Cresson, 1995 ; Crochet, 2000). Lorsqu'ils sont mis en œuvre par les femmes, les savoirs thérapeutiques sont davantage associés à la sphère domestique, dans les registres des soins maternels ou de la préparation culinaire. Signe de cette contiguïté, les femmes nouakchottoises se procurent des plantes médicinales sur les marchés à quelques pas voire sur le même étal que les ingrédients pour cuisiner. Les plantes destinées à des problématiques de santé féminine – fécondité, troubles urinaires, lubrification vaginale – figurent au milieu d'étals proposant des apparats de séduction dont certains sont explicitement évocateurs de la sexualité : ceintures de perles, encens, sous-pagnes. Ces mêmes étals proposent de manière plus ou moins dissimulée des médicaments importés visant le blanchissement de la peau ou la prise de poids.

Les autres figures de guérisseurs à Nouakchott

La pluralité de l'offre de soin des guérisseurs ne se limite pas aux guérisseurs maures et *pulaar*. Les populations wolofs et soninkés disposent elles aussi de savoirs et de thérapeutiques se référant par certains aspects à des traits culturels spécifiques, que nous n'avons malheureusement pas documentés. Par ailleurs, des guérisseurs originaires de pays étrangers tels que le Sénégal, le Mali ou le Niger sont présents dans l'espace urbain. Ils sont notamment une dizaine à s'être installés dans une ruelle longeant la polyclinique, sous de simples toiles de tente. Étrangers et précaires, ils sont à la fois craints et dépréciés par les Mauritaniens, qui les considèrent comme des charlatans ou des faiseurs de *gris-gris*. Ils sont régulièrement délogés par la police, mais se réinstallent toujours. Aussi sont-ils particulièrement méfiants et difficiles à approcher.

Ces guérisseurs utilisent des plantes, mais leurs pratiques sont surtout tournées vers la divination, la sorcellerie et les protections magiques. Ils proposent de lire l'avenir avec des cauris, exposent de nombreux talismans sous leur toile de tente. On trouve notamment des talismans pour enfant composés de trois éléments : le premier contient une graine contre le mauvais œil ; le second, un coquillage pointu permettant à l'enfant de percer ses dents sans en souffrir ; le troisième, des poils d'origine animale protégeant des sorciers.

POSITIONNEMENTS THÉRAPEUTIQUES ET SOCIAUX

Avec la description des pratiques thérapeutiques, nous avons évoqué la diversité des liens entre les statuts sociaux de guérisseurs, leurs savoirs thérapeutiques et la reconnaissance sociale dont ils font l'objet. Interrogeons à présent les positionnements des guérisseurs dans l'offre de soin et notamment vis-à-vis de la biomédecine.

La « revalorisation de la médecine traditionnelle »

L'idée de promouvoir les « médecines traditionnelles » est présente dans les discours des instances internationales depuis plusieurs décennies. En 1978, la Déclaration d'Alma Alta prévoyait, « s'il y a lieu », la participation des « praticiens traditionnels » à l'offre de soin de santé primaire. Par la suite, avec la parution de la *Stratégie de l'OMS pour la médecine traditionnelle 2002-2005* (Organisation Mondiale de la Santé, 2002), de nombreux gouvernements africains ont intégré à leurs politiques de santé des stratégies de promotion de la « médecine traditionnelle ». En Mauritanie, il n'existe pas de législation s'agissant de cette intégration, mais les pratiques des guérisseurs sont dans l'ensemble tolérées, mis à part celles des guérisseurs étrangers qui sont identifiés comme charlatans et sont régulièrement délogés par la police. Ces dernières années, le gouvernement mauritanien a fait plusieurs gestes envers les « tradipraticiens », avec la reconnaissance officielle de l'Association des tradipraticiens mauritaniens en 2003, ainsi que l'organisation d'ateliers de réflexion sur la « médecine traditionnelle » en Mauritanie, avec le soutien de certaines organisations non gouvernementales. Par ailleurs, la perspective de production de médicaments traditionnels améliorés a été évoquée dans la Politique Pharmaceutique Nationale.

Au vu de la diversité des pratiques thérapeutiques décrites pour la Mauritanie, notons comment, d'emblée, l'idée de promouvoir « la » médecine traditionnelle s'avère périlleuse. L'absence de définition préalable dans les politiques de revalorisation de « la médecine traditionnelle » en Afrique a rapidement été pointée du doigt par les anthropologues, notamment J.-P. Dozon (1987). Dans ce contexte, le risque est important de voir le gouvernement et la coopération internationale distinguer selon des valeurs ou idéologies dominantes, ce qui relève de la médecine traditionnelle et ce qui n'est que du « charlatanisme ». Pour la Mauritanie, force est de constater que ce sont principalement les grandes familles de thérapeutes maures, notamment au travers de l'Association des tradipraticiens mauritaniens, qui ont su s'engager dans des processus de valorisation, d'intégration et de reconnaissance, renforçant leur prééminence sociale. Ceci s'opère de manière d'autant plus insidieuse que les politiques, organisations non gouvernementales, ainsi que de nombreux médias reprennent en boucle l'expression selon laquelle « la » médecine traditionnelle intègre les savoirs traditionnels « arabo-berbères » et « négro-mauritaniens ». Ainsi, lorsque l'ethnobotaniste M. Thouzery écrit que « la médecine traditionnelle maure est, à l'image de la Mauritanie, fruit des influences arabes de l'Afrique du Nord et de celles de la culture négro-mauritanienne » (Thouzery, 2011), il n'a pas tort en ce sens que les pratiques thérapeutiques des Maures ont été influencées par les savoirs thérapeutiques issus des cultures négro-mauritaniennes. Cependant, considérer que « la médecine maure » recouvre à elle seule « la » médecine traditionnelle en Mauritanie, « écrase », sous couvert d'unité nationale, les spécificités culturelles des pratiques thérapeutiques des autres groupes sociolinguistiques. Il y a là, en substance, une problématique qui traverse de nombreuses revendications, et l'analyse du sociologue A. Sow (2009) sur les « droits culturels des Négro-Mauritaniens ». Nous aurions tort cependant de réduire la problématique du statut des guérisseurs à une opposition ethnique. Nombre de guérisseurs maures illettrés, dont les pratiques sont remarquablement variées d'une région rurale à l'autre (El Bara, 2007), n'obtiennent pas plus de reconnaissance institutionnelle que leurs homologues *négro-mauritaniens*.

Lorsqu'on examine le contenu des pratiques thérapeutiques, on comprend que celles des guérisseurs maures de grande famille obtiennent plus aisément reconnaissance dans le cadre d'actions de « revalorisation de la médecine traditionnelle » qui visent à inscrire les pratiques thérapeutiques dans des paradigmes expérimentaux. La *Stratégie de l'OMS pour la médecine traditionnelle 2002-2005* (2002) préconise en effet « l'usage rationnel » et « basé sur les preuves » de la médecine traditionnelle. Or, si les études pharmacologiques des plantes entrent facilement dans ce paradigme, les dimensions religieuses ou mystiques des pratiques thérapeutiques, en revanche, s'y inscrivent beaucoup plus difficilement (Dozon, 1987 ; Gruénais & Mayala, 1988). Les guérisseurs spécialisés des grandes familles maures privilégiant l'usage des plantes et des régimes alimentaires, la reconnaissance de leurs pratiques thérapeutiques s'opère plus aisément. Leurs pratiques thérapeutiques sont pourtant loin, nous l'avons vu, d'être exemptes de significations religieuses. Bien que leurs savoirs soient en grande partie tirés d'expériences empiriques non scientifiques, le fait qu'ils s'appuient sur des traditions écrites leur permet de se distinguer des guérisseurs *négro-mauritaniens* dont l'apprentissage relève généralement de la seule transmission orale. Ces guérisseurs, issus d'une élite sociale, sont familiers des différents systèmes de normes en présence, et savent mettre en avant l'aspect empirique de leurs pratiques thérapeutiques. Promouvant une médecine traditionnelle « savante », l'Association des tradipraticiens mauritaniens occupe le devant de la scène avec la valorisation d'une médecine traditionnelle dont ils ont réussi à imposer une certaine image, construite nonobstant la diversité des guérisseurs. De leur côté, les représentants des organismes internationaux font la sourde oreille aux significations religieuses qui imprègnent ces thérapeutiques, comme s'il ne s'agissait que d'un enrobage n'intervenant pas sur leur rationalité.

Les guérisseurs face à la biomédecine

L'évolution des pratiques thérapeutiques et les stratégies de légitimation des guérisseurs sont autant de signes des rapports de force et enjeux sociaux traversant l'offre de soin (Fassin & Fassin, 1988). La manière dont les guérisseurs se positionnent vis-à-vis de la biomédecine est notamment significative de leur précarisation et de la mise en concurrence avec un autre système de normes (Tonda, 2001 ; Hardon *et al.*, 2008 ; Pordié & Simon, 2013). Dans le milieu urbain de Nouakchott, les pratiques thérapeutiques des guérisseurs sont manifestement en cours d'évolution, avec des emprunts notoires à la biomédecine, comme ailleurs observés (Fassin, 1992 ; Tonda, 2001 ; Pordié & Simon, 2013).

Influences et emprunts à la biomédecine

S'agissant de l'adoption de termes biomédicaux par les guérisseurs, nous trouvons, en premier lieu, les noms de maladies empruntés à la biomédecine. Ceux-ci ponctuent les propos des guérisseurs, qui en connaissent approximativement le contenu sémantique. Nous pouvons notamment identifier l'utilisation de catégories médicales au travers des « listes des maladies traitées », que certains guérisseurs établissent. Notons d'emblée que la démarche consistant à lister les maladies pour promouvoir ses activités thérapeutiques est caractéristique d'une autopromotion des guérisseurs.

> *Arrêts spermiques, hémorroïdes, problèmes sexuels, rhumatismes, asthme, ulcères, diabète, hypertension, parasites, sinusites, cancers, maigrir, mauvais rêves, toxicomanie, maux de cœur, maux de dents, maux de reins, maux de ventre, diarrhées, constipations, chaude pisse, gros sexe, bonne chance, protections contre accident […], marque de protection, voyance*
>
> (Document personnel, guérisseur *pulaar*)

> *Traitements des maladies : lourdeur des jambes, varices, parasitoses, diabète, fièvre jaune, asthme, œdèmes, lumbago, maux dentaires, hémorroïdes, infertilité féminine, avortements répétés, amaigrissement corporel, personnes possédées, enfants urinant au lit*
>
> (Enseigne publique, guérisseur sérère)

La terminologie médicale est très présente, bien que soient mélangés, pêle-mêle, des noms de maladies comme le *paludisme*, de symptômes comme la *fatigue*, ou parfois d'organes comme la *vésicule biliaire*. Aux catégories médicales, s'ajoutent des catégories populaires telles que *chaude pisse*, dont certaines correspondent à des traductions de catégories nosologiques locales. D'autres items, encore, désignent des activités maraboutiques qui ne relèvent pas exclusivement de la santé : *personnes possédées*.

Outre les noms de maladies, les guérisseurs empruntent des termes médicaux pour qualifier leurs pratiques : « docteur », « clinique », ou encore « diagnostic » sont couramment employés. Il s'agit de faire référence à un paradigme scientifique, comme sur cette enseigne d'une clinique maure précisant faire de la « recherche scientifique et sensibilisation » ; ou sur la plaquette de présentation d'une clinique où l'on peut lire que « la médecine traditionnelle s'appuie, après la bénédiction de Dieu, sur des réalités scientifiques et des expériences médicales ». L'introduction de ces termes biomédicaux engage des stratégies de valorisation diversifiées, qui traduisent aussi l'influence des organisations internationales *via* la revalorisation de la « médecine traditionnelle ».

Du côté de l'organisation de l'activité thérapeutique et des objets, nous observons, dans les « cliniques traditionnelles », des emprunts flagrants au fonctionnement des établissements sanitaires. Ces cliniques disposent d'une salle d'attente à part, avec une secrétaire qui distribue des tickets d'encaissement. Les appareils tels que le stéthoscope, le thermomètre et le tensiomètre sont posés sur le bureau. Ces adaptations s'accompagnent de processus de professionnalisation des pratiques thérapeutiques qui peuvent s'exprimer par des spécialisations dans le traitement de certaines maladies, l'installation dans des espaces d'exercices spécialisés, l'organisation des temps de travail autour d'horaires fixes et la tarification de la consultation. Cette professionnalisation ne s'opère néanmoins qu'à petite échelle. Au-delà du mimétisme, certains guérisseurs vont plus loin dans leur rapprochement avec le système de santé. Le psychiatre mauritanien A. Dia témoigne de l'activité de guérisseurs s'appuyant sur leur appartenance à de grandes familles de thérapeutes pour se réclamer des compétences biomédicales, prescrivant des ordonnances que les pharmacies délivrent, que les autorités sanitaires tolèrent pour éviter les scandales entre familles et tribus (Dia, 2008). Parmi les guérisseurs que nous avons rencontrés, deux en particulier articulaient leurs pratiques avec le système biomédical, s'estimant compétents s'agissant de la médecine moderne. Ils avaient recours à des analyses en laboratoire, pour éclairer leurs pratiques, et prescrivaient régulièrement des médicaments modernes en complément des traitements traditionnels. Ces pratiques métisses constituent des champs d'innovation thérapeutique néo-traditionnels faisant éclater le dualisme médecine traditionnelle *versus* médecine moderne (Tonda, 2001). Les emprunts aux pratiques de soins médicalisées s'opèrent cependant par touches, sans modifier ni la référence à des modèles interprétatifs irrationnels d'un point de vue scientifique ni la référence à des systèmes de valeurs particuliers tels que la transmission « héréditaire » des savoirs.

La « médecine traditionnelle » comparée à la « médecine moderne »

Plus généralement, les guérisseurs rencontrés font référence à la biomédecine en comparaison de leurs pratiques thérapeutiques. Cela est significatif de la manière dont ils se positionnent et se pensent dans le contexte d'une offre de soin plurielle.

La « médecine traditionnelle » est pensée en termes d'ancienneté et d'antériorité. Le fait que les guérisseurs parlent de « médecine traditionnelle » et de « médecine moderne » est d'ailleurs significatif du fait qu'ils pensent leurs pratiques thérapeutiques dans un rapport temporel d'antériorité avec la biomédecine. Les guérisseurs aiment rappeler que la « médecine traditionnelle » constituait avant l'introduction de la « médecine moderne » la seule manière de se soigner, et qu'elle a permis aux humains de traverser les siècles. Cet argument est employé pour valoriser et légitimer des pratiques thérapeutiques considérées comme le prolongement de cette « médecine traditionnelle ».

> *Avant lorsque j'étais plus jeune, il n'y avait pas tout ce qu'il y a aujourd'hui, les femmes, durant leur grossesse, elles n'avaient pas de consultations, mais elles n'étaient pas aussi malades. Elles ne se soignaient qu'avec les plantes qu'on utilisait et tout ça. Et maintenant qu'il y a les traitements, il y a trop de maladies, les gens sont souvent malades.*
>
> (Guérisseuse wolof)

Les propos de cette guérisseuse illustrent comment certains s'attachent à démontrer qu'il est possible de se passer de la médecine moderne, sachant que leurs ancêtres s'en sont toujours passés. D'autres soulignent une certaine utilité de la biomédecine et sa complémentarité avec les « médecines traditionnelles ». Autre élément significatif, nous remarquons que les médicaments sont fréquemment pris comme point de comparaison des traitements « traditionnels ».

> *Je ne suis pas un médecin moderne, mais je reçois des gens qui ont des effets secondaires suite aux traitements médicaux, que je soigne ensuite avec les plantes. Parfois, certaines personnes viennent me voir directement par peur des effets secondaires.*
>
> (Guérisseur maure)

> *Mon jugement est simple. Certains ils ont des ordonnances, ils vont acheter les médicaments et ils n'ont pas de résultats. Et c'est à ce moment qu'ils viennent voir la maman et ils lui expliquent leurs problèmes. La maman elle donne des remèdes et généralement les gens se sentent mieux, dont c'est par rapport à ça que je vois que les médicaments des pharmacies n'ont pas l'efficacité de nos remèdes.*
>
> (Guérisseuse wolof)

Efficacité, effets secondaires, accessibilité financière, la comparaison des médicaments avec les traitements traditionnels tourne prestement en défaveur des médicaments. Les notices d'utilisation des médicaments sont, nonobstant les statistiques précisées, prises pour témoins d'effets secondaires dangereux. Ces propos doivent se comprendre dans le cadre d'un grand succès du médicament, symbole – de manière exacerbée en Afrique – de la « médecine moderne », dépassant largement le cadre du système de santé, via l'automédication et les réseaux de revente (Desclaux & Egrot, 2015). Outre la question cruciale des médicaments, la médecine moderne comme corpus de savoirs est également comparée aux savoirs « traditionnels ». La plupart des guérisseurs rencontrés reconnaissent une efficacité de la biomédecine pour certaines maladies, et des compétences aux professionnels de santé. Cependant, la biomédecine leur apparaît comme un savoir limité, qui ne permet pas de soigner toutes les maladies. Aussi prennent-ils de nombreux exemples où seule la « médecine traditionnelle » est en mesure de soigner des maladies qui tiennent en échec la biomédecine.

> *Il y a des maladies, l'hôpital ne peut rien faire. Ils ne savent pas seulement ce qu'ils étudient. Il y a beaucoup de zones que l'on soigne avec le Coran, et ça, il y en a beaucoup, beaucoup. [...] L'hôpital c'est bon. C'est très bon d'ailleurs. Mais n'oubliez pas notre soin traditionnel. [...] Il y a beaucoup de gens qui se soignent à l'hôpital, jusqu'à se fatiguer. C'est là que tous ils partent vers la médecine traditionnelle.*
>
> (Guérisseur *pulaar*)

Examinant leurs propos, nous remarquons que les limites désignées correspondent souvent aux domaines de prédilection des guérisseurs. Ainsi, les mères des enfants spécialisées dans le soin des maux de tête, des diarrhées et des hoquets, considèrent que ces maladies ne sont pas guérissables à l'hôpital. La famille Maqhari met l'accent sur leurs traitements de certains cancers incurables par cautérisation. Les marabouts-guérisseurs insistent, de leur côté, sur l'incapacité de la biomédecine à soigner les maladies relevant d'une cause invisible. Aussi prennent-ils pour exemple les cas où les professionnels de santé, confrontés à une maladie qui n'est pas naturelle, sont incapables de « voir » et de traiter la maladie. De leur point de vue, les médecins, limités à leurs techniques d'analyse qui ne concernent que le visible, devraient faire preuve d'humilité et orienter leurs patients vers la « médecine traditionnelle ». Ils affirment ainsi la valeur de leurs savoirs en rapport avec des dimensions secrètes et électives, *safaare ɓaleeɓe*. En somme, les guérisseurs se pensent certes en référence à la biomédecine, mais selon leurs propres valeurs, qui aboutissent immanquablement à la supériorité de la « médecine traditionnelle ». Ainsi, l'ancienneté des savoirs prévaut par rapport à l'expérimentation récente, la naissance dans une famille de guérisseurs est plus décisive que la formation, et les savoirs partagés des sciences sont perçus, par opposition aux savoirs secrets, comme savoirs communs sans grandes valeurs.

Le traitement des maladies infantiles

S'agissant du soin des enfants, et notamment des plus jeunes, les guérisseurs paraissent plus hésitants à affirmer leurs compétences, et indiquent orienter, davantage que pour les patients en général, vers les structures biomédicales. Les positionnements s'agissant de la pertinence de la « médecine traditionnelle » pour les enfants sont contrastés. Les guérisseurs articulent diversement les représentations de leurs pratiques thérapeutiques à des conceptions générales selon lesquelles les enfants sont plus fragiles et vulnérables que les adultes.

> *Un enfant quand il est petit, il pleure, il a du mal à faire ses besoins naturels, il ne peut pas parler, il ne peut pas dire où il a mal. Mais moi quand il arrive, je vois ce qu'il a, directement je donne des médicaments ou j'écris des noms de Dieu.*
>
> (Guérisseur *pulaar*)

> *Je reçois surtout des adultes. Mais parfois aussi des enfants, dans ce cas, comme la médecine moderne s'est développée, je préfère orienter vers l'hôpital. Mais d'abord, comme les gens sont venus, je lui donne quelque chose, c'est une question de morale, de bienveillance.*
>
> (Guérisseur maure)

Certains guérisseurs indiquent qu'ils peuvent voir les maux que les enfants ne peuvent pas exprimer. D'autres soulignent que l'introduction de la biomédecine a généré de nouveaux besoins de santé s'accompagnant d'une consommation de médicaments modernes qui, en définitive, fragilise les enfants. Selon cette conception, la pertinence des traitements traditionnels tient, à l'inverse, à leur innocuité ainsi qu'au fait qu'ils rendent l'enfant plus fort. Malgré cela, nous constatons une réserve des guérisseurs sur la question des soins aux enfants malades, ainsi que des positionnements contradictoires sur ce point. De manière significative, les guérisseurs adaptent leurs traitements pour soigner les enfants. Soit ils diminuent les quantités, soit ils mélangent les remèdes avec du sucre, du beurre ou du miel, soit ils privilégient certaines plantes jugées plus adaptées aux enfants.

Il faut souligner que, du point de vue des marabouts-guérisseurs, la période entourant la naissance et la petite enfance est considérée comme une période de grande vulnérabilité vis-à-vis des forces surnaturelles. C'est donc une période dense en interventions maraboutiques, lors de laquelle ils affirment leurs rôles et leurs interventions. Aussi concèdent-ils difficilement la préséance aux professionnels de la biomédecine s'agissant de la santé des petits enfants. Les *yummum sukaabe* (mères des enfants), dont les savoirs se concentrent sur la santé maternelle et infantile, sont pleinement concurrencées par les activités de soins pédiatriques. Elles défendent leurs prérogatives s'agissant de la petite enfance et de ses maladies les plus courantes, face à la médecine, mais aussi aux autres guérisseurs. En revanche, les guérisseurs maures, dont l'activité thérapeutique n'est pas particulièrement centrée sur la santé des enfants, se montrent plus réservés s'agissant de leur capacité à soigner les enfants, et indiquent orienter régulièrement vers les professionnels de santé.

Les guérisseurs apparaissent donc partagés sur la question de leurs soins aux jeunes enfants, les jugeant tour à tour plus sécurisés, soulignant comment ceux-ci doivent être adaptés, considérant la nécessité d'orienter, dans d'autres cas, les jeunes enfants vers des structures médicales. Ce malaise est peut-être à rapprocher du fait que les jeunes enfants sont une cible particulièrement affirmée de la promotion des recours aux soins médicaux. Aussi, bien que la « médecine traditionnelle » fasse l'objet d'une certaine revalorisation, les politiques publiques luttent explicitement contre des pratiques jugées néfastes s'agissant de la santé des nourrissons, et contre les recours susceptibles de retarder l'accès aux soins médicaux des jeunes enfants. À l'ambivalence des politiques de santé s'agissant des « traitements traditionnels » pour les enfants, répond une ambivalence des guérisseurs, qui craignent probablement d'affronter l'un des piliers du développement de la biomédecine et de la santé publique.

PERCEPTIONS DE L'OFFRE DE SOIN DES GUÉRISSEURS

Lorsque l'on considère les propos des familles rencontrées, nous nous rendons compte que si les marabouts sont souvent évoqués, les guérisseurs, en revanche, ne sont quasiment pas cités spontanément. Interrogeant les femmes âgées, nous avons cherché à en savoir plus s'agissant de la terminologie *pulaar* des guérisseurs.

Terminologie pulaar des guérisseurs

En milieu *haal pulaar*, remarquons en premier lieu que les termes utilisés opposent *safaare tuubakooɓe*, que l'on peut traduire par « le soigner des Blancs » ou « soigner blanc » et *safaare ɓaleeɓe*, qui correspond au « soigner des Noirs » ou « soigner noir ». Le soigner des Noirs renvoie aux savoirs « africains », « ancestraux », qui mêlent des savoirs sur les remèdes et des savoirs secrets. La désignation de la biomédecine par l'expression « soigner des Blancs » se retrouve dans de nombreuses langues d'Afrique de l'Ouest (Fainzang, 1985 ; Hours, 1986 ; Fassin, 1992 ; Berche, 1998). Au Mali, la population a même manifesté des réticences à voir des Noirs exercer une « médecine des Blancs » dont ils ne maîtriseraient pas le patrimoine (Berche, 1998). Dans le contexte mauritanien, soulignons que le « soigner noir » n'est pas seulement opposé au soigner des Blancs, mais aussi, au soigner des Maures. Équivoque, l'expression *safaare ɓaleeɓe* évoque à la fois les savoirs « des Noirs », mais aussi les pratiques magiques antérieures à l'islam. Le « soigner maure » représente, sur ces deux aspects, un contrepoint au « soigner noir » : les Maures sont à la fois considérés comme blancs en Mauritanie, *bidân*, et plus orthodoxes, dénués de « savoirs noirs ». La principale figure incarnant le « soigner noir » dans la terminologie *pulaar* est celle du *ɓileejo* (guérisseur), mais ce savoir peut être également associé au *cerno* (marabout), ou au *dabotoodo*, que l'on pourrait qualifier de « marabout-sorcier ».

Des éléments s'agissant des pratiques thérapeutiques et du rôle du *ɓileejo* en milieu *pulaar* nous sont fournis par les travaux d'E. K. Tall (1984) et de B. Wane (1991). S'appuyant sur une enquête de terrain réalisé à Kaédi en Mauritanie, B. Wane (1991) étudie la catégorie du *ɓileejo* sous l'angle de ses pouvoirs sorcellaires, considérant que tous les *ɓileejo* sont des *sukño* (sorcier), devenus guérisseurs suite à leur initiation. Il décrit que le futur *ɓileejo* naît différent, extrasensible : il est *sukño,* animé d'un désir involontaire de chair et de sang humain. On dit qu'il est né avec les dents, *jibiina e niye*. Tout un chacun ne peut devenir *ɓileejo* : avant d'être initié, le futur *ɓileejo* est un malade élu (Wane, 1991). Selon cette conception, devenir *ɓileejo* ne relève pas d'une seule transmission héréditaire des savoirs. L'étude d'E. K. Tall (1984) présente également le *ɓileejo* comme un contre-sorcier. Elle décrit comment les *ɓileejo*, vivant en périphérie du village, sont à la fois l'objet de craintes et de mépris, y compris dans leur propre entourage. Dans d'autres pays, en milieu peul, des figures thérapeutiques analogues ont été étudiées (Epelboin, 1983 ; Vidal, 1988 ; Le Marcis, 2001). Quant aux femmes âgées rencontrées, elles laissent entendre des conceptions des *wileeɓe* mettant en avant les usages de plantes presque autant que leurs pouvoirs d'intervention mystique.

> *Il faut aller voir le* ɓileejo, *qui peut aussi soigner cela, qui va donner quelque chose de plus mystique, soigner avec les plantes, qui vient du savoir ancestral, africain.*
>
> (Grand-mère)

Il semble qu'en comparaison d'autres types de guérisseurs à Nouakchott, notamment de marabouts-guérisseurs peu estimés et des guérisseurs d'origine étrangère, la figure ambivalente du *ɓileejo* fait l'objet d'une certaine valorisation. Le « vrai » *ɓileejo,* qui est souvent représenté comme un homme de la brousse, est porteur d'une certaine authenticité, d'une « tradition » fortement identitaire. Contrairement au *dabotoodo,* il ne pratique pas de magie noire dans le sens où il désensorcelle sans chercher à nuire. Contrairement à certains marabouts « qui mélangent tout », plus ou moins perçus comme des charlatans parasitant les villes, le *ɓileejo* n'a pas vocation à s'enrichir. En principe, le *ɓileejo* ne peut pas faire commerce des pouvoirs qui lui sont confiés conditionnellement par les génies. Il est tenu par une sorte de contrat, et s'il augmente ses bénéfices, il perd savoirs et pouvoirs. La figure du vrai *ɓileejo* fait l'objet d'une certaine idéalisation chez les grand-mères rencontrées. Elle apparaît comme une figure du passé, empreinte d'une certaine nostalgie, dont les authentiques représentants se font rares. Cette idéalisation n'empêche pas, cependant, que les représentations du *ɓileejo*, comme du soigner des Noirs qu'il incarne, demeurent ambivalentes. Le « soigner noir » est relativement mal perçu, car défiant une orthodoxie religieuse qui tend à se durcir dans le contexte urbain de Nouakchott (Hamès, 1994 ; Choplin, 2008). Il est cependant difficile de savoir dans quelle mesure la norme religieuse inhibe réellement les recours aux *wileeɓe*, sachant que ces recours ne se font pas au vu et au su de tous.

Pour toutes ces raisons, nous comprenons que les *wileeɓe* ne sont pas spontanément évoqués, contrairement aux marabouts, qui sont censés s'en tenir à des pratiques autorisées par la sunna. Aucun de nos interlocuteurs ne nous a désigné un *ɓileejo* en particulier. Aucun des guérisseurs rencontrés ne s'est présenté comme *ɓileejo,* ni d'ailleurs comme *ɗabotaaɗo*, ce qui reviendrait à se désigner sorcier. Ceux dont les profils pourraient correspondre à celui du *ɓileejo*, notamment qui indiquent posséder des « savoirs africains » et être en mesure de désensorceler, se disent « marabouts » ou « tradipraticiens ».

Le terme *cerno* signifie « celui qui a une connaissance du Coran », mais également, « maître ». C'est un terme marquant le respect en *pulaar*, et qui est employé comme titre honorifique. Comme l'évoquent les grand-mères rencontrées, *cerno* est un érudit du Coran, dont les particularités mises en avant sont la maîtrise de l'écrit et le fait de soigner par les versets coraniques. La qualification de *cerno*, comme le terme *marabout* en français, est en réalité utilisée pour désigner plusieurs profils de pratiques, qui peuvent aller de l'orthodoxie à un métissage avec des pratiques magiques ou sorcellaires. Il est commun que les marabouts soient distingués entre *petits* et *grands marabouts*. Les grands marabouts sont ceux qui bénéficient de la plus grande réputation s'agissant de leur connaissance du Coran et de leur puissance. Souvent, ce sont aussi les plus chers. Les petits marabouts, à l'inverse, n'exercent qu'à petite échelle. Le terme *cerno*, fréquemment utilisé, est en quelque sorte devenu, comme sa traduction française *marabout*, un mot passe-partout qui n'est pas seulement emprunté par des guérisseurs contre-sorciers afin de se légitimer, mais également par les familles, comme qualificatif acceptable de leurs différents recours. Ce terme ne permet donc pas à lui seul de caractériser les recours réalisés, ce qui est signifié par l'intermédiaire d'un langage codé, fait d'euphémismes et de symboles.

Le terme *ɗabotooɗo* est utilisé pour qualifier les marabouts qui utilisent leurs pouvoirs non seulement pour « augmenter » les chances, la réussite et les gains, mais aussi pour nuire à autrui. « Non ce n'est pas bon. Ils sont là à jeter des mauvais sorts, à mettre à mal les gens, ils peuvent faire mal » avertit une grand-mère.

Bien entendu, nul *ɗabotaaɗo* ne se qualifie comme tel. La population les reconnaît parmi les marabouts, notamment parmi ceux qui sont connus pour intervenir dans les histoires de couples, conflits entre prétendantes ou coépouses ; mais aussi parmi les guérisseurs étrangers et précaires, supposés accepter toutes les demandes, et manier la magie noire. Comme cela a été observé dans d'autres sociétés, les guérisseurs issus des groupes sociaux les plus marginaux sont supposés avoir les pratiques les plus mystiques, puissantes et dangereuses (Sturzenegger, 1996 ; Taverne, 1996). Ainsi, *ɗabotaaɗo* est une catégorie en négatif, c'est celui qui « mélange tout », se dit capable de tout, et contrairement au « vrai » *cerno*, accepte d'agresser et peut « travailler » ou « chercher » quelqu'un à son insu. Cette catégorie n'est pas sans évoquer les guérisseurs que J. Tonda (2001) dit atteints du « syndrome du prophète », dont l'identité sociale est précaire, et qui se présentent comme efficients sur tous les fronts.

Perceptions des guérisseurs en milieu maure

Nos données s'agissant de la perception des guérisseurs en milieu maure sont plus lacunaires. Les éléments recueillis lors des enquêtes sur les trajectoires d'enfants maures permettent d'avoir un aperçu de certaines variations avec nos interlocuteurs *haalpulaaren*. Un élément de distinction porte notamment sur la reconnaissance des guérisseurs maures de grande famille, qui sont plutôt valorisés, et qui ne constituent pas, comme s'agissant des *ɓileejo*, des recours ambivalents devant être dissimulés. Tout au plus remet-on en question leurs compétences, l'efficacité et la sécurité de leurs remèdes. Le recours aux guérisseurs maures de grande famille n'est pas problématique, car il n'est pas considéré comme interdit par la religion. Cependant, le recours à des guérisseurs maures utilisant *hikma khala* (formules ésotériques), tend à se répandre bien qu'il soit tabou (El Bara, 2007), et les recours aux guérisseurs *négro-mauritaniens* ne sont pas exclus.

Les marabouts-guérisseurs négro-mauritaniens sont connus des femmes maures, qui n'hésitent pas à les consulter, plus ou moins à l'insu de leur mari. Malgré le statut relativement déprécié de ces guérisseurs, elles franchissent des espaces sociaux, se rendant notamment dans les quartiers « noirs » qu'elles fréquentent peu par ailleurs. Ces marabouts représentent une figure thérapeutique hors de l'orthodoxie, mais dotée de pouvoirs particuliers. Comme nous le verrons au travers de l'étude des trajectoires de maladies, dans un contexte de crise comme une maladie persistante d'un enfant, l'appartenance sociolinguistique et l'orthodoxie du guérisseur sont des éléments signifiants, mais la quête de celui qui sera en mesure de traiter la maladie l'emporte.

4. Système de santé et espaces thérapeutiques

Le système de santé mauritanien a connu un développement rapide suite à sa mise en place à l'époque coloniale. L'offre de soin médicale à Nouakchott est aujourd'hui très dense. Malgré cela, certaines populations n'accèdent pas à l'offre de soin qualifiée, centralisée au cœur de la ville. Comme cela a été documenté s'agissant d'autres villes d'Afrique, le privilège sanitaire de l'habitat en milieu urbain doit donc être relativisé (Raynaut, 1987 ; Salem, 1998). L'objet de cette partie est d'apporter des éléments descriptifs s'agissant des positionnements des Mauritaniens vis-à-vis de leur système de santé, et d'expliciter les mécanismes menant à l'enclavement sanitaire d'une partie de la population.

À la suite d'une partie présentant l'implantation du système biomédical et quelques indicateurs de son développement actuel, nous analysons les perceptions subjectives vis-à-vis de l'offre de soin. Au travers de ces perceptions, nous cherchons à comprendre, plus largement, les rapports sociaux, culturels et politiques que les Mauritaniens entretiennent avec leur système de santé. Les variations de lieux de résidence, d'appartenances sociolinguistiques, d'âge et de genre intervenant dans la construction des « espaces thérapeutiques » sont ensuite discutées.

Aspects historiques et actuels développements

Le système de santé à l'époque coloniale

En Mauritanie, la conquête coloniale a débuté en 1855, dans la vallée du fleuve à partir du Sénégal, puis a progressé d'ouest en est jusqu'en 1891 (Sall, 2007). À partir de 1902, la conquête s'opère par une remontée vers le nord, en *trab el bidân*, pays maure. La colonisation, en Mauritanie, n'a pas d'objectif économique, du moins jusqu'à la Seconde Guerre mondiale : l'objectif est de maintenir à moindres frais un contrôle sur cette zone (Marchesin, 1992). L'administration coloniale, qui s'appuie sur les tribus maraboutiques, rencontre des difficultés à s'instaurer. Si certaines familles et tribus, notamment maraboutiques, tirent profit du nouvel ordre colonial, d'autres entrent en résistance, ce qui ne manque pas d'accentuer les divisions internes. Lors de la première décennie du 20e, notamment, les révoltes anticoloniales se multiplient. Cependant, l'administration coloniale instaure progressivement une administration territoriale, un appareil judiciaire, des forces militaires et de police. Des services techniques sont mis en place afin de mieux maîtriser l'espace colonial : Enseignement, Santé, Eaux et Forêt, Agriculture et Élevage, Postes et Télégraphe, ainsi qu'une Agence Spéciale. Ce n'est qu'en 1934 que la situation connaît une pacification (De Chassey, 1978) : l'implantation administrative est alors effective sur l'ensemble du territoire mauritanien. Pour l'administration des colonies en Afrique, la santé publique est un moyen d'exercer une emprise politique, d'obtenir l'adhésion des populations à la domination coloniale, de prouver les bienfaits de la « civilisation » (Dozon, 1985). De même, en Mauritanie, l'instauration d'un service de santé devait servir une politique de proximité (Sall, 2007). Le service de Santé instauré reste néanmoins très embryonnaire au début de la colonisation : en 1913, il n'existe que trois médecins pour l'ensemble du pays. Peu à peu, l'administration met en place des dispensaires tenus par des Médecins auxiliaires, alors appelés Assistance médicale indigène. Les premiers dispensaires sont installés dans la vallée du fleuve, notamment à Rosso, Bogué, Sélibabi et Kaédi (Sall, 2007). Le Service Médical d'Assistance, comme dans les autres pays de l'Afrique Occidentale Française, est alors dirigé par les médecins des troupes militaires, et ce, jusqu'en 1941. Pour ces débuts, l'administration des colonies africaines se préoccupe peu de l'efficacité de ses services, mais cherche surtout à mesurer le taux de consultations spontanées, comme indicateur de l'adhésion des « indigènes » à l'entreprise coloniale (Dozon, 1985). Suite à la Première Guerre, cependant, la politique sanitaire évolue dans les colonies : afin de compenser les pertes démographiques liées à la guerre, l'administration entend endiguer la mortalité des « indigènes » et « développer » la population. La médecine mise en place doit alors être préventive et sociale. Outre la contribution de J.-P. Bado sur la prise en charge des grandes endémies dans les colonies africaines francophones (Bado, 1997), il existe relativement peu de travaux historiques permettant de retracer l'introduction et le fonctionnement des structures sanitaires à l'époque coloniale. L'introduction de la médecine dans les colonies, considérée *a priori* comme bénéfique, n'a quasiment pas été étudiée par les historiens de la colonisation (Berche, 1998). S'agissant de l'Algérie, F. Fanon (1972[1959]) fournit néanmoins la description d'une médecine coloniale marquée par le mépris et la brutalité envers la population. Pour l'Afrique Occidentale Française, T. Berche (1998) décrit un processus de médicalisation dirigé par des médecins militaires, avec recours à des méthodes coercitives, et parfois à la traque des malades.

En Mauritanie au début du 20e, afin de répondre dans l'immédiat aux besoins de santé maternelle, des sages-femmes, sortant de l'École de Médecine et de Pharmacie de Dakar, sont envoyées dans les centres de santé de la vallée du fleuve (Sall, 2007). L'administration coloniale, partisane d'une « politique des races », souhaite former des aides-médecins de toutes les ethnies afin de les envoyer dans leurs régions d'origine (Bado, 1997). L'affectation des sages-femmes sénégalaises est favorisée pour les populations noires de la vallée du fleuve, mais l'administration cherche à former des sages-femmes maures afin que les femmes maures soient soignées par des membres de leur communauté, ce qui s'avère problématique compte tenu des résistances dans cette population. Plus largement, « cette politique de santé trouva un terrain plus favorable pour son application auprès des populations de la vallée » (Sall, 2007 : 702). Malgré les difficultés posées par une pénurie de personnel, les campagnes de vaccination, consultations hebdomadaires et tournées de santé dans les campements furent réalisées sans trop de réticences auprès des populations du fleuve. Par conséquent, les populations du sud du pays bénéficièrent plus tôt et davantage du service de santé. Par ailleurs, les populations *négro-mauritaniennes* bénéficiaient davantage de l'appui du pouvoir colonial dans les services de santé comme dans les autres services techniques coloniaux, ce qui marqua considérablement les relations entre Mauritaniens (De Chassey, 1978). Les *Négro-Mauritaniens* et notamment les *haalpulaaren*, chez qui le taux de scolarisation dans l'enseignement français étaient plus importants, furent plus nombreux à intégrer les services de santé en tant que fonctionnaires (Marfaing, 2009).

Évolution du système de santé et situation actuelle

Nous pouvons retracer, dans ses grandes lignes, l'évolution des politiques de santé mauritaniennes après l'indépendance en 1960, notamment en nous appuyant sur l'analyse du secteur de la santé réalisée en perspective de la mise en place du Plan national de santé publique (PNDS 2012-2020), ainsi que quelques études sur le système de santé (Audibert *et al.*, 2004 ; Mbow, 2006 ; Fargier, 2011) et sur la protection sociale (Watson & Jiddou Fah, 2010). Dans les années 1960 à 1980, la priorité est donnée au secteur hospitalier, avec des actions orientées principalement vers les soins curatifs. Les orientations nationales en matière de santé sont alors déterminées dans un document unique. Le taux de couverture sanitaire, faible, n'est assuré que par quelques dispensaires. Dans les années 1980, l'offre de soin curative est renforcée avec la mise en place de structures périphériques et intermédiaires. Les premiers plans sanitaires sont établis. Sous l'impulsion de la déclaration d'Alma-Alta en 1978, les politiques de santé mauritaniennes s'orientent vers le développement des Soins de santé primaires. Cela se traduit par un investissement dans le domaine de la prévention, avec, notamment, la formation d'Agents de santé communautaires, ainsi que la mise en place d'un Programme élargi de vaccination. Quelques années plus tard, avec l'Initiative de Bamako en 1987, la Mauritanie expérimente le recouvrement des coûts dans deux districts, puis sa généralisation à tout le pays. Dans les années 1990, les politiques de santé sont précisées avec la conception de Plans directeurs (1991-1994) ; (1998-2002), qui tentent d'instaurer une complémentarité entre les secteurs curatifs et préventifs. Les investissements financiers augmentent, mais de sérieux problèmes de gouvernance se révèlent. Au début des années 2000, M. Audibert et J. Mathonnat dressent un bilan plutôt positif de la mise en œuvre de l'Initiative de Bamako en Mauritanie : la qualité des soins et la disponibilité des médicaments s'améliorent, et la fréquentation des structures de santé augmente (Audibert *et al.*, 2004 ; Audibert & Mathonnat, 2000). Cependant, des travaux ultérieurs soulignent le problème récurrent de l'exclusion des soins d'une partie de la population à cause du paiement direct, et mentionnent l'intérêt qu'aurait une suppression partielle des coûts (Watson & Jiddou Fah, 2010).

Le premier Cadre Stratégique de Lutte contre la Pauvreté (CSLP 2001-2004) fait de l'accès aux infrastructures essentielles, notamment sanitaires, une priorité. S'appuyant sur les axes proposés par ce Cadre s'agissant du secteur sanitaire, le ministère de la Santé et des Affaires Sociales adopte, en 2005, la Politique Nationale de Santé et d'Action Sociale pour la période 2005-2015. Cette politique cible, en priorité, la santé de la mère et de l'enfant, ainsi que la lutte contre les grandes endémies et les maladies émergentes. Elle entend garantir l'accès de tous les Mauritaniens, notamment des plus pauvres, aux soins essentiels de santé. Cependant, les dépenses de santé consenties pour la mise en œuvre de ces politiques sont inférieures à celles des autres pays de la zone. Pour l'année 2009, l'investissement dans la santé représente moins de 5 % des dépenses totales du Gouvernement mauritanien, ce qui est très inférieur à ce qui est observé au Tchad, au Niger, au Sénégal ou au Burkina Faso, où ces investissements représentent plus de 10 % des dépenses de l'État (Ministère de la Santé, 2011).

Un secteur pharmaceutique insuffisamment maîtrisé

Au moment de l'indépendance, les médicaments étaient entièrement gratuits, et leur qualité était relativement réglementée. En 1976, le secteur du médicament a été nationalisé avec l'Office national de la pharmacie, qui avait le monopole de l'importation et de la distribution des médicaments. Durant cette période, les ruptures d'approvisionnement étaient fréquentes. Entre 1981 et 1987, la libéralisation du secteur permet l'ouverture de nouvelles officines privées, coexistant avec la distribution gratuite des médicaments dans les structures publiques. Avec la mise en place du recouvrement des coûts, au début des années 1990, la disponibilité des médicaments dans les structures publiques s'améliore, mais les ruptures persistent. Dans ce contexte, un marché informel du médicament se développe, avec des systèmes parallèles d'approvisionnement échappant à tout contrôle, parfois alimentés par des médicaments détournés du secteur public. En 2002, avec la création d'une Centrale nationale d'achat chargée de l'approvisionnement et de la distribution des médicaments, la

CAMEC, la disponibilité des médicaments s'améliore nettement. D'autres problèmes restent posés, notamment la variabilité des prix des médicaments dans les structures de santé, et leur qualité. Une loi sur la pharmacie est votée en 2004, puis une seconde en 2010, mais « le manque de contrôle de son application a entraîné une situation anarchique difficile à enrayer » (Fargier, 2011 : 39).

Actuellement, le secteur du médicament reste désorganisé et dominé par les non professionnels (Ministère de la Santé, 2011 ; Fargier, 2011). La distribution en gros est assurée par une vingtaine de grossistes répartiteurs situés à Nouakchott, relayée par une profusion de structures : 118 pharmacies et 280 dépôts pharmaceutiques qui en assurent la vente au détail. Un nombre élevé de ces pharmacies privées ne répond pas aux normes requises, et de graves problèmes en termes de contrôle de la qualité des médicaments persistent. Ainsi, l'Organisation Mondiale de la Santé estime qu'en Mauritanie 30 % à 50 % des médicaments en vente seraient soit périmés, soit contrefaits (Organisation Mondiale de la Santé, 2009). La situation est caractérisée par un secteur lucratif dominant et un secteur public faiblissant (Fargier, 2011). Le marché informel est difficile à évaluer. Il n'est plus constitué de pharmacies « par terre » ou « sous les arbres », mais d'un exercice non autorisé dans des structures se faisant appeler *pharmacies* ou *dépôts pharmaceutiques*, bien que ne répondant pas aux normes en vigueur. Aussi, ces structures commercialisent des produits importés de pays dont les autorités de réglementation ne garantissent rien en termes de qualité de leurs produits. La tolérance envers les dépôts pharmaceutiques, dont l'installation n'est pas conditionnée à la présence d'un pharmacien diplômé, s'explique en partie par l'insuffisance de ressources humaines dans le domaine, sachant que la Mauritanie ne dispose que d'une centaine de pharmaciens diplômés pour l'ensemble du pays. Les dépôts pharmaceutiques, par ailleurs, sont volontairement difficilement distinguables des pharmacies à proprement parler. Les pharmacies et dépôts pharmaceutiques se concentrent notamment aux alentours des principales structures sanitaires, ainsi que le long des principaux axes routiers. La répartition de ces structures est différenciée : les pharmacies tenues par des pharmaciens diplômés se concentrent en centre-ville, tandis que les dépôts pharmaceutiques fleurissent dans les quartiers périphériques.

Organisation et planification des soins

Le système de santé, comme dans la plupart des pays d'Afrique de l'Ouest, est structuré de manière pyramidale en trois niveaux. Le niveau primaire ou opérationnel, qui couvre l'ensemble des *moughatas* ou communes, comprend les centres et postes de santé, ainsi que des unités de santé de base, qui ne sont pas toujours opérationnelles. Les raisons de non-fonctionnalité des structures sont multiples : manque d'allocation budgétaire, de maintenance, d'affectation des ressources humaines nécessaires. Le niveau intermédiaire comprend les hôpitaux régionaux tandis que le niveau tertiaire, presque exclusivement concentré à Nouakchott, est constitué d'établissements publics de référence. Au niveau tertiaire, des difficultés sont également relevées, notamment l'inadéquation entre les équipements acquis et les besoins réels des services. À chaque niveau de la pyramide sanitaire, un Paquet minimum d'activités (PMA) définissant l'offre des structures a été fixé par décret ministériel. Cependant, de nombreuses structures ne répondent pas à ces normes. Sur l'ensemble du pays, 70 % des structures périphériques et intermédiaires ne sont pas en mesure d'assurer ce Paquet minimum d'activités (Organisation Mondiale de la Santé, 2009).

Le secteur privé s'est développé de manière rapide et anarchique ces dix dernières années. Ce secteur accapare les ressources humaines en santé, avec pour effet une détérioration de l'offre dans le public. En effet, 90 % des ressources humaines exerçant dans le privé sont aussi dans le système public (Organisation Mondiale de la Santé, 2009). Par ailleurs, l'exercice dans le privé, qui fournit des ressources complémentaires aux professionnels de santé, exerce une attraction qui entrave leur affectation en milieu rural.

Comme dans la plupart des pays d'Afrique de l'Ouest, moins de 10 % des Mauritaniens exercent dans le secteur formel et ont accès à une assurance maladie. Se pose donc, pour tous les autres, la question de l'accès aux soins et de la planification des dépenses de santé, sachant que les dépenses de santé peuvent faire basculer les ménages dans la pauvreté ou l'extrême pauvreté (Wagstaff, 2002). L'accès des Mauritaniens aux soins de santé essentiels étant une priorité politique, le gouvernement entend promouvoir les méthodes de partage des risques (mutuelles, forfaits, assurances…) ainsi que les caisses d'indigence et les fonds d'équité pour les plus vulnérables.

La ville de Nouakchott concentre, à elle seule, une grande proportion des structures de santé et des ressources humaines en santé dont dispose le pays. De ce fait, elle absorbe une part significative des dépenses de santé. S'agissant des ressources humaines en santé, la situation est éloquente. Alors qu'elle représente moins de 30 % de la population mauritanienne, Nouakchott abrite 45 % des médecins généralistes, 67 % des médecins spécialistes et 57 % des sages-femmes diplômées. Habiter à Nouakchott peut donc apparaître comme un « privilège urbain » au niveau sanitaire (Raynaut, 1987). Cependant, en termes d'accès aux soins médicaux, les disparités sociales et territoriales entre Nouakchottois sont énormes. L'offre du secteur public, comme celle du privé, est différenciée selon les quartiers. Schématiquement, plus on s'éloigne du centre ville, plus la qualité de l'offre laisse à désirer, ce qui s'observe notamment au niveau de la capacité des structures à assurer le Paquet minimum d'activité, de la répartition des professionnels de santé, ou encore, de la présence d'officines. Ainsi, le centre-ville dispose des meilleurs plateaux techniques, du personnel le plus qualifié, d'officines garantissant une certaine qualité des médicaments, tandis qu'au niveau des quartiers périphériques ; les structures ont des difficultés à maintenir des consultations de spécialistes, les cabinets privés sont tenus par de simples infirmiers, les dépôts pharmaceutiques se multiplient à défaut d'officines. L'offre de soin correspond à une structuration de la ville qui oppose un centre où se concentre l'élite, et de larges périphéries où s'étale une large population démunie (Choplin & Ciavolella, 2008). Les organisations internationales, cependant, tendent à compenser cette répartition afin de promouvoir l'accès aux soins des plus démunis.

Pour la pédiatrie, Nouakchott dispose de services répartis sur quatre hôpitaux : le Centre National hospitalier, centre de référence pour la pédiatrie ; l'hôpital Cheikh Zayed ; l'hôpital Mère-enfant et l'hôpital de l'Amitié. L'ouverture récente de l'hôpital Mère-enfant et de l'hôpital de l'Amitié implique une large reconfiguration de l'offre de soin pédiatrique du niveau tertiaire à Nouakchott, qui jusque-là était presque exclusivement assurée par l'Hôpital national.

La santé infantile, une priorité politique

La santé maternelle et infantile est une des grandes priorités de la Politique nationale de santé (2006-2015). L'année de son arrivée au pouvoir en 2009, le président Mohamed Ould Abdelaziz a marqué son engagement politique en faveur de la santé de la mère et de l'enfant par l'octroi de luxueux locaux initialement destinés à la primature, pour l'édification du nouvel hôpital Mère-enfant. À cette occasion, le ministre de la Santé a indiqué que l'atteinte des Objectifs du Millénaire pour le Développement s'agissant de la réduction de la mortalité maternelle et infantile était la « préoccupation principale du président ». Un message entendu puisque, quelques années après son ouverture, l'hôpital Mère-enfant demeure surnommé *Hôpital d'Aziz* par les Mauritaniens, et représente la vitrine des actions du Président en faveur de la santé maternelle et infantile.

Le gouvernement mauritanien et l'Unicef ont conjointement établi une Stratégie de Lutte pour la santé et la survie de l'enfant, dont la mise en œuvre a débuté en 2010. Cette stratégie repose notamment sur la promotion et la généralisation de quelques interventions reconnues pour avoir un impact élevé sur la mortalité infantile. Certaines des interventions concernent le champ de la prévention : promotion de l'allaitement maternel exclusif, du lavage des mains, utilisation des moustiquaires imprégnées. D'autres reposent sur le dépistage et la prise en charge médicale de certains symptômes tels que les fièvres, les difficultés respiratoires, la malnutrition. Bien que les objectifs fixés par les Objectifs du Millénaire pour le Développement n'aient pas été atteints, la mortalité des enfants de moins de cinq ans a significativement diminué, passant de 127 ‰ en 2000 à 84,7 ‰ en 2015.

PERCEPTIONS DU SYSTÈME DE SANTÉ

Gardant à l'esprit les conditions de l'implantation de la biomédecine en Mauritanie, explorons les perceptions que les Nouakchottois ont de l'offre de soin médicale les environnant. Nous partons des entretiens pour analyser les catégories *émiques* au travers desquelles les Nouakchottois perçoivent l'offre de soin et s'orientent dans leurs recours. Ces catégories ne correspondent pas à celles des planificateurs de la santé, mais à des logiques et expériences propres. Les perceptions des structures sanitaires font principalement fonctionner non pas de simples dichotomies, mais plutôt des gradients de familiarité, de méfiance, de coûts et d'efficacité. Outre les traits redondants de ces perceptions, il faut souligner leurs singularités et comment des expériences conjoncturelles peuvent les reconfigurer.

La méfiance

Afin d'introduire cette analyse, relatons la trajectoire de maladie du petit Cheikh, dont le récit nous semble emblématique des principaux aspects des perceptions des Mauritaniens vis-à-vis de leur système de santé.

> *Cheikh est né au début du mois de février 2011, au dispensaire du 6e. Cheikh est le premier enfant né vivant de son père, qui travaille dans la capitale comme chauffeur de taxi. Il avait déjà été marié deux fois, mais sa première femme est décédée en tentant de donner naissance à un premier enfant, mort-né, et son second mariage est resté infertile pendant plusieurs années.*
>
> *Trois jours avant le baptême de Cheikh, sa mère remarque que ses urines sont jaunes. Le jour du baptême, il reste endormi et refuse de téter. Son père remarque qu'il a le corps chaud et n'ouvre pas les yeux. Le lendemain, ses parents le conduisent au dispensaire de Basra où il est né une semaine plus tôt. On lui prescrit des médicaments, mais « cela n'a rien donné ». Ses parents retournent au dispensaire, et sont orientés vers l'Hôpital national, où Cheikh est hospitalisé en pédiatrie. L'enfant est tout jaune – ses yeux, ses aisselles, son urine – et les médecins lui font de nombreuses analyses. Cheikh a la « fièvre jaune*[14] *» conclut sa mère. Lors de l'hospitalisation en néonatologie, un jour, son père et son oncle sont particulièrement en colère parce qu'au laboratoire, un échantillon de sang a séché. Il faut refaire un prélèvement à Cheikh, alors que l'opération s'est révélée très difficile le matin même.*
>
> *Père : Ce n'est même pas l'argent, mais on lui a pris beaucoup de sang.*

---

[14] Selon les médecins, l'enfant a un ictère néonatal. Le terme *fièvre jaune* employé par la mère ne vient donc pas des professionnels de santé, mais peut-être d'une traduction de la nomination *pulaar* de la jaunisse, *sooynabo*.

Grand-oncle : Un enfant de deux semaines, même pas, dix jours. À cause des piqûres sa main est tout enflée. J'ai vu que sa main était tout enflée ce matin. [...] Ce matin, ils ont piqué partout, ils n'ont pas trouvé de veines. Ils ont essayé la main, le pied, la tête, ils n'ont pas trouvé de veines. [...] Lui prendre son sang, une personne qui n'a même pas une semaine !

Père : Ils vont me le tuer !

Au fil de l'hospitalisation, le père de Cheikh se dit de plus en plus fatigué[15] *des coûts des soins. Finalement, une fois leurs économies épuisées, les parents de Cheikh finissent par bénéficier d'une prise en charge par le service social. Cependant, certains médicaments ne sont pas disponibles à l'intérieur de l'hôpital et il faut les acheter à l'extérieur. Au bout d'une quinzaine de jours, Cheikh sort de l'hôpital. Pour tous les coûts engendrés, les parents disent qu'ils n'ont pas contracté de dettes et qu'aucun parent ne les a aidés. Son père, plusieurs mois après l'hospitalisation, se rappelle avec amertume d'analyses payées « alors qu'elles n'étaient pas nécessaires ». Sa mère mentionne la réalisation d'analyses, sans même que les médecins aient donné d'explications : « Ils viennent et ils donnent le traitement [...] les médecins soignent, mais ils ne disent rien ». La grand-mère maternelle de Cheikh, qui remplaçait souvent sa fille auprès de l'enfant hospitalisé, demeure marquée par le fait que Cheikh recevait beaucoup de piqûres : « À l'hôpital ils sont sans pitié. J'ai pleuré car plus de quatre médecins étaient sur lui. Ils n'ont pas pitié, tu paies tout. »*

Vers quatre mois, les parents de Cheikh remarquent qu'il ne s'assoit pas et qu'il ne peut pas non plus maintenir sa tête droite. L'enfant souffre aussi de maux de ventre. Ses parents se rendent au service de néonatologie, cherchant un médecin haal pulaar *qui avait pris la peine de leur parler. On leur dit que l'enfant, trop grand pour la néonatologie, doit se rendre aux urgences. Là-bas, le médecin leur prescrit des médicaments pour les maux de ventre, et leur dit que pour la tête, cela va s'arranger. Mais, vers huit mois, Cheikh ne s'assoit toujours pas. Ses parents le conduisent voir une guérisseuse maure exerçant dans le quartier de* Dar Naïm. *Elle ne demande aucun paiement, ce que louent les parents de Cheikh qui toutefois lui laissent 4 000 ouguiyas [10 euros] de bon gré. Sans explications, la guérisseuse donne un talisman à attacher au poignet, ainsi qu'une dilution d'écritures coraniques que Cheikh doit boire dans du lait, avant d'être frotté avec le reste de la préparation. Elle recommande que l'enfant mange des dattes et prenne du beurre pour laver l'intérieur de son ventre.*

Alors que Cheikh est âgé de neuf mois, ses parents s'inquiètent qu'il pleure beaucoup les soirs. Ils le conduisent de nouveau au service de néonatologie de l'Hôpital national, et réussissent cette fois à retrouver le

[15] Pour exprimer les difficultés d'argent, l'euphémisme « être fatigué » est souvent employé. Il s'agit aussi d'une manière de dire les choses sans offenser le mari dans son rôle de pourvoyeur aux besoins de sa famille.

médecin qui avait suivi l'enfant lors de son hospitalisation. Celui-ci leur prescrit une ordonnance pour une IRM cérébrale, où est écrit : « Retard d'acquisition psychomotrice avec antécédent d'ictère néonatal ». Ils sont envoyés vers l'anesthésiste qui prescrit une pommade pour la poitrine, mais les parents décident rapidement d'interrompre son application, car, selon son père, « elle est trop dure pour lui ».

Alors que Cheikh atteint l'âge de 14 mois, sa mère se rend de nouveau à la consultation de pédiatrie de l'Hôpital national. Elle est inquiète : « Un an et deux mois il ne s'assoit pas : c'est grave. » Le docteur donne quelques explications à la mère de Cheikh. Après la consultation, elle dit qu'elle doit faire un scanner à 30 000 ouguiyas [80 euros]. Les jours passent, elle attend que son mari puisse réunir l'argent pour le scanner. Cheikh maigrit beaucoup. Sa mère dit qu'il est tellement maigre qu'elle passe son temps à pleurer sur lui. Selon elle, cet amaigrissement est lié aux constipations persistantes dont il souffre : « Il souffre de seero, *il pleure, il maigrit. »*

À 20 mois, Cheikh pleure toujours beaucoup. Lors de notre dernière rencontre, il souffre de diarrhées depuis une semaine. Il est amaigri et déshydraté. Sa mère dit qu'elle voulait le conduire à l'hôpital, mais qu'elle a renoncé, car elle souffre beaucoup de ses problèmes dentaires, qui durent depuis plusieurs mois, qu'elle n'a pas eu les moyens de soigner. Elle confie « parfois, en tant que parents, on est négligents ».

Une des impressions majeures qui ressort de la lecture de la trajectoire du petit Cheikh est l'attitude d'anxiété et de méfiance envers les soins hospitaliers, ainsi qu'envers le système de santé en général. Les parents de Cheikh intègrent certes certaines informations données à l'hôpital, mais ils ne les prennent aucunement comme argent comptant, ni même comme principale référence. La méfiance, omniprésente, est seulement tempérée par quelques îlots de confiance que sont les relations établies avec certains professionnels de santé, et auxquelles les parents de Cheikh cherchent à se raccrocher. Ainsi prennent-ils en confiance un médecin de la néonatologie, qui, seul, a donné à la mère de Cheikh des explications en *pulaar*, et qui sera le seul à établir le diagnostic du retard d'acquisition psychomotrice en lien avec l'ictère néonatal.

Le récit des parents exprime combien l'hospitalisation est source d'anxiété, d'autant que ceux-ci doutent en permanence du bien-fondé des attitudes et décisions thérapeutiques. Les ponctions veineuses subies par Cheikh constituent des aspects saillants d'un vécu douloureux de l'hospitalisation. Nous avons pu l'observer au long de nos enquêtes, la méfiance est une tonalité dominante dans les propos des familles envers leur système de santé. Cette méfiance prend probablement quelques racines dans les conditions d'introduction de la médecine à l'époque coloniale. Le doute, l'évitement et le refus d'une adhésion aveugle, hérités de l'époque coloniale, se nourrissent aujourd'hui d'un manque de familiarité avec les structures sanitaires, mais aussi d'expériences malheureuses, ou vécues de manière négative et critique.

La méfiance aiguisée par des expériences malheureuses

Les membres des familles rencontrées se sont montrés prolixes s'agissant d'expériences hospitalières malheureuses, faisant le récit de négligences, de manque de professionnalisme, ou pire, d'« erreurs » médicales. S'il est parfois difficile de faire la part des choses s'agissant de la réalité des situations décrites, ces récits traduisent des vécus du système de santé. Ces expériences malheureuses ont marqué les esprits, entretenant une méfiance imprégnant les décisions thérapeutiques.

> *Un père d'enfant malade raconte que sa sœur, en 2009, a eu un problème de tumeur au sein. Il l'a conduite chez un médecin dans une première clinique, celui-ci a dit : « C'est un petit truc, on doit faire une intervention, tu vas payer 400 000 ouguiyas et on va l'enlever ». Lors de l'intervention, l'un des chirurgiens est venu et lui a dit : « Ah le sein il faut qu'on le coupe, car je peux confirmer à 99 % qu'il y a une tumeur. [...] On doit couper, je te donne cinq minutes pour la réponse. » Il raconte : « J'étais avec la maman, et la maman elle a dit "non, non il ne faut pas toucher ma fille". » Ils ont refusé l'intervention, puis ils ont décidé de se rendre en Tunisie. Pour ce voyage, divers membres de l'entourage ont collecté l'argent auprès de leur tribu, l'équivalent de 8 000 euros. Les analyses réalisées en Tunisie étaient négatives : « Il n'y avait même pas 1 % de cancer ! [...] Je suis reparti moi-même au cabinet du docteur mauritanien et je l'ai insulté devant tout le monde, j'étais énervé, j'ai dit que c'est un salaud et qu'il n'y connaît rien, parce qu'il veut couper le sein de ma sœur et il ne prend même pas le temps de... »*
>
> (Père)

> *Je suis partie avec ma petite sœur, elle était en état de grossesse, on a été à l'hôpital d'Arafat. Elle avait des maux de tête. Des céphalées. Bon, il y avait la sage-femme de garde, ils lui ont pris sa tension, c'était normal. On lui a montré que les pieds étaient enflés. Elles ont dit : « C'est parce qu'elle ne bouge pas, elle ne travaille pas, elle ne fait rien, elle mange et elle se couche, voilà pourquoi... » Nous sommes revenus à la maison. Au crépuscule, elle a piqué une crise. Sa tension avait augmenté. Elle a fait une crise. On l'a amenée à l'Hôpital national, là-bas ils lui ont fait une césarienne, ils ont dit que sinon elle allait y passer. [...] Eux [l'hôpital d'Arafat] ils nous avaient dit qu'elle n'avait rien, que sa santé était normale. Elle a fait deux jours à la réanimation. Elle a failli mourir.*
>
> (Grand-mère)

De tels récits sont fréquents, ce ne sont pas de seulement des anecdotes transmises par bouche-à-oreille, mais des événements récemment vécus, dans l'entourage proche de nos interlocuteurs. Dans les perceptions de l'espace thérapeutique, ces expériences malheureuses dessinent des zones répulsives, qui peuvent donner lieu à des évitements. La question des interventions chirurgicales cristallise en particulier les craintes des familles, qui abondent en récits d'opérations qui auraient été réalisées à tort. La méfiance est entretenue par ces expériences malheureuses, mais il faut également souligner comment le doute, omniprésent, peut impliquer des mésinterprétations des situations de soins. Le regard des accompagnants est scrutateur, suspicieux. Les mauvaises expériences sont en quelque sorte attendues, comme venant justifier, une fois de plus, le jugement de la piètre qualité des soins, ou du manque de professionnalisme.

Confronté à des pratiques de soins hétérogènes, le regard méfiant des familles ne manque pas de s'accrocher aux irrégularités visibles des soins prodigués. Options de prise en charge apparemment non systématiques, marques de désaccords entre professionnels de santé, aspect brouillon ou non réglementé du travail médical… toutes les irrégularités ont tendance à être interprétées, à raison ou à tort, comme signes d'erreurs, d'incompétences, de manque de professionnalisme. Certains parents, attentifs et d'un bon niveau d'éducation, ne manquent pas de décortiquer des pratiques irrégulières dans la réalisation des soins. Comme nous le comprenons au travers des propos suivants, des attitudes agressives, parfois injustifiées considérant la situation donnée, font suite au regard suspicieux et critique sur les soins, les parents basculant vite de la méfiance au sentiment d'être lésés et à des accusations frontales.

> *Oui, c'est que les gardiens qu'ils mettent ici, ce sont des bêtes. Ils mettent des cons, des bêtes à l'entrée. Ils ne comprennent rien, ils ne font qu'appliquer les règles et la règle c'est de ne pas laisser entrer les gens. Même ici, il y a trop de paresseux, on les voit, ils sont pleins, ils marchent dans les couloirs.*
>
> (Père d'un enfant en consultation)
>
> *Ici l'accompagnant reste toute la nuit assis, il ne dort pas, il surveille l'enfant, alors que ça devrait être leur travail. […] C'est un prématuré, il fait 1 kg 800, il ne devrait pas être en couveuse ?*
>
> (Père d'un enfant hospitalisé)

Au travers de ces exemples, nous remarquons comment les comportements des agents sont interprétés négativement : pour l'un, le nombre de professionnels de santé arpentant les couloirs est signe de paresse, pour l'autre, le mode d'hospitalisation de son enfant prématuré est mis en cause. En réalité, sachant qu'il existe d'une part un flou dans la détermination des normes de fonctionnement, d'autre part de larges écarts dans leurs applications, le travail médical qui se donne à voir est irrégulier. Dans ce contexte, il est quasiment impossible pour les parents d'enfants hospitalisés de savoir où se situent les normes de fonctionnement, et donc de juger de la normalité des pratiques. La méfiance règne, les parents ont sans cesse la crainte de voir leur problématique de santé déconsidérée, que la prise en charge de leur enfant soit négligée. Les familles n'ont pas les moyens de comprendre les ressorts des décisions médicales dont elles doutent, s'appuyant le plus souvent sur des observables indirectement liés à la qualité des soins pour en juger le bien-fondé. Ces décisions médicales sont d'autant plus difficilement compréhensibles qu'elles relèvent d'adaptations liées à des contraintes d'exercice (manque de matériel, absentéisme) et à des normes pratiques ou habitudes implicites. Ainsi, la décision de ne pas mettre un prématuré sous couveuse peut être liée au manque de places en couveuse, alors que des couveuses sont en attente de réparation, au fait que l'agent de nettoyage n'a pas préparé de couveuse, ou encore, ce peut être une décision volontaire d'un médecin qui conscient que les normes d'hygiène ne sont pas respectées dans la salle des couveuses, juge que le risque d'infection nosocomiale est moins important en salle de néonatologie. Autrement dit, il s'agit de décisions admettant de nombreux compromis, que les parents ne comprennent ni n'acceptent, sachant que la santé de leur enfant est en jeu.

La méfiance dans les trajectoires de maladie

La méfiance se traduit très concrètement dans certains itinéraires thérapeutiques étudiés, intervenant dans les décisions de recours et dans les comportements d'observance. Sur ce point, l'exemple du petit Cheikh est tout à fait significatif. Son père refuse la réalisation d'un scanner, car celui-ci nécessite en traitement préalable l'utilisation d'une pommade qui, selon lui, est trop dure pour son enfant. Difficile, toutefois, de savoir dans quelle mesure le coût excessif du scanner contribue à emporter la décision de ne pas suivre cette prescription. Dans un contexte de méfiance diffuse, où les mauvaises expériences sont légion, chaque étape des itinéraires reconfigure son lot de doutes à l'égard du système de santé. Avec l'exemple de Cheikh, remarquons également que les soins médicaux peuvent être incriminés dans les problèmes de santé. La « médecine des Blancs », qui est perçue efficace sur certaines maladies, est jugée potentiellement dangereuse et provoquant de nombreux effets secondaires. L'exemple de Cheikh est d'autant plus sensible que la maladie dont sa mère dit qu'il souffre, la jaunisse appelée *sooynabo*, est une maladie connue pour ne pas pouvoir être soignée par la biomédecine. Certaines des grand-mères rencontrées disent même que les injections peuvent être fatales pour les jaunisses, croyance relevée par plusieurs travaux en Afrique de l'Ouest (Jaffré, 1999b ; Bierlich, 2000 ; Leach *et al.*, 2008).

Les professionnels de santé ont conscience des sentiments de méfiance envers leur offre de soin. Ils les remarquent dans leurs dialogues avec les parents, mais aussi, au travers des difficultés qu'ils rencontrent pour prendre en charge les enfants : recours tardifs, mise en doute de leurs décisions thérapeutiques, mauvaise observance, sorties contre avis médical… De leur point de vue, il s'agit, plutôt que d'une méfiance, d'un manque de confiance qui nuit à la relation de soins. Les comportements de méfiance se révèlent surtout en milieu hospitalier, lieu d'incompréhensions et de craintes exacerbées (Jaffré & Olivier de Sardan, 2003). Les professionnels de santé considèrent ces comportements comme des réactions de peur irrationnelles, liées à l'ignorance de certaines familles.

> *Le problème c'est que les mères viennent avec leurs enfants trop tard, dans un état très grave. [...] Parfois il y a des nécroses. On est obligé d'aller extraire l'os, on dit à la mère « Vous avez vu, vous n'êtes pas venus... » [...] Une des difficultés c'est que les mères n'ont pas confiance en la personne du médecin, elles ont peur de l'hôpital.*
>
> (Interne en médecine)
>
> *Parfois je passe plus de temps à convaincre les gens de l'hospitalisation qu'à soigner.*
>
> (Pédiatre)

Bien que la plupart des professionnels de santé soient eux-mêmes très critiques vis-à-vis de la qualité des soins dispensés dans leurs structures, ils excluent, dans leurs pratiques quotidiennes, que cette méfiance puisse être une attitude légitime de la part des familles. Ils s'en irritent plutôt, car de leur point de vue, le manque de confiance constitue un obstacle supplémentaire à la mise en œuvre des soins, dont les conditions de réalisation sont déjà pénibles. Les manières dont parents et professionnels de santé perçoivent la rencontre thérapeutique s'opposent. D'une part, les accompagnants sont sur leurs gardes, vigilants, méfiants du traitement qui sera réservé à leur enfant. Ceux qui en ont les moyens relationnels, cognitifs ou économiques, sont prêts à intervenir sur les situations de soins. Les autres, à défaut, se sentent soumis à d'incertaines bonnes volontés. Certains parents considèrent qu'un rôle de contrôle et de pression leur revient, afin de générer de bons soins. De leur côté, les professionnels de santé acceptent mal la méfiance et les attitudes qui en découlent, considérant que les interventions des parents perturbent leurs activités thérapeutiques. Ils savent, puisqu'ils interviennent de la sorte pour leurs parents ou amis, que les qualités des prises en charge fluctuent et se négocient. Cependant, ils n'acceptent pas que d'anonymes accompagnants, dont ils attendent patience, passivité et obéissance, puissent eux-mêmes tenter d'intervenir.

Un espace de coûts et de profits

Dans les perceptions des espaces thérapeutiques, les coûts des différentes options de recours tiennent une grande place. Plutôt que de parler de champs de la santé, D. Fassin nous invite d'ailleurs à considérer l'offre plurielle de soin comme un marché de la santé, « c'est-à-dire un lieu d'échange où les soignés ont le choix de leurs soignants et où se forment des relations contractuelles temporaires » (Fassin 1992 : 443). Pour les familles dont les revenus sont faibles et moyens, l'aspect économique est une contrainte majeure des choix de recours. Ces familles vont privilégier les services dont elles se considèrent en mesure d'honorer les règlements. L'incertitude des coûts est particulièrement problématique, car elle expose à la honte de ne pas pouvoir honorer les factures. L'anticipation des coûts, qu'elle soit juste ou non, est une dimension centrale des choix de recours, bien que souvent implicite car honteuse. Le fait qu'à l'hôpital, les soins et analyses puissent atteindre sans prévenir des coûts démesurés contribue aux peurs de l'hôpital et à sa perception comme un milieu hostile et mesquin. Pour les Mauritaniens ayant des revenus modestes, la perspective de devoir se rendre à l'hôpital présage une catastrophe en termes d'économie du ménage. L'hôpital est si possible évité, ou lorsqu'il ne peut l'être, des stratégies sont mises en œuvre afin d'y limiter les coûts. Pour la même raison, une structure périphérique ou informelle, dont les prestations sont réduites, ne fait pas craindre de grandes dépenses, et peut paraître moins hostile, plus arrangeante. Quant aux plus pauvres, ils perçoivent tout bonnement les hôpitaux comme des lieux qui ne sont pas faits pour eux. M. Taleb (2007), qui a travaillé auprès de familles pauvres habitant les *Kebbe*, explique que celles-ci se sentent exclues du système de santé comme de la modernité en général. L'auteur décrit que le système de santé dans son ensemble apparaît inaccessible et antipathique à ces populations, qui confinent leurs recours aux guérisseurs et à l'offre « informelle ».

La dimension économique n'est pas non plus absente des logiques de recours des familles les plus aisées, qui sont traversées par des logiques consuméristes. Ces familles fréquentent les meilleures cliniques, les pharmacies en vogue, escomptant une meilleure qualité des soins, mais aussi parce qu'elles privilégient des modes de consommation élitiste, orientés vers le luxe, la modernité et l'international. Cette dimension consumériste ne diffère pas vraiment des logiques qui poussent les femmes de familles riches à préférer les grandes surfaces modernes aux étals des marchés populaires, et pénètre d'autant plus facilement le marché de la santé que les compétences médicales en elles-mêmes sont peu crédibilisées. Pour l'élite, la consommation de soins peut être une de ces « situations d'ostentation d'un pouvoir économique », que C. Lesourd a analysées chez les femmes d'affaires maures (Lesourd, 2006).

La structuration pyramidale de l'offre de soin à Nouakchott, du fait de ces perceptions et logiques de recours populaires, n'est pas respectée. D'un côté, on observe des parents démunis qui ne recourent qu'aux structures les plus modestes ou se contentent d'une offre informelle, sans jamais accéder au niveau supérieur de la pyramide. D'un autre côté, des parents nantis recourent directement, et pour toutes problématiques de santé, au niveau tertiaire de soins, engorgeant les consultations externes et les services des urgences pour des maladies souvent bénignes. Gardons-nous cependant d'une vision caricaturale, sachant que de nombreuses situations intermédiaires et à géométrie variable existent, lorsque l'on considère l'influence d'autres types de ressources, culturelles ou sociales.

Un vécu négatif lié aux coûts des soins

Si les coûts de certains actes médicaux sont relativement fixes et limités, comme les frais de consultations et d'hospitalisation, d'autres sont imprévisibles et excessifs rapportés aux revenus des ménages, tels que les coûts de certains médicaments et des analyses. Pour donner un ordre de grandeur, le salaire minimum en Mauritanie de 30 000 ouguiyas mensuels [80 euros], peut être rapidement atteint dès qu'il s'agit de bilans sanguins, dont le coût environne les 10 000 ouguiyas [25 euros], de radios facturées également à 10 000 ouguiyas environ, ou d'un scanner facturé à lui seul 27 000 ouguiyas [70 euros]. Le coût des actes d'analyses, rapporté à leur utilité perçue, paraît aux familles incompréhensible, voire aberrant. Ainsi, les parents rencontrés à l'hôpital indiquent avoir dépensé plusieurs dizaines de milliers d'ouguiyas les premiers jours de l'hospitalisation, soit l'équivalent d'un à trois salaires mensuels pour la plupart d'entre eux. Ces coûts sont tels que, même lorsqu'un enfant est jugé bien soigné par ses parents, la tonalité du vécu reste négative ou très négative, soit que les dépenses concédées sont trop élevées, soit que le renoncement à certaines options de soins laisse des regrets. Même lorsque l'enfant guérit, le coût des ordonnances et des analyses reste en travers de la gorge des parents, qui ont l'impression que les médecins n'ont pas eu d'égards vis-à-vis de frais qui grèveront durablement leur budget, et auront des retentissements directs sur leur vie quotidienne.

Évoquons une nouvelle fois le cas du petit Cheikh, l'amertume de son père face aux coûts des analyses générées par son hospitalisation, dont il ne comprend pas vraiment l'intérêt. D'autres parents, comme le père de Cheikh, décrivent l'hospitalisation comme une succession sans fin de dépenses.

> *E (Enquêteur) : Comment se passe l'hospitalisation ?*
> *G (Grand-tante) : Bien. Mais chaque minute on te demande une ordonnance. [...] Là, il va encore falloir payer les analyses. Le problème ici c'est qu'il y a beaucoup d'ordonnances. Si tu as de l'argent, ils vont tout faire. Si tu n'as pas d'argent, ils ne vont pas regarder l'enfant. [...]*
> *E : Mais l'enfant est bien soigné ici ?*
> *G : Oui, il est bien soigné avec notre argent ! Nous, depuis le matin, nous n'avons rien mangé.*
>
> (Grand-tante d'un enfant hospitalisé)

Dans ces propos des parents, la question des coûts des soins submerge la question de leur qualité, qu'ils ne sont plus en mesure d'apprécier, tant ces coûts leur paraissent disproportionnés, injustifiés. Quant aux médecins, qui ne réalisent pas toujours la mesure du sacrifice économique des familles, ils sont tantôt compréhensifs, mais impuissants à diminuer ces coûts, tantôt exaspérés de voir les parents se focaliser sur les coûts des soins, et non sur les problèmes de santé de leur enfant. Les parents en viennent parfois à accuser les professionnels de santé de commercer et les professionnels de santé, à accuser les parents de négliger leurs enfants et resquiller le paiement des soins. Bref, le problème du coût des prises en charge interfère particulièrement négativement sur les relations entre parents et professionnels de santé. Certains parents ont le sentiment que le paiement est la seule place qu'on leur octroie à l'hôpital. La délivrance de l'ordonnance n'est alors pas vécue comme un acte de soin, mais comme une injonction à payer.

E (Enquêteur) : Les médecins t'ont donné des explications ?
M (Mère) : Non les médecins ils viennent et ils regardent c'est tout. Ils écrivent l'ordonnance et moi je vais acheter. C'est ça seulement entre nous.

(Mère d'un enfant hospitalisé)

E : Vous avez eu des explications de la part des professionnels ?
P (Père) : Non, nous ici on ne sert qu'à payer les ordonnances.

(Père d'un enfant hospitalisé)

Outre le fait que les coûts des soins peuvent être dans certains cas incontestablement excessifs rapportés aux moyens économiques des ménages, d'autres raisons les rendent difficilement supportables. Ils sont incompréhensibles du point de vue de nombreux parents : comment des actes de quelques secondes, apparemment simples, peuvent coûter le revenu de plusieurs journées de travail ? Cette disproportion leur donne l'impression que les coûts des soins sont injustifiés, que les professionnels de santé, profitant de la situation, encaissent de l'argent sans effort de travail.

Méfiants, les parents craignent de payer plus qu'ils ne devraient. Des craintes fondées lorsque l'on sait qu'en Mauritanie, comme ailleurs en Afrique, les pratiques de corruption sont légion dans le secteur de la santé : gratifications indues, surtarifications, détournement et revente de médicaments (Olivier de Sardan *et al.*, 2007). Les modalités de paiement sont vécues comme injustes, notamment au regard de la situation des privilégiés qui bénéficient de l'assurance maladie et ne doivent débourser qu'un faible reste à charge. La mise en œuvre du système de prise en charge des indigents, mis en place à l'Hôpital national, alimente également les doutes sur la manière dont les dus sont déterminés. En effet, les modalités d'obtention de la prise en charge des frais apparaissent opaques, subjectives, et dépendantes de la bonne volonté des agents impliqués. La prise en charge se fait rarement dès l'admission, ce qui exclut, de fait, ceux qui ne peuvent pas régler le ticket d'entrée. Une des manières informelles dont les services sociaux tentent de distinguer les vrais indigents est d'attendre de voir si les familles réussissent à trouver l'argent pour les soins, attente qui peut durer plusieurs jours. La prise en charge de Cheikh, par exemple, ne se met en œuvre qu'après plusieurs jours d'hospitalisation. Il existe donc un espace de négociation autour de la mise en œuvre des mécanismes de prise en charge, ainsi, il faut bien le reconnaître, que des possibilités de faire jouer des relations. Ce dispositif d'exemption a donc des effets pervers, d'une part parce qu'il est détourné dans des réseaux de relations renforçant les inégalités d'accès aux soins, d'autre part parce qu'il contribue au manque de transparence s'agissant des coûts.

Les professionnels de santé s'étonnent parfois que leurs patients rechignent à payer des soins médicaux alors qu'ils trouvent l'argent pour les interventions des marabouts. Il faut cependant considérer que les modes de paiement des marabouts et guérisseurs s'adaptent davantage aux moyens des ménages. Ils admettent des commodités et des possibilités de crédits, des paiements fractionnés, ou autres arrangements adaptés aux économies précaires (Fontaine, 2013). Le fait, à l'inverse, que les frais doivent toujours être réglés avant les soins médicaux est d'une rigueur que les familles jugent inhumaine. Enfin, les coûts des actes thérapeutiques des guérisseurs et des marabouts sont mieux compris. En intervenant auprès de forces invisibles, marabouts et guérisseurs « s'endettent » et doivent, pour rétablir l'équilibre, faire eux-mêmes des sacrifices. Les marabouts sont notamment tenus de redistribuer en aumône une importante partie ce qu'ils gagnent. Le fait qu'ils ne montrent pas de signes d'enrichissement est d'ailleurs l'objet d'une reconnaissance sociale. Cependant, nos interlocuteurs sont également critiques vis-à-vis de certains marabouts et guérisseurs qu'ils considèrent être dans des logiques de commerce. Dans les conceptions populaires, tout thérapeute qui cumule des bénéfices outrepassant ce qu'il apporte au malade s'expose à une réprobation sociale.

En corollaire de perceptions des coûts des soins démesurés, les professionnels de santé sont jugés intéressés par l'argent, vénaux, voire corrompus. Les familles dénoncent des relations de soins conditionnées au paiement, décrivent les négligences dans les relations de soins, dont ils se sentent victimes dans un système de profits.

> *Les centres de santé maintenant ils font du commerce, ils ne soignent pas. Quand tu as un enfant qui vient qui est malade, il faut le déshabiller, lui palper les oreilles, regarder la rate, le sternum. Mais non : « Qu'est ce qu'il a ? Ah... il pleure, voilà ton ordonnance. » Ils ont un pourcentage avec les pharmacies. Et avec les pharmacies à l'intérieur aussi ils ont un pourcentage, un médicament qui fait trois cents, ils disent cinq cents. Moi maintenant ma fille si je vais à l'hôpital il faut que ce soit quelque chose de sérieux.*
>
> (Grand-mère)

Nos interlocuteurs pensent que les professionnels de santé engrangent de confortables profits de leurs activités thérapeutiques, aux dépens des malades pour lesquels ils sont peu disponibles. Ils s'indignent que ceux-ci ne soignent que sous condition de paiement, les démunis pouvant être abandonnés à leur triste sort. « Celui qui n'a pas d'argent il regarde son enfant mourir ! » nous dit le père d'un enfant hospitalisé ; « Ils n'ont pas pitié, tu paies tout » renchérit une grand-mère. Contrairement aux constats de B. Hours (1985), d'après nos enquêtes, le personnel infirmier n'est pas le seul à essuyer les critiques : les médecins, généralistes et spécialistes, en prennent aussi pour leur grade. Les professionnels de santé, comme les politiques, sont considérés comme des privilégiés, immoraux, qui « bouffent » l'argent du système public. Dans cette veine, nous avons entendu dire, par l'un de nos interlocuteurs *haalpulaaren*, que les professionnels de santé étaient *yarooɓe ƴiƴam*, c'est-à-dire, buveurs de sang, sorciers. La perception de l'État et ses fonctionnaires peut s'inscrire dans les registres de l'interprétation sorcellaire, comme l'a analysé B. Hours (1985).

L'offre publique dépréciée

Nos interlocuteurs considèrent que la biomédecine est une médecine efficace, mais dénigrent la manière dont elle est pratiquée en Mauritanie. Les médecines pratiquées en France, en Tunisie, au Maroc ou au Sénégal sont prises comme références auxquelles l'offre mauritanienne est comparée. La comparaison tourne le plus souvent en défaveur du système de santé mauritanien.

> *Ici il n'y a pas de bons docteurs, tous nos bons docteurs sont partis. [...] Au Sénégal ils te soignent bien, mais c'est cher, si tu as de l'argent ils te soignent bien.*
>
> (Grand-mère)

> *Mauritanie, ça manque, ça manque, ça manque, ça manque... Si tu n'es pas couché malade, il ne faut pas aller à l'hôpital.*
>
> (Père)

> *En Tunisie, là-bas, vraiment la médecine c'est leur devise. Ici ils sont en retard, les gens ont avancé ! Mais la Tunisie, ça commence à être cher aussi.*
>
> (Père)

Considérant que leur pays est peu développé, doutant de l'affectation des fonds du système public, de l'honnêteté des responsables de santé, de l'implication des agents, les Mauritaniens considèrent que la médecine en Mauritanie n'est pas à la hauteur. L'offre à l'étranger, ou même l'offre lors de la période coloniale, sont prises comme des référents idéaux, bien que décalées avec le contexte actuel dans lequel la médecine peut se faire et s'améliorer en Mauritanie. Avec cette lecture, certaines plaintes à propos du fonctionnement de l'hôpital sont irréalistes considérant les limites des ressources humaines et matérielles du pays. « C'est la Mauritanie ! » raillent nos interlocuteurs, sous-entendant qu'ils ne trouveront, à l'hôpital comme ailleurs, que du désordre, des négligences et des passe-droits. Dans ces perceptions de l'offre mauritanienne, il y a donc des attentes importantes, des normes idéalisées, ainsi qu'un certain fatalisme, considérant que la « Mauritanie » n'engendre que « de la Mauritanie ». Le recours aux soins à l'étranger est donc privilégié par ceux qui en ont les moyens. Cette perception est relativement partagée par les professionnels de santé, qui suite à une formation clinique et technique, découvrent les réalités du terrain mauritanien. Après le choc des débuts, puis les efforts pour changer les choses, ils finissent souvent par adopter un regard critique et résigné sur le fonctionnement de leur système de santé qu'ils considèrent avec un certain découragement comme une réalité de leur pays.

Des professionnels de santé jugés peu compétents

En addition de ces critiques adressées au système de santé mauritanien, nos interlocuteurs sont réservés vis-à-vis des compétences de leurs professionnels de santé. Certains sont même catégoriques : les agents de santé « ne savent rien ». Cette affirmation, pour le moins surprenante, traduit les doutes s'agissant des compétences médicales ainsi qu'un désir de remise en cause dans des contextes relationnels conflictuels.

> *Moi, je n'avais jamais vu ça. Ici, ils ne savent rien. [...] Si tu viens accompagner un malade ici tu vas fatiguer. Les docteurs ne savent rien, tu ne vas pas trouver ce que tu voudrais trouver.*
>
> (Mère)

Ces propos exaspérés affirmant que les agents hospitaliers « ne savent rien » semblent répondre, en écho, à ceux des professionnels de santé soutenant que les parents sont des ignorants. Nous pouvons faire l'hypothèse que le fait de ne pas se sentir reconnus contribue aux comportements de dénégation des compétences médicales. De même, des enfants qui considèrent que les médecins ne se soucient pas d'eux assènent que les médecins « ne savent rien ».

> *Les docteurs ne peuvent pas soigner, ils n'ont pas de savoirs.*
>
> (Ami, huit ans, maux de ventre chroniques)

> *Les docteurs là-bas ne savent rien. Et ils ne sont pas gentils, pas du tout. Et quand on leur dit de faire quelque chose pour moi, ils ne font rien.*
>
> (Filie, dix ans, diabète)

Parents et enfants n'étant pas en mesure d'apprécier les compétences des professionnels de santé sur des critères techniques, leur jugement dépend d'une part du succès du traitement, d'autre part de la disponibilité et de l'implication que ceux-ci manifestent. Les compétences techniques et cliniques sont l'objet de peu de considération, comme l'illustrent certains propos de mères déclarant être en mesure de faire aussi bien, voire mieux que les professionnels de santé.

> *Ici, ils ne savent rien. J'ai demandé à ce que l'on fasse une radio ou une écho parce que le ventre était gonflé. Mais, ils n'ont rien trouvé. [...] Hier le médecin est venu, mais il n'a pas regardé. C'est moi qui ai regardé son nez, ses oreilles.*
>
> (Mère d'un enfant hospitalisé)

> *Les infirmières là-bas ne sont pas docteurs. Elles ne font que mettre des perfusions, ça je pourrais le faire moi-même, je suis intelligente, si je vois faire quelque chose une seule fois je peux le refaire.*
>
> (Mère d'un enfant hospitalisé)

La tonalité critique retrouvée dans les propos qualifiant le système de santé est bien entendu à mettre en relation avec la qualité moyenne des soins dispensés. Cependant, elle engage des perceptions du système public en général : soupçons de corruption et de gabegie, perception des fonctionnaires comme des privilégiés placés grâce à leur appartenance familiale et non en vertu de leurs compétences, impression d'une gestion mauvaise et paresseuse.

Les critiques vis-à-vis du système de santé

Outre les critiques des usagers des structures sanitaires, il nous semble pertinent de s'intéresser aux critiques que l'on trouve sur la scène publique, notamment dans les journaux indépendants et d'opposition. La presse mauritanienne porte un regard critique sur le système de santé. Elle jouit d'une relative liberté de presse pour un pays de la zone sahélienne [16]. Cette presse, encore jeune et peu professionnalisée, relaie un regard critique sur le pouvoir et le système public. À côté des journaux papiers tels que *Le Calame*, *L'Authentique*, *L'Horizon*, *Le Véridique*, *Le Rénovateur*, les journaux en ligne se développent rapidement, portant à leur tour la critique, avec, notamment, le site *Cridem* [17]. Régulièrement, sont publiés des articles basés sur des témoignages relatant des mauvaises prises en charge et erreurs médicales, ou les drames de malades pauvres auxquels les soins sont refusés aux portes des hôpitaux. Prises de parole de familles de malades, ces articles sont peu analytiques. Certains, rhétoriques et excessivement critiques, véhiculent l'idée que les hôpitaux sont des mouroirs, tels ces articles publiés dans *Le Véridique*, titrés « Centre hospitalier national : Le chemin le plus court pour aller à l'au-delà ! », et « Centre hospitalier national : Le processus de traitement s'achève à la morgue ». La critique portée par la presse mauritanienne est bien présente, et la succession d'« affaires » portées sur la scène publique contribue, probablement, à conforter voire alimenter la méfiance et le regard critique des Mauritaniens.

Les dysfonctionnements du système de santé sont tous identifiés et dits, par la presse comme par les familles de malades et les professionnels de santé. Malheureusement, ces critiques finissent par constituer un fond sonore et cyclique, plus qu'elles ne semblent suivies de changements. Aussi peut-on s'interroger sur la manière dont la société mauritanienne se critique et pense ses évolutions.

Au travers des articles de la presse d'opposition, les critiques envers le système de santé s'inscrivent dans des revendications politiques à l'égard du pouvoir. La santé est l'objet de revendications politiques, mais la critique envers

---

[16] Le pays a été classé 72e sur 180 du classement 2018 de Reporters sans frontières sur la liberté de presse.

[17] http://www.cridem.org/

le système de santé traverse la société dans son ensemble. Nous faisons l'hypothèse qu'elle est également portée par une attitude critique dans la manière dont les Mauritaniens se pensent en tant que société. En effet, il est curieux de constater comment ceux-ci dénigrent et se vantent à la fois de ce qu'ils reconnaissent comme des spécificités mauritaniennes : culture du désordre, contournement des règles et refus des hiérarchies professionnelles, primat des relations familiales sur l'exercice professionnel. À ce propos, l'article d'A. Salem sur le *tcheb-tchib*, c'est-à-dire l'art de contourner les règles pour réussir, est éclairant (Ahmed Salem, 2001). L'auteur analyse le succès du terme hassanya *tcheb-tchib*, montrant comment il est devenu central dans la reconnaissance des itinéraires de réussite. Le contournement et le manque de transparence sont banalisés, et finalement, valorisés individuellement comme formes de mérite, d'intelligence et de virilité. « Dans cet univers où l'adaptabilité et les capacités de redéploiement et de retournement sont jugées importantes, la rectitude, fût-elle morale, est fortement stigmatisée comme une rigidité, négativement connotée » (2001 : 87). Aussi existe-t-il un conflit de valeur entre d'une part un modèle de valorisation de l'organisation et des règles, associé notamment aux pays du nord, et un modèle de résistance, d'ingéniosité et de contournement incarné par le *tcheb-tchib*. Nous pouvons y interpréter les accents d'une situation postcoloniale, les Mauritaniens étant à la fois fiers de la résistance dont ils ont fait preuve face à l'administration coloniale, et déçus de ce qu'ils perçoivent comme une dégradation des services publics après l'indépendance. Aussi, tandis qu'un regard critique naît d'une confrontation des institutions mauritaniennes à des normes et standards extérieurs, une sympathie demeure de l'intérieur pour le *tcheb-tchib* à la mauritanienne. L'illustration parfaite de ce paradoxe concerne les attitudes des conducteurs automobiles à Nouakchott. Chacun se plaint et s'amuse du n'importe quoi de la circulation routière, pire que dans les autres pays subsahariens, dit-on. Nul n'est prêt, au fond, à renoncer aux contournements des règles routières : au plaisir de dépasser les feux rouges en passant sur le terre-plein, de resquiller les priorités à droite, de forcer les passages, puis d'adresser – quels que soient ses torts – des gestes de colère théâtraux aux autres automobilistes. Cela fait partie du privilège de posséder une voiture. Un paradoxe qui fait sensiblement écho aux attitudes vis-à-vis du système de santé où tous s'indignent des passe-droits, mais où le sentiment de fierté domine lorsque la ruse ou le pouvoir permettent de contourner une règle.

VARIATIONS SOCIOCULTURELLES ET ESPACES THÉRAPEUTIQUES

La méfiance, l'impression que les coûts sont trop élevés, la critique en comparaison avec des normes étrangères dominent les perceptions des Mauritaniens pour leur système de santé, et déterminent leurs recours aux soins. Ces traits n'excluent pas, cependant, des variations en fonction du milieu social et culturel, du lieu de résidence en ville, mais aussi de l'âge et du genre. Afin d'appréhender ces aspects, nous nous inscrivons dans le courant de recherches sur les espaces thérapeutiques subjectivement perçus, tels que travaillés par des chercheurs anglophones autour du concept de *therapeutic landscape* (Madge, 1998 ; Leach *et al.*, 2008 ; Buzinde & Yarnal, 2012). Certaines catégories que l'on pourrait croire *a priori* pertinentes, telles que l'opposition entre l'offre de soin formelle et informelle, entre secteurs public et privé, ne ressortent pas forcément des propos des populations locales. Étudier les espaces thérapeutiques permet de comprendre comment des familiarités avec l'offre de soin se construisent à l'intersection de facteurs géographiques, économiques, sociaux et culturels.

Familiarité résidentielle et espaces thérapeutiques

Les lieux familiers dans l'espace thérapeutique tendent à se différencier en fonction des lieux de résidence et de déplacements habituels. Or, il existe de forts déséquilibres dans les équipements sanitaires des différentes communes de la ville. Résider dans les communes de Tevragh Zeïna, du Ksar ou même de Sebkha offre la proximité de structures du niveau tertiaire, des centres de santé les mieux pourvus, des cliniques privées les plus luxueuses, ou encore, de véritables officines. En revanche, résider dans les communes de Toujounine, de Teyarett, d'El Mina, d'Arafat ou de Riyadh éloigne de ces structures et ouvre une familiarité spatiale sur des structures sanitaires plus modestes, et des offres informelles à moindre coût, non répertoriées. L'étude de la Communauté urbaine de Nouakchott (Communauté Urbaine de Nouakchott, 2009) indique des écarts flagrants s'agissant du nombre d'unités de soins par habitant, dans les différents territoires urbains. Dans la commune de Tevragh Zeïna, qui est la mieux lotie, on dénombre une unité de soins pour 1 080 habitants, chiffre proche de celui observé au Ksar, où une unité de soins concerne 1 937 habitants. Dans les communes de Dar Naïm, Riyadh et Sebkha, une unité de soins concerne plus de 6 000 habitants. Les quartiers les moins bien lotis appartiennent aux communes périphériques dont la population a fortement augmenté ces dernières années, comme Toujounine et El Mina, dont la population dispose respectivement d'une unité de soins pour 15 213 et 19 428 habitants. En fonction des possibilités de mobilités, l'offre de l'environnement proche est plus ou moins déterminante dans la construction d'espaces thérapeutiques familiers. Les plus pauvres subissent l'enclavement de leur quartier, aggravé par la faiblesse du réseau des transports en commun, contrairement à certains ménages aisés ayant choisi d'habiter un quartier périphérique afin de bénéficier de meilleures conditions immobilières, et disposant de moyens pour leurs déplacements. La construction d'espaces thérapeutiques familiers doit donc se comprendre à la jonction des proximités géographiques, des moyens de mobilité et des expériences singulières dans l'environnement urbain et les structures sanitaires.

Logiquement, l'espace thérapeutique est d'autant plus expérimenté et discriminé que l'installation dans un quartier est ancienne.

En fonction des espaces thérapeutiques familiers, une consultation à l'Hôpital national, qui apparaît comme un premier recours évident et balisé pour les uns, constitue un recours ultime pour les autres, une excursion incertaine. Les différentiels de familiarité dans les espaces thérapeutiques contribuent aussi à contraster socialement les recours. Dans des milieux sociaux différents, des parents mauritaniens disent se rendre directement à l'hôpital, et consulter un « docteur » lorsque leur enfant est malade. En termes d'espace thérapeutique, cela ne précise rien de plus que l'intention de recourir en premier lieu à la médecine « moderne ». La concrétisation du recours direct à l'hôpital s'avère bien différente d'un environnement à l'autre. Dans les quartiers périphériques, de petits cabinets privés sont appelés *hôpitaux*, de simples revendeurs de médicaments sont dits *docteurs* par les habitants. Pour les familles nanties, à l'inverse, aller à l'hôpital signifie souvent se rendre dans une clinique privée. De tels écarts sémiologiques attestent de la manière dont la répartition de l'offre de soin, associée au manque de contrôle et de transparence, participe aux inégalités d'accès aux soins. Les lieux de résidence et les moyens économiques ouvrent des fenêtres très différentes sur le système de santé. Certains résidents de quartiers périphériques ou enclavés perçoivent de manière lointaine et confuse l'offre de soin centralisée au cœur de la ville. La confusion profite à l'offre médicale privée de proximité – telle que les tenanciers de dépôts pharmaceutiques consultant en arrière boutique – qui captent et parfois fixent de nombreux patients. Mais aux dires de familles démunies, ces « docteurs » ou « pharmaciens » sont bien arrangeants, plus accueillants, et moins chers.

L'approximation des représentations de la ville n'est d'ailleurs pas spécifique à l'offre de soin. Selon A. Choplin (2001), les habitants des périphéries, chez qui l'espace du quartier constitue un territoire porteur d'identité, ont une vision stéréotypée de la ville dans son ensemble. La géographe analyse comment les résidents des quartiers périphériques reproduisent le mode de vie nomade dans leurs quartiers, tout en craignant la vie citadine telle qu'elle s'exprime en centre-ville. De leur côté, beaucoup d'habitants du centre-ville, bénéficiant d'infrastructures et de commerces centralisés, méconnaissent les quartiers périphériques.

Poursuivant la réflexion sur les perceptions des espaces thérapeutiques, nous pouvons prendre pour exemple les espaces des recours habituels de certaines familles d'enfants rencontrées, et ainsi examiner, qualitativement, les périmètres de leurs espaces thérapeutiques.

Abdoulaye, Arafat

Le grand-père d'Abdoulaye étant marabout et guérisseur, celui-ci soigne la plupart des maux de sa famille, notamment de ses enfants et de ses petits-enfants. Pour ses enfants, la mère d'Abdoulaye a pour habitude de consulter un infirmier retraité qui revend des médicaments, qu'elle appelle docteur, chez qui elle peut se rendre à pied. Elle ne se rend plus au dispensaire de son quartier, car « il n'y a rien » ; « souvent tu vas là-bas et tu ne trouves pas de docteurs ». Pour accoucher de ses deux enfants, elle s'est rendue au dispensaire du quartier voisin, appelé « dispensaire Kosovo » : « Là-bas les gens travaillent bien [...] ils ont bon cœur. » Parfois, elle se rend au dispensaire de Basra, qu'elle connaît car elle a habité ce quartier, et parfois, directement à la pharmacie où elle achète des médicaments. Elle ne s'est rendue dans aucun des hôpitaux de la ville, pas même l'hôpital de l'Amitié récemment construit non loin de chez elle. (Voir carte 1)

Magatte, Tevragh Zeïna

La mère de Magatte indique qu'elle privilégie la « médecine des Blancs », notamment pour sa santé personnelle, car elle ne veut pas souffrir. Si elle éprouve des douleurs, elle se rend directement à l'hôpital et exige des antalgiques. Elle a déjà consulté des spécialistes en cardiologie et en gynécologie. La mère de Magatte a choisi d'accoucher de ses enfants au centre de santé de Sebkha, des amies lui ayant expliqué l'intérêt du forfait obstétrical. Elle voulait éviter l'Hôpital national, car « il y a trop de tcheb-tchib, il faut donner de l'argent à tous les médecins que tu rencontres ». Pour la santé de ses enfants, elle a la chance de pouvoir consulter gratuitement un des pédiatres les plus renommés de la capitale, eu égard au fait que sa jeune sœur travaille comme femme de ménage chez lui. (Voir carte 2)

Sidi, Ksar

Le père de Sidi bénéficie d'une assurance santé belge très avantageuse, qui prend en charge la quasi-totalité des soins de sa famille. Il est lui-même suivi par un médecin du travail. Pour les soins des membres de sa famille, il a recours, alternativement, aux principaux hôpitaux (Hôpital national, hôpital Mère-enfant), ou aux cliniques les plus réputées. Il a également une expérience des soins à l'étranger, au Sénégal et en Tunisie. La mère de Sidi a fait suivre ses grossesses dans une clinique réputée, mais, au moment de l'accouchement, son mari la conduit à l'Hôpital national, car dit-il « tous les spécialistes sont là-bas ». Contrairement à son mari qui n'a recours qu'aux soins biomédicaux, la mère de Sidi se rend fréquemment chez des marabouts, pour obtenir, notamment, des talismans protégeant ses enfants. Elle achète également des poudres de plantes chez une guérisseuse du quartier.

Abou, Sebkha (Basra)

Depuis son enfance, le père d'Abou est habitué à fréquenter l'Hôpital national, où son propre père travaillait, bien qu'il soit critique vis-à-vis de la qualité des soins qui y sont dispensés. Il considère qu'il n'y a aucun intérêt à fréquenter les cliniques privées, sachant que les médecins qui y exercent sont les mêmes que ceux de l'Hôpital. Il lui est aussi habituel d'acheter des médicaments directement à la pharmacie. La mère d'Abou fréquente le poste de santé situé tout juste en face de chez elle, où elle se rend pour la vaccination de ses enfants. Elle a choisi d'y accoucher son troisième enfant, après avoir donné naissance aux deux premiers à l'Hôpital national. Elle reconnaît que ce poste de santé n'est pas en mesure de prendre en charge d'éventuelles complications, mais argue qu'elle connaît bien les femmes qui y travaillent. Elle souhaite également éviter le centre de santé de Sebkha, au sein duquel elle a eu une mauvaise expérience. Les parents d'Abou déclarent ne jamais avoir recours aux marabouts ou aux guérisseurs.

Les exemples de ces familles illustrent, bien que les pathologies en jeu soient différentes, comment les périmètres de recours habituels et les espaces thérapeutiques familiers cristallisent un ensemble de perceptions et d'expériences. Remarquons, en premier lieu, les contrastes sociaux existant dans la construction d'espaces de recours. Les recours de la mère d'Abdoulaye sont concentrés dans la zone de son quartier, et limités aux structures les plus modestes. La mère d'Abdoulaye ne s'oriente ni vers l'hôpital de sa commune ni vers les structures du centre-ville, bien qu'elle parcoure tout de même quelques kilomètres lorsqu'elle recourt au dispensaire du quartier voisin de Basra, qu'elle connaît pour y avoir habité (carte 1). L'enclavement de ses recours est aggravé par le fait qu'elle réside toujours chez son père, son mari n'étant pas en mesure de prendre un logement autonome et de subvenir à ses besoins.

La mère de Cheikh, qui habite à quelques centaines de mètres de la mère d'Abdoulaye, dispose d'un espace de recours plus distant et diversifié, qu'il s'agisse de structures sanitaires ou de guérisseurs. Ses moyens sont légèrement supérieurs, et son mari, chauffeur de taxi, dispose de facilités de déplacements, accompagne et appuie les recours aux structures sanitaires. La mère de Cheikh est néanmoins confrontée aux limites des revenus familiaux, et doit reporter pour des durées indéterminées certains soins qui lui sont proposés par ces structures. Les revenus des parents de Magatte sont probablement moindres que ceux des parents de Cheikh qui disposent d'un logement autonome et ont même réussi à ouvrir une petite boutique. Cependant, fille d'une gardienne en plein cœur du quartier de Tevragh Zeïna, la mère de Magatte sait tirer bénéfice de sa proximité avec le cœur économique de la ville : bricolage pour l'accès à l'eau courante et à l'électricité, récupération de vêtements et d'ustensiles dans son riche voisinage. La mère de Magatte a la possibilité de consulter un des meilleurs pédiatres de la ville, fréquente différents hôpitaux et centres de santé, et n'hésite pas, pour sa santé personnelle, à consulter ponctuellement des spécialistes (carte 2). En revanche, elle a très peu recours à des structures de santé primaires, qui sont rares dans son quartier.

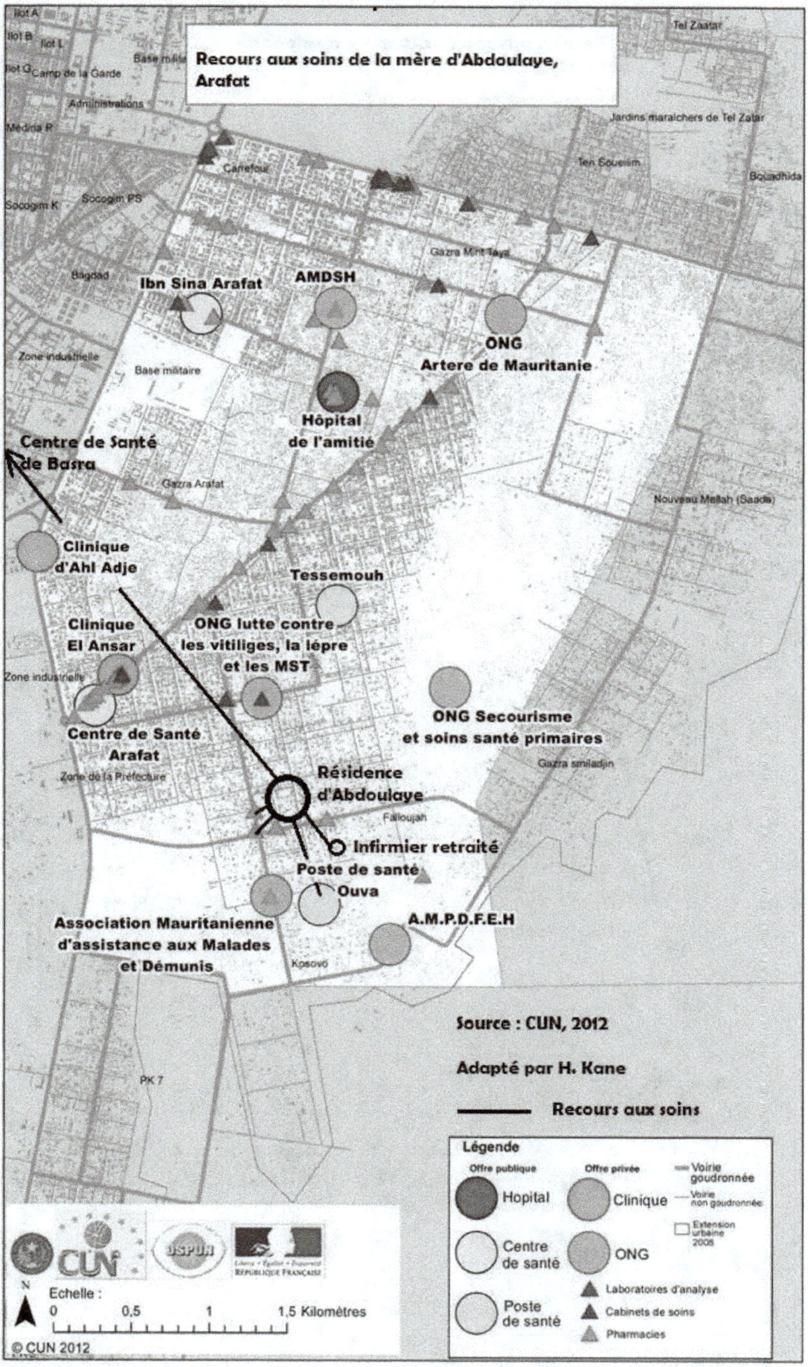

Carte 1 : Recours aux soins de la mère d'Abdoulaye

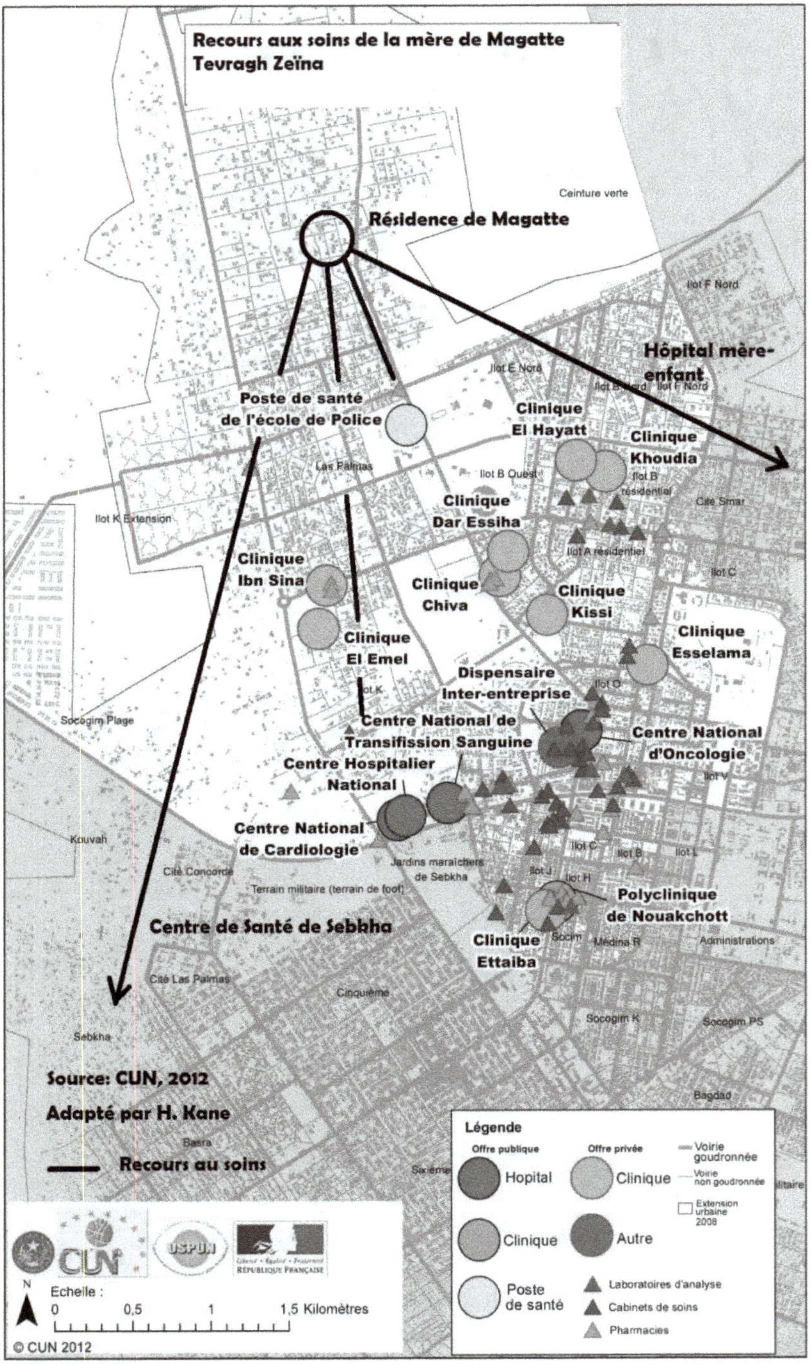

Carte 2 : Recours aux soins de la mère de Magatte

En contraste, les parents de Sidi peuvent s'offrir tout ou presque de l'offre de santé nouakchottoise. Habitués des cliniques réputées, des chambres de première catégorie des hôpitaux, des médecins spécialistes, ils dédaignent fréquenter les centres de santé, mais, selon la volonté de la mère de Sidi, se rendent parfois en périphérie de la ville pour y consulter des marabouts. Aussi, le père de Sidi a une vision des structures sanitaires relativement indépendante de son lieu d'habitat. Il choisit les recours qui lui semblent les meilleurs, n'hésitant pas à changer fréquemment de structure, envisageant même des recours à l'international. La description de ces quelques périmètres de recours montre combien l'accès des enfants aux spécialistes de la pédiatrie est contrasté.

Des espaces thérapeutiques infantiles

Les parents distinguent, dans les espaces thérapeutiques, les lieux et types de traitement appropriés, ou non, aux soins des enfants. Qu'il s'agisse de la biomédecine ou de traitements des guérisseurs, la crainte est souvent que le traitement soit trop dur pour l'enfant. En ce sens, l'espace thérapeutique envisagé en cas de maladie d'un enfant n'est pas superposable à l'espace thérapeutique envisagé en cas de maladie d'un adulte. Certains lieux de soins sont perçus comme étant spécifiquement appropriés aux enfants, sans être par ailleurs des lieux de soins habituels à tous les membres la famille. Il s'agit, d'une part, des structures sanitaires de proximité, telles que les centres et postes de santé, au sein desquels le suivi de la grossesse, l'accouchement, les vaccinations et les maladies de l'enfance constituent la grande majorité des consultations. Quant aux services de pédiatrie, ils sont loin d'être connus par tous les Mauritaniens. *Grosso modo*, seuls ceux qui sont familiers du système hospitalier connaissent l'existence de spécialités parmi les docteurs, et de services médicaux de référence consacrés à la prise en charge des maladies infantiles : les services de pédiatrie. La création de l'hôpital Mère-enfant a néanmoins donné une nouvelle visibilité à la spécialité pédiatrique, au-delà des soins de santé offerts par les structures de proximité.

Les enfants, de leur côté, mettent en avant les structures de proximité dont ils constituent une grande part de la patientèle. Ils préfèrent dessiner ces structures plutôt que l'hôpital, qu'ils disent ne pas savoir comment dessiner. Bien qu'ils ne se rendent jamais seuls dans ces structures, les enfants semblent s'y sentir plus à l'aise que dans les hôpitaux. Leurs dessins font ressortir les enceintes murales et les grandes portes par lesquelles on entre. Les espaces représentés apparaissent relativement fermés. Les arbres et les plantes sont au premier plan : rares dans les quartiers, les arbres à l'ombre desquels les patients attendent souvent leur tour ont été plantés dans l'enceinte des structures. En plus d'avoir lieu dans des espaces relativement familiers, les consultations au sein des structures de proximité se limitent le plus souvent à une courte auscultation suivie de la remise d'une ordonnance. Un déroulement des soins habituel et rassurant : les enfants ne sont pas effrayés à la perspective de se rendre dans ces structures. Il n'est pas rare qu'ils connaissent les « docteurs » qui y exercent.

S'agissant des hôpitaux, les enfants sont davantage impressionnés par la taille des bâtiments, leur architecture, mais aussi la présence d'arbres et de plantes. L'hôpital constitue, de prime abord, un décor exceptionnel et d'une haute technicité pour les enfants. Ils ne sont pas habitués à fréquenter de tels lieux et s'y sentent tout petits, comme le représentent certains dessins mettant en avant la hauteur des bâtiments, les nombreuses portes, la longueur des escaliers et des couloirs.

Bien que les enfants rencontrés craignent l'Hôpital, ce lieu où ils risquent de recevoir de douloureuses piqûres, ils s'émerveillent de sa taille, de son organisation, de la foule de patients qui s'y presse. Le fait de consulter à l'hôpital est une expérience hors de l'ordinaire, une des rares occasions pour les enfants de quitter leur village ou leur quartier. La découverte de l'hôpital leur permet d'avoir une expérience propre d'un lieu sur lequel ils ont entendu des récits inquiétants, et de s'en faire une idée personnelle.

> *E (Enquêteur) : Qu'est-ce qui te faisait peur ?*
> *S (Siré) : J'ai entendu beaucoup de choses sur l'hôpital, c'est ça qui m'a fait peur.*
> *E : Qu'est-ce que les gens t'ont dit sur l'hôpital ?*
> *S : Ils ont dit que tous les gens qui partent là-bas ne s'en sortent pas.*
> *E : Et finalement qu'as-tu pensé de l'hôpital ?*
> *S : J'ai vu l'hôpital et finalement je me suis rendu compte que les gens disaient des choses fausses. [...] Ça s'est amélioré, c'est bien. Maintenant si je retourne, je n'aurai pas peur.*
>
> (Siré, 14 ans, *maladie de poitrine*)

Le recours à l'hôpital, qui mobilise souvent plusieurs membres de l'entourage, marque également la reconnaissance sociale et familiale de la maladie. L'excursion hospitalière, aboutissement de nombreux efforts, est un moment important pour les enfants. Certains enfants sont plus habitués des hôpitaux, car ils doivent s'y rendre à plusieurs reprises pour des problèmes chroniques : ils discriminent alors peu à peu les différents espaces de l'hôpital, leurs modes de fonctionnement, l'attention que leur portent les professionnels de santé.

Divergences sociolinguistiques et recours aux soins

S'agissant de l'appartenance sociolinguistique, on discerne des différences complexes et subtiles dans les rapports aux systèmes de santé. Celles-ci tiennent à des variations culturelles multiples et intriquées, s'agissant du rapport au corps et à la santé, de l'économie du ménage et de la place des dépenses de santé, des configurations familiales, ou encore, de la manière de se penser en tant que communauté par rapport à l'État et aux services publics. Au niveau des structures de santé, les professionnels observent globalement que les familles maures ont des recours plus fréquents, ce qui ne s'expliquerait pas seulement par des facteurs économiques. Cependant, cette plus grande utilisation ne peut pas être interprétée comme signe d'une perception plus positive du système de santé. En effet, selon nos observations à Nouakchott, les familles maures n'ont pas plus que leurs homologues *haalpulaaren*, wolofs et soninkés, confiance envers le système de santé. Elles paraissent même plus instables et imprévisibles dans leurs recours aux soins : plus promptes à interrompre les traitements, à craindre les médicaments ou les soins, et à alterner entre les structures sanitaires. En comparaison, les populations négro-mauritaniennes ont recours au système de santé avec plus de parcimonie, se fixent davantage à certains lieux de soins, et, malgré leur méfiance, nous pouvons faire l'hypothèse qu'ils sont plus observants.

Si l'offre de soin est perçue comme un espace de coûts, soulignons que cette dimension est moins contraignante aux yeux des femmes *bidân*. Sur ce point, les configurations des relations de genre agissent de manière contrastée selon les milieux sociolinguistiques. Les femmes *pulaar* ou *wolofs* participent à l'économie domestique par des apports – notamment le prix de la sauce, du savon, de la dot – et veillent aux économies ; les femmes maures ne sont pas tenues de contribuer à l'entretien de leur famille sur le plan économique (Simard, 1996). Leur mari doit non seulement assurer toutes les dépenses, mais aussi se montrer ostensiblement généreux. La question des dépenses est donc différemment posée : dans les couples *haalpulaaren*, idéalement, les femmes font preuve de leurs capacités d'économie, adoptent pudeur et discrétion s'agissant de l'argent de leur mari, quitte à compenser elles-mêmes des apports insuffisants pour l'entretien du ménage. Elles ont une moindre latitude pour décider l'attribution des revenus du ménage, et évitent si possible les dépenses de santé. Les recours aux soins, de plus, les exposent à de fortes réprobations s'agissant de leur rôle de mère. Dans les couples *bidân*, la dépense et les caprices des femmes sont valorisés comme signes de richesse. La générosité des hommes envers les femmes est attendue, entrant dans des rapports de séduction (Simard, 1996 ; Tauzin, 2001 ; Lesourd, 2006). Les femmes *bidân* peuvent donc se montrer, du moins dans certains moments de leur vie, frivoles et inconscientes des dépenses, ce qui affirme leur statut et celui de leur mari. Lorsqu'elles ont des revenus, leur mari n'y a aucun droit et elles peuvent, en principe, les utiliser comme bon leur semble. S'agissant des recours aux soins, elles tiennent moins compte des coûts, et si elles sont inquiètes pour leur enfant, elles n'hésitent pas à réclamer à leur mari l'argent nécessaire. De leur côté, les maris râlent probablement, mais sont socialement enjoints à céder et, s'ils en ont les moyens, ont même recours aux soins les plus coûteux possible, le paiement des soins étant alors l'occasion d'affirmer leur affection et leur rôle social.

Les hommes maures ont tendance à présenter leurs femmes comme oisives et inconsistantes dans leurs décisions, et s'enorgueillissent d'être généreux, patients, et incapables de résister à leurs « caprices ». Cette configuration, bien que n'excluant pas des variations singulières, implique une plus grande facilité de recours, mais. Mais, elle a pour corollaire un manque de reconnaissance des maris vis-à-vis des soins et savoirs maternels de leurs épouses, ainsi qu'une certaine déresponsabilisation des femmes s'agissant de la santé de leurs enfants.

> *Je n'ai pas de données chiffrées, mais j'ai l'impression que les enfants maures se portent moins bien que dans les autres communautés, en tous cas les communautés dites négro-africaines, la mère s'occupe mieux de son enfant et il y a moins de maladies. Dans la communauté maure, il faut reconnaître que les enfants sont presque abandonnés à eux-mêmes. La maman peut accueillir, elle fait ses promenades, et pratiquement l'enfant est à l'abandon, ce qui retentit sur sa santé.*
>
> (Médecin maure)

Le travail de S. Randall chez les Tamasheq au Mali fait le constat d'une négligence comparable des femmes nobles s'agissant des soins à leurs enfants (Randall & Hill, 1984), dans une société où elles accroissent leur prestige en travaillant le moins possible : « Il est accepté par la société que certaines femmes ne s'occupent pas au mieux de leurs enfants, parce que les normes sociales les encouragent dans leur léthargie à maintenir leur prestige en négligeant la santé des enfants » (Randall & Hill, 1984 : 942). Cette faible valorisation sociale des soins maternels se traduirait par une plus forte mortalité des enfants nobles en comparaison des enfants de femmes d'origine servile. Dans les familles *bidân*, on entend souvent les pères se plaindre de la négligence de leurs épouses pour les soins des enfants, sans que ceux-ci, toutefois, suppléent à ces activités féminines. Nos observations montrent que les femmes maures, critiquées dans leurs soins aux enfants, passent pourtant beaucoup de temps avec eux. Leur présence affective et corporelle auprès de leurs enfants s'accompagne cependant d'attitudes nonchalantes et laxistes s'agissant de l'hygiène et de l'alimentation. La critique des hommes envers les soins maternels de leurs épouses révèle davantage une divergence des normes de puériculture qu'un réel délaissement des enfants. Dans le milieu urbain moderne de Nouakchott, les injonctions sociales vis-à-vis des soins aux enfants sont probablement contradictoires pour les femmes *bidân*. Bien que l'inactivité et l'obésité aient toujours valeur de prestige, la diffusion de normes relatives aux comportements de santé et à la productivité au travail tend à les discréditer. Aussi comprend-on que les femmes *bidân* puissent tour à tour s'occuper paresseusement de leurs enfants, puis se dévouer à leurs soins et se ruer de manière compulsive sur les structures sanitaires.

Ces configurations familiales divergentes ne doivent cependant pas être durcies : les modèles culturels dans lesquels s'inscrivent les logiques de recours ne sont pas cloisonnés, mais poreux, à l'image d'une Mauritanie riche de rencontres et de métissages. Par exemple, les femmes *haalpulaaren* de milieux riches sont influencées par le modèle conjugal des femmes *bidân* : elles adoptent certaines de leurs attitudes emportées et capricieuses, et s'agissant de la santé, revendiquent aussi l'accès aux soins les plus dispendieux. Plus généralement, l'influence de modèles globalisés imprègne progressivement tous les milieux, brouillant les références culturelles et les appartenances sociales.

Outre les différences s'agissant des configurations familiales, la plus grande instabilité des patients maures dans le système de santé peut être interprétée comme découlant d'un positionnement historique, et finalement d'une plus courte histoire de leurs relations avec le système de santé. À l'époque coloniale, en effet, des centres de santé ont été mis en place au sud bien avant le nord (Sall, 2007), et les populations du sud ont accédé plus précocement aux soins, ainsi qu'aux postes dans les structures sanitaires (Marfaing, 2009). Elles ont été familiarisées plus tôt aux savoirs médicaux et au fonctionnement des structures sanitaires. Cependant, les services hospitaliers, comme tous les services publics, se sont « arabisés » depuis l'indépendance, la proportion des Maures allant croissant parmi les fonctionnaires (Marfaing, 2009), tandis que l'usage de la langue arabe prenait le pas sur le français. Les enjeux et conséquences de cette arabisation, qui ont notamment été étudiés s'agissant de l'enseignement (Taine-Cheikh, 1994 ; Candalot, 2006), n'ont quasiment pas été documentés pour le secteur de la santé.

Actuellement, les fonctionnaires exclusivement arabophones demeurent cependant limités dans leurs carrières, car, au plus haut niveau, une partie du travail administratif s'effectue toujours en français. Dans le secteur de la santé, si la profession d'infirmier est souvent endossée par des arabophones, le travail médical, le remplissage des dossiers et l'écriture des ordonnances s'effectuent toujours en français. La proportion d'infirmières et de sages-femmes ayant reçu une scolarité en arabe et ne maîtrisant pas le français va cependant croissant. Cette question est problématique, à la fois en termes de coordination du travail médical, et en termes d'accès aux soins des Mauritaniens ne maîtrisant pas cette langue. L'évolution linguistique dans les structures sanitaires s'accompagne donc d'une diminution de l'avantage dont bénéficiaient les populations *négro-mauritaniennes* en termes d'accès aux soins, voire à son inversion en faveur de la population maure.

Des espaces différenciés par le genre

La fréquentation des lieux de soins tend également à se différencier en fonction du genre. De manière générale, du fait d'une plus grande mobilité et de la capacité à mobiliser davantage de ressources, les espaces thérapeutiques des hommes sont plus étendus que ceux des femmes. Les travaux de M. Leach *et al.* (2008) sur les espaces thérapeutiques en Guinée montrent par exemple que les structures de santé de proximité, qui assurent principalement des activités relevant de la santé maternelle et infantile, sont des lieux féminisés auxquels les hommes n'ont quasiment pas recours, même lorsqu'il s'agit de la santé de leurs enfants. En Mauritanie, nous avons également pu constater une forte féminisation de la clientèle des postes et centres de santé. En revanche, nous avons observé que les hommes sont présents dans les structures hospitalières, où ils assurent les nombreuses courses telles que l'achat d'ordonnances de médicaments ou d'analyses et le règlement des tickets. Ils sont aussi interlocuteurs privilégiés des médecins, et parfois accompagnants principaux de l'enfant. Cela se comprend puisque les soins de santé des enfants reviennent, dans la vie quotidienne, aux femmes, tandis que les hommes ne sont sollicités qu'en cas d'aggravation ou de persistance d'un problème de santé (Fromageot *et al.*, 2005 ; Franckel, 2007 ; Baxerres & Le Hesran, 2008 ; Chibwana *et al.*, 2009). Autrement dit, les hommes ne sont pas présents dans les structures de proximité parce que les problèmes de santé qui y sont traités ne sont pas graves. Cela est aussi à rapprocher de déterminants économiques, les hospitalisations nécessitant l'implication du père dans la mesure où celles-ci engendrent des coûts hors de portée de la plupart des mères.

Par ailleurs, les options de recours doivent être envisagées, plus largement, par rapport à des discriminations de genre régissant l'espace de la ville. Les normes pesant sur les mobilités spatiales des femmes peuvent constituer des obstacles aux recours aux soins (Chasles, 2009). Certes, les femmes mauritaniennes sont relativement présentes et visibles dans la plupart des espaces sociaux. Cependant, il existe une pression et une surveillance sociales s'exerçant sur les déplacements des femmes, notamment les jeunes femmes et les jeunes épouses. Les plaintes répétées des hommes maures vis-à-vis des sorties de leurs épouses sont en ce sens ambivalentes : elles témoignent tout à la fois des libertés que les femmes s'octroient pour leurs déplacements, et de la prégnance de la norme morale selon laquelle l'espace des femmes devrait être l'espace intérieur du domicile et proche du quartier. Dans la culture maure, l'opposition symbolique entre l'espace familial et féminin de la tente et l'espace masculin extérieur de la brousse est très marquée (Tauzin, 2001, Schinz, 2002). Selon ce dualisme, les petites structures de proximité, dans les quartiers, peuvent constituer des espaces familiers et féminins, tandis que l'hôpital tend à être représenté comme un espace extérieur, hostile, masculin, au sein duquel les femmes n'aiment pas se risquer seules. Aussi, lorsque les femmes maures consultent à l'hôpital pour leurs petits enfants, elles préfèrent se faire accompagner par leurs maris. Lorsqu'il s'agit d'enfants plus grands, il arrive que ceux-ci se rendent à l'hôpital uniquement avec leur père. La présence des pères à l'hôpital est d'autant plus recherchée que la famille s'attend à ce qu'ils négocient une bonne prise en charge. Dans les services de pédiatrie, on voit les pères adopter des attitudes revendicatrices et offensives – qui font d'eux de bons pères – et défendre, parfois âprement et conflictuellement, la prise en charge qu'ils estiment la meilleure pour leur enfant.

Nous retrouvons une distinction de genre comparable dans les espaces thérapeutiques des familles *haalpulaaren*, bien que les contours culturels soient légèrement différents. Les mères ont recours, de même, aux structures sanitaires de proximité qui leur sont plus familières, tandis que le recours hospitalier est rarement envisagé sans l'implication des maris, notamment financière. Craignant davantage la culpabilisation à laquelle elles s'exposent, elles sont plus réservées pour solliciter l'appui de leur mari, et comptent moins sur leurs interventions auprès des professionnels de santé, adoptant elles-mêmes des attitudes courageuses et patientes.

Outre les différentes attitudes des hommes et des femmes dans les structures hospitalières, les hommes sont plus écoutés et avantagés pour négocier la prise en charge de leur enfant. Ils sont *a priori* considérés comme plus responsables et capables de comprendre la maladie de l'enfant. De plus, la plupart des docteurs sont des hommes, et ceux-ci, respectant des normes sociales et religieuses, adoptent des comportements distants vis-à-vis des mères, évitant les contacts et les regards, leur adressant peu la parole. Paradoxalement, les hommes sont plus exposés au racket, car à l'image de ce qui est observé dans les maternités, ils sont défiés dans leur capacité à répondre au rôle économique que la société leur attribue.

Genre et recours aux guérisseurs

Une autre distinction de genre concerne l'offre de soin des guérisseurs et marabouts, dont la clientèle est très féminine en Mauritanie (Dia, 2008). En milieu *pulaar*, E. K. Tall a relevé la distinction sexuelle des recours aux guérisseurs : « Elles ne craignent pas de paraître irrationnelles en consultant les “charlatans”. Les hommes préfèrent la médecine cosmopolite et la science maraboutique » (1984 : 225). Plus récemment, de nombreux travaux en Afrique de l'Ouest ont relevé que les hommes recourent davantage au système de santé, tandis que les femmes se tournent volontiers vers les guérisseurs et l'offre de soin informelle (Fromageot *et al.*, 2005, Baxerres et Le Hesran, 2010). Les coûts des soins ne seraient pas le seul facteur explicatif, la proximité géographique et culturelle intervenant notablement. Certains auteurs ont souligné que la proportion des femmes à recourir à des soins de proximité tient à des contraintes temporelles. Les nombreuses activités des femmes – préparation des repas, entretien ménager, soins et éducation des enfants, petit commerce ou activités génératrices de revenus – contraignent leurs possibilités de dégager le temps nécessaire à une consultation en structure sanitaire (Charmes, 2005 ; Fromageot *et al.*, 2005). À Nouakchott, nous sommes dans ce type de configurations où de nombreuses femmes exercent un petit commerce (Simard, 1996), dont les contraintes temporelles peuvent s'avérer préjudiciables aux soins des enfants (Ballet, 2006).

La proximité voire l'analogie entre les remèdes domestiques des femmes et les traitements des guérisseurs génère une compréhension mutuelle qui n'existe pas, le plus souvent, avec les professionnels de santé. La culpabilisation des mères en cas de maladie de leur enfant, souvent relevée (Epelboin, 1982 ; Bonnet, 1988 ; Fassin, 1992 ; Desclaux, 1996 ; Egrot, 2004 ; Suremain *et al.*, 2000), peut également contribuer à ce que les mères tentent de résoudre discrètement les problèmes de santé de leur enfant, sans réaliser un recours à une structure sanitaire qui révélerait publiquement la maladie. Par ailleurs, nous faisons l'hypothèse que la propension des femmes à se tourner vers les marabouts est à rapporter à leur faible pouvoir d'action et aux fortes contraintes auxquelles elles doivent faire face, notamment dans leurs relations familiales et conjugales. En milieu *pulaar* notamment, la jeune épouse doit répondre à de nombreuses obligations sociales et domestiques de la part de sa belle-famille en général, qu'elle ne peut ni éviter ni contester, risquant d'être rejetée unanimement (Diallo, 2004). Pour les femmes qui ne peuvent pas exprimer ces tensions dans l'espace social, les interprétations et interventions de l'invisible constituent un exutoire. Les pratiques de sorcellerie peuvent même constituer une sous-culture féminine, un lieu de production de savoirs et d'affirmation permettant de dépasser les modèles sociaux prescrits, comme le suggère L. Vidal s'agissant des rituels de possession (Vidal, 1988). Le recours sorcellaire abonde ainsi dans le registre des ruses féminines.

Les marabouts sont fréquentés pour favoriser un mariage, « attacher » un mari pour qu'il soit fidèle, éviter une autre épouse, protéger une jeune fille du viol, un ensemble de questions sensibles que rencontrent les femmes, en lien avec les rapports de genre structurant leur société. De leur côté, les marabouts s'investissent s'agissant des vulnérabilités que rencontrent les femmes lors de leurs grossesses, accouchements, et des premières années de vie de leurs enfants. Quant aux hommes, ils préfèrent s'en tenir à une interprétation orthodoxe de l'islam. Craignant davantage d'être discrédités, ils considèrent les histoires de génies comme des histoires de femmes qu'ils font mine de dédaigner (Gibbal, 1994 ; Le Marcis, 2001).

Genre et itinéraires thérapeutiques

Les différences de genre conduisent à la construction d'espaces thérapeutiques distincts, jouant dans le déroulement des itinéraires thérapeutiques. Les recours s'agissant de l'enfant dépendent des rôles respectifs que prennent pères et mères dans le contexte de maladie, les recours les plus distants étant réalisés dans la plupart des cas avec le concours des pères. L'itinéraire thérapeutique d'un enfant malade peut même se dissocier en deux voies évoluant parallèlement : l'une correspondant à l'espace thérapeutique de la mère et de son entourage féminin, l'autre correspondant à un espace thérapeutique mobilisé par son père. D'un côté, la mère de l'enfant, appuyée par son entourage féminin, réalise des recours de proximité ou en direction de marabouts et guérisseurs, dont le père ne sera pas forcément tenu informé. D'un autre côté, le père mobilise des recours aux structures sanitaires coûteux, impliquant plus ou moins la mère. Le fait que dans de larges parts de la vie sociale, les hommes et les femmes soient séparés, rend possible l'existence de ces dédoublements des itinéraires thérapeutiques. En revanche, l'évolution de la vie familiale en milieu urbain, notamment la « nucléarisation » des familles, tend à générer des itinéraires monolithiques, où l'ensemble des recours découle de décisions consenties dans le couple parental. Notons que l'éloignement de la mère d'espaces de sociabilité familiale féminins, ainsi qu'un fort investissement du père dans le traitement des maladies de son enfant, sont associés à la réalisation d'itinéraires plus centrés sur le système de santé. Inversement, l'absence du père ou son non-investissement dans la trajectoire de maladie peut se traduire par un enclavement des recours à des soins de proximité.

Des générations dans les espaces thérapeutiques

Considérant les changements majeurs ayant marqué l'offre de soin ces dernières décennies, l'âge se révèle, sans surprise, un élément de compréhension important des rapports au système de santé. Sur ce point, les entretiens menés avec des grand-mères *haalpulaaren* sont éclairants. Ces grand-mères, qui pour la plupart ont grandi dans les villages, en brousse ou dans les campements avant de s'installer à Nouakchott au cours de leur vie, constituent la génération des premières rencontres avec les soins médicaux. Les premiers dispensaires sont apparus lorsqu'elles étaient enfants, et elles ont connu les balbutiements de l'offre de soin lorsqu'elles ont élevé leurs propres enfants. Leurs enfants ont bénéficié des premières campagnes de vaccinations, mais elles les ont surtout soignés avec des remèdes domestiques, auprès des marabouts et des guérisseurs. La ville de Nouakchott propose aujourd'hui une offre de soin médicale dense et multiple pour la génération de leurs petits-enfants, sur laquelle elles posent des regards ambivalents, fruit de leur histoire avec un secteur en pleine évolution. Les jeunes parents nouakchottois, dont une proportion importante est née à Nouakchott, ont grandi dans une société où les modes de consommation se sont largement développés, y compris s'agissant des soins et des médicaments. Au travers de l'école et des médias, ils ont eu davantage accès à une culture médicale et de santé publique. Il s'agit d'une génération familière au pluralisme médical, mais qui demeure particulièrement critique sur la qualité des soins en Mauritanie.

Les grand-mères et le développement des systèmes de santé

La proximité d'une offre de soin médicalisée constitue une évolution sans précédent pour les grand-mères, et une rupture par rapport aux anciennes manières de se soigner. Alors qu'elles approchent des âges avancés et commencent à ressentir des problèmes de santé liés au vieillissement, les grand-mères font elles-mêmes l'expérience de cette offre biomédicale. Les positionnements sont alors divers et ambivalents : tandis que certaines critiquent le « commerce » de la médecine et se vantent de ne se soigner qu'avec la médecine traditionnelle, d'autres s'avèrent friandes de médicaments, notamment des antalgiques dont très vite elles font l'expérience de l'efficacité.

Les « vieilles » ont tendance à apprécier les médicaments comme un bien de consommation, une forme de cadeau convoitée, à l'image d'un don de nourriture, de pagne ou de voile. Ainsi, elles attendent auprès de leurs enfants, notamment ceux qui travaillent en ville, leur part de médicaments, vitamines et antalgiques le plus souvent. Pour les grand-mères, l'un des événements précurseurs et marquants de l'introduction des soins médicaux est l'arrivée des vaccinations, qui ont permis de juguler les épidémies de rougeole, très redoutées, ainsi que les épidémies de coqueluche. Avec les antalgiques, les vaccinations constituent des aspects majeurs de la reconnaissance de l'efficacité de la biomédecine par les grand-mères. Aussi, elles sont plutôt incitatives vis-à-vis de la vaccination de leurs petits-enfants. Cependant, elles ne considèrent pas que la biomédecine soit une réponse à toutes les maladies : elles font la différence entre les maladies pour lesquelles ce « soigner » est efficace et celles pour lesquelles il est impuissant. La médecine des Blancs est également suspectée d'être dangereuse dans le cas de certaines maladies.

> *Même moi quand je vais à l'hôpital, même si on me donne les collyres, je ne les mets pas. J'ai peur d'être aveugle. [...] Ils veulent m'opérer de la cataracte, c'est pourquoi ils donnent cela pour faire mûrir la maladie.*
>
> (Grand-mère)

Au fond, plus que l'efficacité, c'est la bienveillance de la « médecine des Blancs » en direction de la « population noire » que les vieilles mettent en doute. Un des exemples clés est celui de la maladie *sooynabo* ou jaunisse. Les grand-mères rapportent que lorsqu'un enfant était atteint de cette maladie, personne ne le conduisait à l'hôpital, par crainte d'une injection létale.

> *Avant,* sooynabo, *personne ne l'amenait au dispensaire. Souvent, quand on l'amène à l'hôpital, comme c'est une maladie contagieuse, on fait une injection à l'enfant et il meurt, pour ne pas qu'il en contamine d'autres. [...] Avant personne n'amenait les enfants là-bas sinon ils les tuaient.*
>
> (Grand-mère)

La « médecine des Blancs » est perçue comme une entreprise de santé publique peu embarrassée par des considérations humaines. Derrière ces critiques, il faut également identifier la crainte diffuse que les recommandations médicales, forme d'impérialisme, puissent annihiler les savoirs traditionnels. Afin de comprendre leur ambivalence vis-à-vis de la médecine, un détour par l'organisation familiale et le rôle joué par les grand-mères s'impose. En Mauritanie, le rôle des grand-mères s'agissant des soins aux jeunes enfants est important, favorisé par les temps de vie commune. Les femmes sont traditionnellement mariées jeunes, peu après leur puberté. En milieu *pulaar*, on considère même que l'éducation de la jeune épouse sera parfaite par sa belle-mère, y compris s'agissant des soins de maternage. Lors de leurs grossesses et pour leurs accouchements, les femmes *pulaar* rejoignent le plus souvent leur domicile maternel (Diallo, 2004), tout comme leurs homologues maures (Tauzin, 2001). Lors de l'accouchement et de la période périnatale, la jeune mère est généralement entourée de femmes plus âgées, qu'il s'agisse de sa mère, de sa belle-mère ou de tantes, qui jouent un rôle de conseil sur les soins à donner à l'enfant, comme observé ailleurs en Afrique de l'Ouest (Aubel, 2012 ; Lewis & Calvès, 2011). Ces femmes donnent un ensemble d'instructions concernant les soins de l'enfant. En milieu *pulaar*, la jeune mère est observée dans ses faits et gestes et corrigée autoritairement par les femmes âgées de son entourage. Ces relations intergénérationnelles sont codifiées, la jeune mère ne devant pas contredire une femme de la génération de ses parents, et encore moins une de ses belles-mères. Elle doit même, disait S. Lallemand, feindre ne rien savoir (Lallemand, 1977). Dans ces contextes, la jeune mère peut difficilement déroger aux recommandations, risquant d'être jugée irrespectueuse et négligente vis-à-vis de son enfant.

La biomédecine introduit des contradictions aux préceptes des femmes âgées sur les soins à donner aux enfants. Les recommandations de santé véhiculées par les professionnels de santé sont énoncées comme normes supérieures et impérieuses. La légitimité de savoirs basés sur l'expérimentation et la preuve scientifique s'oppose à la légitimité des savoirs « ancestraux » fondés sur l'expérience collective. Ainsi, les grand-mères sont mises en cause dans leur rôle de détentrices de savoirs pour soigner. Elles vivent douloureusement la dépossession de leur rôle de conseil au profit des recommandations médicales, constatant que leurs filles, et plus insupportable encore, leurs belles-filles, ne suivent plus leurs conseils. Ceci leur est d'autant plus difficile qu'hier encore il leur semble qu'elles se soumettaient patiemment aux préceptes de leurs aînées. Leur regret n'est pas que les jeunes mères aient recours aux soins médicaux, mais plutôt qu'elles délaissent en bloc les modes de soins « traditionnels ». Les grand-mères regrettent que les « nouvelles mamans », qui ne soignent pas leurs enfants avec les remèdes, délaissent les massages et les nourritures traditionnelles.

> *Non, les mamans n'aiment pas que je m'occupe de leurs enfants. Avant quand un enfant était malade on l'amenait chez une femme qui faisait des massages. Mais les mères maintenant sont inquiètes elles se disent que si tu masses son enfant, peut-être que cela va le tuer. [...] Elles ne veulent plus.*
>
> (Grand-mère)

Contredites dans leurs savoirs, certaines grand-mères se sentent au final rejetées dans leur rôle. Elles trouvent les changements radicaux, affirment que les jeunes mères ne leur laissent même plus approcher, toucher ou prendre leurs petits enfants.

> *Mais les filles modernes maintenant on ne touche même pas, elles ne veulent pas que l'on touche leur bébé. [Rire] Pour ne pas donner de l'eau, du beurre, du miel... elles refusent ça les jeunes d'aujourd'hui. [...] Elles écoutent davantage le médecin...*
>
> (Grand-mère)

Selon nos observations, il semble en effet que certaines jeunes mères, afin de respecter les recommandations médicales, par exemple ne pas donner de l'eau au nourrisson, évitent de laisser leurs enfants aux mains des femmes âgées, faute de pouvoir explicitement contredire leurs manières de faire. Aussi, certaines mères veillent de près leurs petites filles pour que celles-ci ne soient pas excisées : pour l'éviter, elles n'ont parfois pas d'autres moyens que de ne jamais laisser leurs filles aux mains des femmes âgées. Cependant, quoiqu'en disent leurs vieilles, la plupart de ces mères sont loin d'avoir totalement rompu avec les préoccupations de leurs anciens telles que les protections contre les attaques des génies. Les jeunes mères sont elles-mêmes prises entre deux systèmes de normes autoritaires et parfois contradictoires, portés d'une part par les femmes âgées, d'autre part par les professionnels de santé. Ce tiraillement est caractéristique des périodes de changement dans les normes de puériculture (Delaisi de Parleval & Lallemand, 1998[1980]). En cas de communauté de vie avec des femmes âgées, respecter certaines recommandations médicales peut les placer en situation de provocation ou de conflit. Aussi cherchent-elles des comportements médians leur permettant de satisfaire au mieux ces recommandations, de protéger leurs enfants de ce qu'elles perçoivent comme dangereux, et d'éviter de trop fortes réprobations.

L'autorité des femmes âgées étant particulièrement insistante, les normes médicales peuvent toutefois permettre aux jeunes femmes d'ébrécher un carcan, de défier les recommandations, et de délaisser parfois, au passage, certaines précautions coutumières. Le modèle de prévention moderne peut permettre aux femmes de s'émanciper par rapport à leurs belles-mères (Bonnet & Pourchez, 2007). Ce mouvement s'accomplit d'autant plus en ville qu'il s'accompagne d'un ensemble d'évolutions sociales, et notamment, le fait que de nombreux jeunes s'installent dans des logements indépendants. Le choix de cette modernité n'est pas sans conséquence, pouvant générer l'hostilité des femmes âgées, et privant les mères d'un soutien important dans les soins aux enfants. D'autres grand-mères voient cependant leur rôle d'éducatrice renforcé, car elles prennent en charge certains de leurs petits-enfants suite aux divorces et remariages. En milieu rural où les services sanitaires sont moins développés, les attitudes communes tendent davantage à favoriser les savoirs familiaux qui constituent une ressource essentielle.

Ne caricaturons pas outre mesure ces tensions intergénérationnelles, qui traduisent certes des évolutions abruptes en Mauritanie, mais se reconduisent en réalité sur plusieurs générations. Il faut remarquer à ce propos que certaines grand-mères, notamment celles ayant accédé à un bon niveau économique et d'éducation, peuvent être plus familières du système de santé que leurs filles ou belles-filles. Elles en ont acquis une bonne expérience, ayant du fait de leur statut accompagné et visité de nombreux malades à l'hôpital. Elles peuvent donc réinvestir leur rôle de grand-mères, non plus en tant que détentrices de savoirs ancestraux, mais en tant que conseillères sur les traitements médicamenteux, ou accompagnantes expérimentées dans le système de santé. Outre les mères et les pères, les grand-mères représentent en effet les accompagnants les plus présents à l'hôpital, en particulier pour les plus jeunes enfants. Elles relaient les mères lors de l'hospitalisation, et ce sont parfois elles qui conduisent l'enfant, lorsque la mère est fatiguée par son accouchement, ou doit s'occuper de ses autres enfants. Dans certaines situations où les parents n'ont pas les moyens de recourir à l'hôpital, la grand-mère peut même être la principale instigatrice des soins médicaux.

5.
Entre les murs de la pédiatrie

Concentrons-nous, dans ce dernier chapitre, sur les parcours de soins intrahospitaliers. La problématique de l'accès aux soins, dont nous avons discuté les ressorts s'agissant des espaces thérapeutiques des familles, est loin d'être résolue une fois la porte de l'hôpital franchie. Elle reste posée tout au long d'un parcours de soins dont le déroulement est incertain, inégalitaire et précaire.

Descente entre les murs des hôpitaux : envisageons les difficultés d'accès aux soins lors des admissions, puis au cours des parcours hospitaliers. Les qualités des soins sont appréhendées à partir d'observations à l'Hôpital national, croisées avec les commentaires des enfants et de leurs familles. Les modalités de prise en charge de la douleur, les pratiques d'hygiène et la qualité des communications sont particulièrement examinées. Sans prétendre être représentatives de tous les contextes sanitaires à Nouakchott, nos observations à l'Hôpital national sont illustratives de certaines situations rencontrées par les enfants et leurs parents. Une seconde partie traite des modes d'intervention des familles pour négocier les parcours de soins hospitaliers de leurs enfants. Il s'agit de comprendre comment celles-ci se débrouillent pour accéder aux soins, entre contraintes économiques et exigences sociales.

Qualités des prises en charge

Les moments révélateurs de l'admission à l'hôpital

La trajectoire de Rametoulaye, qui se déroule du centre de santé de Sebkha à l'Hôpital national, nous permet d'introduire la réflexion sur les parcours intrahospitaliers, et notamment, les aspects relatifs aux admissions et à la prise en charge des urgences.

> *La jeune mère de Rametoulaye, 18 ans, est originaire d'une région rurale de Guinée. Elle n'a pas de famille en Mauritanie, hormis son mari, lui aussi guinéen, expatrié depuis quatre ans à Nouakchott. Chauffeur de métier, le père de Rametoulaye travaille comme aide ménager dans un riche quartier.*

Peu de temps après l'arrivée de la jeune femme, son mari remarque qu'elle « n'est pas très à l'aise ». Inquiet, il la conduit à la Polyclinique, où il apprend qu'elle est en état de grossesse. On lui demande de payer 3 000 ouguiyas [8 euros] pour la carte et 3 500 ouguiyas [9 euros] pour le forfait de grossesse[18].

Alors que la jeune femme est à sept mois et demi de grossesse, son mari, en rentrant du travail, la trouve en train de pleurer. Alertant sa belle-sœur, il la conduit au centre de santé de Sebkha. Là-bas, la sage-femme leur dit qu'elle va accoucher, et l'installe dans une salle de travail. Le jeune homme décrit qu'elle a beaucoup souffert, qu'il fallait l'immobiliser fermement car elle était très agitée. La jeune femme explique que c'était difficile, car elle ne comprenait pas ce que disaient les sages-femmes, qui criaient beaucoup[19]*. À 4h00 du matin naît la petite Rametoulaye. Son poids, 1kg500, est faible pour son terme, et Rametoulaye souffre de détresse respiratoire. Elle doit être transférée à l'Hôpital national. Bien que le forfait obstétrical ait été souscrit, son père doit payer 1 500 ouguiyas supplémentaires avant de quitter le centre de santé. Pour transférer Rametoulaye, son père essaie d'appeler des parents qui ont une voiture, mais c'est la nuit, personne ne lui répond. Au centre de santé de Sebkha, il y a normalement une ambulance permettant le transport, à toute heure, des malades nécessitant une évacuation. Mais cette option ne lui est pas proposée. Accompagné de son frère, il sort dans la rue pour trouver un taxi, mais il n'y en a pas à cette heure-ci. Il marche pendant une quinzaine de minutes, son nouveau-né dans les bras, avant de trouver un taxi qui accepte de le conduire.*

Arrivé à l'Hôpital national, le médecin refuse d'accueillir Rametoulaye de suite : il leur demande de retourner au centre de santé de Sebkha, pour obtenir l'ordonnance d'évacuation du médecin ou de la sage-femme. La petite Rametoulaye dans ses bras, son père retourne au centre de Sebkha, où le carnet de santé lui est remis. Il retourne, accompagné de son frère, à l'Hôpital national où Rametoulaye est admise et placée en couveuse. Son père dit que c'est à 6h00 du matin que Rametoulaye a été prise en charge. Le dossier indique une admission à 5h00, et une première auscultation médicale à 8h00. À son admission, elle est en détresse respiratoire et en hypothermie, avec une température de 34°C. Pendant ce temps, la jeune mère est renvoyée chez elle, environ deux heures après son accouchement. À l'Hôpital national, le père de Rametoulaye doit acheter une ordonnance pour les premiers soins, un biberon et du lait maternisé, mais il n'a plus d'argent pour se charger de l'ordonnance de la jeune accouchée. Vers 9h00, il se rend finalement à pied jusque chez son

[18] Le « forfait obstétrical », mis en place dans certaines maternités, est un système de mutualisation et d'anticipation des coûts qui couvre les frais des consultations prénatales et de l'accouchement, quel que soit son déroulement, par voie basse ou césarienne.

[19] La jeune femme parle le *pulaar* de Guinée, qui présente certaines différences avec le pulaar parlé en Mauritanie. Il s'agit pourtant de deux dialectes proches et l'on aurait pu supposer qu'elle comprendrait le pulaar mauritanien.

employeur pour lui demander de l'aide. L'après-midi, Rametoulaye n'a toujours pas eu ni première tétée ni premier biberon, près de douze heures après sa naissance. L'infirmier dit de préparer un premier biberon de 30 cl. Rametoulaye tète un peu, puis vomit une grande partie. Vers 21h00, l'infirmier de garde explique qu'en fait, le prématuré ne doit prendre que 8 cl toutes les six heures, dosés à l'aide d'une seringue. Le lendemain matin, la perfusion sur le bras de Rametoulaye a été « gâtée », et il faut en replacer une sur l'autre bras. Le médecin dit que pour éviter les infections nosocomiales, il vaut mieux qu'elle sorte rapidement, et donc lui fait faire des analyses en urgence. Le lendemain, le pédiatre prend la décision de sa sortie.

Le père mentionne qu'à aucun moment de l'hospitalisation, il n'a reçu d'explications sur l'état de santé de Rametoulaye. Lors de leurs visites, il dit que les médecins ne faisaient que remplir les fiches et le dossier. Au total, les coûts des soins médicaments compris, durant ces trois jours, se sont élevés à 50 000 ouguiyas [150 euros], soit un peu plus du salaire mensuel de son père, que celui-ci a pu régler grâce à l'aide de son employeur.

Deux jours après sa sortie, Rametoulaye a rendez-vous à l'hôpital : les nouvelles sont bonnes, elle aurait pris 300 g depuis sa naissance. Un nouveau rendez-vous est donné pour la semaine suivante. Toujours inquiet, son père nous demande conseil pour savoir s'il convient de la baptiser cette semaine, car dit-il, baptiser l'enfant signifie en quelque sorte « que l'enfant va bien et qu'il va vivre », ou s'il est préférable d'attendre davantage avant de le baptiser. Il organise une prière pour le baptême, mais reporte la fête à la semaine suivante. Rametoulaye a rendez-vous une semaine plus tard, elle a perdu 100 g, mais, selon les médecins, se porte bien. Un rendez-vous est alors donné pour la semaine suivante, puis pour le mois suivant. Quinze jours après la naissance, le baptême est fêté.

Les difficultés rencontrées par le père pour faire transférer Rametoulaye semblent surréalistes : pourquoi et comment, un service consacré aux urgences de néonatologie peut renvoyer un enfant prématuré sous prétexte qu'une référence doit être rédigée par le centre de santé où il est né ? Pourquoi l'ambulance n'est-elle pas proposée au père de Rametoulaye, alors qu'au sein du centre de santé de Sebkha, la direction affirme que l'ambulance est systématiquement utilisée pour les urgences ? De fait, entre le moment de la naissance de Rametoulaye et son admission dans le service de pédiatrie, il se serait écoulé environ deux heures, attente non sans conséquence, puisqu'elle est en hypothermie à son admission.

Le processus contingent de l'admission

Soulignons, en préambule, que l'Hôpital national ne comprend pas de service d'accueil et d'orientation, et que les accompagnants doivent, dans un premier temps, réussir à s'orienter vers le service de pédiatrie ou les urgences pédiatriques. Soit ils sont accompagnés par quelqu'un qui connaît la structure, soit ils questionnent, à tout vent, afin d'être orientés. Une fois trouvé le lieu d'admission, les difficultés telles que rencontrées pour Rametoulaye ne sont pas exceptionnelles. Pourtant, le Chef de service a instauré une admission indépendante afin de faciliter l'admission en néonatologie. Soulignant l'importance d'une prise en charge rapide des nouveau-nés, il fait afficher cette note de service :

> *« Je vous rappelle que tous les nouveau-nés qui viennent dans le service doivent être pris en charge. En effet, toutes les pathologies néonatales sont des urgences jusqu'à preuve du contraire ».*
>
> (Note d'observation, Hôpital national)

La mobilisation des professionnels de santé aux urgences néonatologiques est cependant loin d'être évidente. Les instructions ne sont pas systématiquement respectées et la rapidité d'admission n'est pas toujours assurée. Il n'est pas rare d'apercevoir, attendant devant la grille ou dans le couloir, des mères venant consulter en urgence pour leurs nouveau-nés. Les professionnels des services d'obstétrique peuvent eux-mêmes se trouver confrontés à des difficultés d'admission en néonatologie. À plus forte raison, les parents venus consulter aux urgences se heurtent à des entrelacs de contretemps et de résistances à l'admission. On observe, aux urgences de la néonatologie, des temps de latence pour l'admission des nouveaux arrivants, qui le plus souvent n'excèdent pas quelques minutes, mais qui peuvent durer davantage lorsque différents éléments se conjuguent de manière défavorable.

La première réaction des médecins est de chercher à ne pas prendre eux-mêmes la responsabilité du nouvel arrivant : manœuvre d'évitement, orientation vers d'autres collègues. Ces attitudes, repérées à plusieurs reprises, ne durent que quelques minutes, et précèdent des activités de prise en charge. Mais le mal sur l'accueil est fait : anxieux de l'état de leur enfant, les accompagnants trouvent des médecins dont la première réaction est de se dérober. Ces évitements traduisent un stress, mais aussi des rapports de forces pour la répartition du travail médical. Les urgences pâtissent des négociations pour la répartition du travail, comme l'illustre l'exemple suivant.

> *Vers 11h25, un soignant entre dans la salle de consultation, portant un nouveau-né de 18 jours enroulé dans une couverture. Une vieille femme, accompagnante de l'enfant, le suit. Il annonce : « C'est un enfant transféré par le professeur. » Le médecin présent dans la pièce, qui est en train de s'occuper d'un enfant en hypothermie, dit : « Je ne suis pas de consultation. » Peu après, le soignant repart, laissant l'enfant à l'accompagnante, qui est debout dans la salle de consultation. Le médecin questionne pour savoir où sont ses homologues. Le major lui dit qu'un d'entre eux va venir s'occuper de l'enfant. Après quelques minutes, le médecin soulève la couverture et regarde l'enfant, puis dit au major :*

> *« Dis-lui que c'est urgent, l'enfant est dans un mauvais état, et il est très déshydraté. » L'infirmière fait installer l'enfant sur la table chauffante et lui prodigue de premiers soins. Peu après, l'autre médecin arrive et ausculte l'enfant.*
>
> (Note d'observation, Hôpital national)

La répartition du travail, nous le comprenons, n'est pas complètement prédéfinie. Les professionnels de santé concluent entre eux, *in situ*, de nombreux arrangements, qui permettent une certaine fluidité de fonctionnement, et servent à couvrir les temps de pauses ou d'absences. Et les absences à compenser sont nombreuses, du fait notamment de l'exercice des médecins dans le privé, de leur participation à divers séminaires, ou de leur obligation sociale d'accompagner leurs parents de passage à l'hôpital. Celui qui, à l'issue d'une garde de nuit, continue d'accueillir les patients, risque fort de ne jamais quitter son poste… Il doit comme les autres résister et poser les limites de son implication. Dans ce contexte, l'urgence peut être employée comme mode de pression pour faire travailler un collègue, ce que les jeunes et sensibles étudiants finissent par comprendre à leurs dépens. S'agissant des urgences en néonatologie, il faut souligner que ces négociations s'opèrent sur fond de confusion des espaces, sachant qu'au moment de notre enquête, les consultations externes du matin se déroulent dans la même pièce que la prise en charge des urgences. Les arrangements autour des nouvelles situations traduisent aussi l'absence de construction professionnelle de l'urgence (Jaffré, 2009).

Chaotiques, les admissions observées en néonatologie prennent à défaut l'organisation des soins, marquée par des temps de blocage correspondant à des détails organisationnels : le gardien est parti en prenant les clés, l'infirmière s'est attardée dans un autre secteur... Les temps creux qui pourraient permettre l'anticipation des urgences sont occupés autrement : visites, discussions, collations, temps de repos que personne n'oserait contester. Ainsi, des lits d'hospitalisation libres ne sont pas immédiatement préparés à accueillir de nouveaux arrivants, des nouveau-nés attendent durant plusieurs heures dans la salle de consultation avant d'être admis dans un secteur. Dans ce contexte, le déroulement des admissions n'est pas systématisé, même si, généralement, les nouveau-nés sont d'abord pris en charge par le personnel infirmier avant d'être examinés par les médecins qui leur ouvrent un dossier. Les activités s'organisent et se répartissent *in situ*, en fonction de la disponibilité et de la bonne volonté des agents de santé au moment présent. En ce sens, l'admission d'un enfant fait tout autant ressortir des comportements de dérobade et de négligence que des dévouements : le médecin qui a terminé sa garde prend en charge un nouveau-né car il est le seul disponible, la stagiaire du service d'obstétrique se charge seule de la réanimation…

La table chauffante, lieu des « mises en attente »

Les usages de la table chauffante dans la gestion des urgences néonatologiques nous semblent significatifs des problématiques d'admission en lien avec l'organisation du travail médical. Comme nous l'avons évoqué, la pièce où se déroulent les consultations externes et les admissions pour la néonatologie comprend une table chauffante qui s'avère souvent embouteillée. Sans que cela s'explique simplement par l'affluence et la disponibilité des places d'hospitalisation, cette table est utilisée pour mettre en attente un ou plusieurs nouveau-nés, parfois durant plusieurs heures. L'extrait ci-dessous décrit un de ces matins ordinaires, où le chef de service remarque des écarts à ses recommandations.

> *8h30. Le chef de service, accompagné des médecins, visite les nouveaux enfants admis. Il regarde les nouveau-nés installés sur la table chauffante. Remarquant qu'une mère attend dans le couloir avec un nouveau-né dans les bras, il dit : « Qui est-ce ? » Le médecin de garde : « Elle vient d'arriver. » Le chef de service découvre le pan de la couverture dans laquelle l'enfant est enroulé, regarde rapidement son visage et le recouvre. Puis il dit, montrant la table chauffante : « Les deux jumeaux c'est pour quoi ? » Le médecin de garde : « Non, ce ne sont pas des jumeaux [...]. » Le chef de service : « Évitez de mettre deux enfants à côté comme ça ! »*
>
> (Note d'observation, Hôpital national)

Pourquoi laisse-t-on les enfants sur la table chauffante avant de les installer dans le service d'hospitalisation ? Les raisons sont multiples, intriquées, et reflètent les contretemps des admissions. La mise en attente peut correspondre au temps pris pour réaliser le dossier d'hospitalisation, lui-même mis en attente par d'autres activités. Il peut s'étendre parce que la fille de salle tarde à préparer le lit d'hospitalisation. Il peut s'éterniser car les parents sont en train de réunir l'argent nécessaire pour s'acquitter du coût du ticket d'entrée, ou du matériel de perfusion. Plus difficilement avouable, compte tenu de l'état clinique de certains des enfants admis, ce peut être aussi un temps d'attente entre la vie et la mort, une économie de travail le temps de savoir si l'on ouvre un dossier d'admission ou si l'on rédige un certificat de décès. L'instauration en quelque sorte d'une mise en observation de proximité, dans un lieu malheureusement inadapté, au milieu des consultations quotidiennes. En conséquence de ces temps d'inertie, l'embouteillage peut grossir avec deux, trois, voire quatre nouveau-nés installés sur la même table chauffante. Côte à côte, peuvent se trouver un nouveau-né souffrant d'une infection néonatale et un prématuré sain, un nouveau-né cliniquement mort et un nouveau-né vivant. Comme l'illustre l'extrait d'observation suivant, ces embouteillages créent un enchâssement des soins et une promiscuité de ces destins d'enfants.

Sur la table chauffante se trouvent trois nouveau-nés, deux jumeaux prématurés d'1kg500, dont l'un, couvert d'un pagne, est décédé, ainsi qu'un prématuré de quinze jours.

8h30 Le médecin de garde vient voir les enfants, stimule le prématuré de quinze jours en palpant son thorax. Il dit à un pédiatre que le prématuré fait des « arrêts ».

8h40 Les médecins, qui font la visite des nouveaux entrants, arrivent au niveau de la table chauffante. Le médecin de garde fait sa présentation. Les jumeaux sont nés dans un centre de santé et ont été admis à quatre heures du matin. Quant au prématuré de quinze jours, il a été admis à six heures ce matin, et présente un refus de téter évoluant depuis 24 heures, ainsi qu'une déshydratation sévère. Montrant le jumeau vivant, le Chef de service dit : « Il peut être rapidement mis sous couveuse, il ne faut pas le laisser ici […] parce qu'il faut faire de la place […] En plus, il n'y a que trois nouveau-nés en couveuse, il y a de la place, après vous allez être encombrés […] Ici c'est un lieu de consultation, ce n'est pas un lieu d'hospitalisation. »

9h00 Le chef de service fait un massage cardiaque au prématuré de quinze jours. Puis, il demande si la couveuse est prête. Le major répond qu'une infirmière est en train de la préparer. Les médecins poursuivent leur visite.

9h02 Le gardien s'approche des prématurés. Pour regarder, il soulève le pagne recouvrant le jumeau décédé. Il éternue au-dessus de la table chauffante.

9h05 La sage-femme remet le corps du jumeau décédé au père, alors qu'il est en train de parler au téléphone. Il raccroche. La sage-femme lui explique où est la morgue.

9h10 La mère du prématuré de quinze jours, qui attend dans le couloir, regarde de temps à autre à l'intérieur de la salle de consultation, et me demande comment va son enfant. Je regarde l'enfant qui me semble aller très mal et ne plus respirer. Je dis que je ne sais pas. Elle me demande pourquoi on lui a enlevé le masque à oxygène et dit qu'elle est très inquiète. Il n'y a personne dans la salle de consultation.

9h18 Une infirmière et deux élèves infirmières entrent puis ressortent.

9h32 Deux infirmières observent les nouveau-nés. Elles prennent le jumeau vivant pour l'amener en couveuse. Seul reste alors le prématuré de quinze jours. Les infirmières reviennent et discutent dans la salle de consultation.

9h50 Un médecin entre et jette un œil sur le prématuré. Un filet de sang est sorti de ses narines. Le médecin semble mécontent. Il interpelle l'infirmière, qui nettoie le sang du visage de l'enfant et l'enveloppe dans un pagne.

> *9h55 Le médecin qui était de garde, qui s'est déjà changé pour rentrer chez lui, fait un certificat de décès pour le prématuré de quinze jours et le remet au père de l'enfant. Il lui explique qu'il doit aller faire enregistrer le décès avant d'amener le corps à la morgue. En attendant, le corps reste sur la table chauffante.*
>
> (Note d'observation, Hôpital national)

La mise en attente de plusieurs nouveau-nés sur une table chauffante destinée à n'en accueillir qu'un seul révèle, au travers de cet exemple, plusieurs problématiques sous-jacentes, qui dépassent les moments d'admission : approximations, indécisions lors des activités de réanimation et d'arrêt de vie, irrespect des règles et des hiérarchies professionnelles. Aussi les problématiques d'admission nous mènent à considérer ces aspects relatifs à la qualité des soins.

Des admissions aux prises en charge

Les admissions observées sont marquées d'approximations dans l'organisation des soins et notamment, leur gestion temporelle. Concrètement, ces approximations s'illustrent par l'inscription de paramètres imprécis dans les dossiers. L'heure d'admission indiquée est toujours une heure arrondie : 8h00, 9h00, 10h00... Il n'existe donc aucune trace des temps d'inertie se comptant en minutes : des attentes devant la porte, dans le couloir, ou sur la table chauffante. De même, que dire des prises de poids notées à la louche, pour des prématurés pesant moins de deux kilos ? L'approximation ôte la fiabilité des paramètres : il paraît peu probable que Rametoulaye ait pris 300 grammes en cinq jours, avant d'en perdre 100 en une semaine. Les prises de température, sous le bras, ne sont pas non plus des plus précises. Le travail à l'approximatif se retrouve au cours des parcours d'hospitalisation, des soins aux traitements, en passant par l'hygiène. L'exemple de Rametoulaye l'illustre une nouvelle fois, lorsque l'infirmier indique qu'elle doit prendre 30 cl de lait, avant qu'un autre indique qu'il s'agit, en réalité, de 8 cl. S'agissant du nourrissage, comme des soins pouvant être assimilés au maternage, l'approximation est aggravée comme l'illustre cet extrait.

> *L'infirmier, qui à son arrivée trouve des biberons posés sur les tablettes à côté des couveuses, les prend et marque sur chacun la lettre correspondant à son emplacement. Il explique que c'est pour les identifier avant de les stériliser. Il me dit que le dernier repas des prématurés était à six heures, et qu'il est presque neuf heures, l'heure d'une autre prise, puisque les prématurés doivent être nourris toutes les trois heures. Il place tous les biberons dans un stérilisateur à vapeur, dont le couvercle est cassé, et qui est rempli d'eau. Vers 11h00, les nouveau-nés prématurés n'ont toujours pas été nourris. Je lui demande pourquoi : « Bon ce matin on n'a pas eu le temps. C'est assez souvent, car le matin il y a beaucoup de choses à faire, prendre les paramètres, faire les soins, faire les ordonnances pour les médicaments. On fait passer en priorité les*

médicaments, parce qu'après 11 heures, les accompagnants souvent partent, et alors on ne peut plus avoir les médicaments. Or, les médicaments, dans leur cas, c'est ce qu'il y a de plus important. Bon et puis s'il y en a un qui pleure, qui réclame, on lui donne. Sinon, on attend midi, comme cela on ne décale pas les horaires. » J'insiste : « Oui, mais tout de même, je m'inquiète, s'ils ont faim ? » L'infirmier : « Non ça c'est des histoires de mère moi je ne comprends pas ça. »

(Note d'observation, Hôpital national)

Biberons laissés plusieurs heures sans être nettoyés, stérilisateur utilisé en dehors de ses normes de fonctionnement, repas sautés… des approximations qui nuisent à l'état de santé des enfants, mais qui sont d'autant plus négligées qu'elles concernent des activités paramédicales dévalorisées. Ce ne sont pas seulement des erreurs ou des mauvaises habitudes. Pour Y. Jaffré et ses collaborateurs, il s'agit de modes d'exercice négligents, produisant des lacunes dans la prise en charge, et constituant des « violences par défaut » (Jaffré *et al.*, 2009 : 240-241). Les dérives d'approximations conduisent aussi à l'irrespect des règles et par là, à la défiance envers ceux qui tentent de les instaurer.

Désorganisation et (non)décisions d'arrêt de vie

Les négligences des prises en charge paraissent particulièrement cruelles lorsqu'il s'agit d'enfants dont le pronostic vital est en jeu : nouveau-nés se refroidissant lors d'un transport inapproprié, prématurés dramatiquement exposés aux infections nosocomiales, mise en attente d'enfants nécessitant une prise en charge urgente. Elles choquent les familles qui ont l'impression que les professionnels de santé peuvent laisser mourir leurs enfants. Force est de constater que ni la grande vulnérabilité ni l'urgence ne transforment radicalement le fonctionnement hospitalier : la prise en charge est peu anticipée, la réalisation des soins approximative, les activités s'enchâssent de manière problématique et peu coordonnée. L'exemple précédemment cité du prématuré de quinze jours l'illustre. Cet enfant, que le médecin de garde avait maintenu en réanimation depuis six heures du matin, auquel le chef de service a lui-même fait un massage cardiaque à 9h00, meurt peu après, lorsque tous les médecins vaquent à d'autres activités. Un autre exemple de réanimation en néonatologie rend compte de négligences successives dans le déroulement de soins entre la vie et la mort.

L'infirmier essaie de réanimer un nouveau-né qui fait un arrêt cardio-respiratoire. Il le ventile, lui fait un massage cardiaque. Puis, sans dire un mot, il s'arrête, va se laver les mains. Le nourrisson est laissé sur le lit, avec autour de lui, pêle-mêle, tout le matériel de réanimation.
E (Enquêteur) : Tu es en train de réanimer un enfant ?
I (Infirmier) : Là, je pense qu'il est passé de l'autre côté du bac.
E : Tu ne vas pas pouvoir le réanimer ?
I : Non, pour celui-là, je pense que c'est fini. On dit qu'après dix minutes

de réanimation ce n'est pas la peine de continuer. Continuer ce serait tuer le temps.
E :Le médecin de garde ne doit pas venir pour les réanimations ?
I : Si. Mais là il s'agit d'un cas désespéré. Et il est parti pour une autre réanimation.
L'infirmier sort de la pièce. Il n'écrit rien sur le dossier de l'enfant, ne dit rien à ses collègues présents. Quelques minutes plus tard, une stagiaire s'approche du corps de l'enfant et commence à lui faire un massage cardiaque. Elle appelle un autre infirmier en renfort. Celui-ci essaie un massage cardiaque puis dit : « Non, c'est fini. »
S (Stagiaire) : Mais, il vient juste de faire un arrêt !
I : Tu sais celui-là, en partant hier de ma garde, je ne pensais même pas le trouver ici aujourd'hui. Il nous avait fait trois arrêts pendant la garde.

(Note d'observation, Hôpital national)

Cet autre exemple interpelle par le peu de coordination et de communication autour de la réanimation de l'enfant. Il n'y a pas de critères explicites, de décision collective d'arrêt de réanimation. Le passage dans la mort n'est pas marqué, ni dans l'organisation ni rituellement. Du fait de cette non-formalisation de la mort, il m'est arrivé, plusieurs fois, de ne comprendre que le nouveau-né était mort qu'au moment où le médecin rédigeait son certificat de décès. Comme ses accompagnants, qui n'étaient informés qu'au moment de remettre le certificat. De ces observations, ressort l'impression que la mort de ces nouveau-nés n'est pas un événement. De même, une faible attention portée à ces morts se dégage de situations où les nouveau-nés morts sont laissés, sur la table chauffante, à côté de nouveau-nés vivants. Plusieurs pistes d'interprétation peuvent être émises.

En néonatologie, où les taux de mortalité sont importants, les cas critiques font partie du quotidien. La mort est omniprésente et de nombreux nouveau-nés, notamment les prématurés, semblent avoir un statut intermédiaire, lié au fait que leurs chances de survie sont très faibles. De nombreux anthropologues des sociétés africaines ont documenté que la survie de l'enfant est considérée incertaine avant son baptême (Erny, 1972 ; Lallemand & Journet, 1991 ; Bonnet, 1994 ; Razzy, 2004). Nous pouvons supposer que l'existence de ce statut intermédiaire, qui a été identifié s'agissant de nouveau-nés avant leur baptême, existe à plus forte raison pour ces nouveau-nés vulnérables. Remarquons, d'ailleurs, que les parents retardent la date du baptême lorsque le pronostic vital de l'enfant leur semble compromis. Aussi, même si le nouveau-né reçoit déjà l'attachement de ses parents, sa survie est une incertitude face à laquelle l'humilité est attendue. L'observation d'une mort périnatale dans une maternité rurale confirme ce constat.

À 9h40, une femme maure de 27 ans, en travail, se présente à la maternité. L'accoucheuse l'examine. Elle ne vérifie pas les battements cardiaques du bébé.

10h00 La femme est placée en salle d'accouchement par l'accoucheuse. Pendant ce temps, la sage-femme reçoit des femmes en consultation.

10h20 La femme gémit. La sage-femme, qui l'entend dans la salle de consultation, dit qu'elle va accoucher.

10h21 La femme accouche d'une petite fille. L'accoucheuse la pose sur le ventre de la mère. Elle remarque aussitôt que l'enfant ne crie pas, ne respire pas. Elle la frotte, mais elle ne réagit pas. Elle remarque qu'il y n'a pas de battements dans le cordon. Elle coupe le cordon et pose le bébé sur la table d'accouchement d'à côté. Elle demande à la femme : « Est-ce que tu le sentais bouger ? » Elle répond qu'elle l'a senti un peu pendant la nuit. Elle lui dit : « Il n'est pas vivant ». Elle va chercher un tissu puis enroule le nouveau-né sur la table d'accouchement. La femme calme, inexpressive, ne regarde pas les gestes de l'accoucheuse.

10h23 La sage-femme va voir le nouveau-né. Elle dit : « Il n'est pas décédé tout de suite, regarde, ses mains sont recroquevillées et collées. Et regarde ses pieds. Peut-être qu'il est décédé hier. Et puis, la poche des eaux était plate. »

10h30 L'accoucheuse s'occupe de la femme et du placenta. Elle dit à la femme : « Dit al Hamdulilaye[20]*, toi quand même tu t'en es bien sortie ». L'accoucheuse sort de la salle d'accouchement, laissant la femme seule avec le corps de son mort-né.*

10h40 Dehors, une des accompagnantes demande à l'accoucheuse : « Alors, comment va-t-on l'enterrer ? » Elle lui répond : « Tu peux l'enterrer comme ça dans le tissu. C'est possible, un nouveau-né qui n'est pas vivant, on ne prie pas sur lui, on ne le lave pas, parce qu'il n'a pas d'âme. » Elle demande ensuite à un homme qui lui dit « qu'il faut l'envelopper seulement ». Ensuite, l'accompagnante téléphone à un homme qui doit s'occuper de l'enterrement.

10h55 L'accompagnante entre dans la salle d'accouchement, elle enveloppe le corps en nouant le tissu avec des cordons. « Les choses ne sont plus comme avant », soupire-t-elle en secouant la tête. Puis, elle l'enveloppe dans un voile et sort dehors en le tenant dans ses bras, caché sous le voile. Elle remet le corps à un homme venu le chercher.

16h30 La bénévole remet l'ordonnance de sortie aux accompagnantes. Elle explique comment prendre les médicaments puis : « Revenez après le baptême pour faire les vaccins… eh… pardon j'avais oublié que le bébé est mort dans le ventre. »

(Note d'observation, maternité rurale)

Lorsque le nouveau-né vient à décéder avant son baptême, cette perte reçoit peu d'attention sociale. On souhaite aux parents que Dieu le remplace par « un autre qui vivra longtemps », on loue Dieu d'avoir épargné la vie de la mère. Les

[20] Dieu soit loué.

professionnels de la pédiatrie sont assez peu sensibles à la perte d'un nouveau-né, tandis que les décès d'enfants âgés suscitent émoi et empathie. Ainsi, les propos recueillis auprès d'une sage-femme exerçant en milieu rural témoignent de la moindre importance accordée à la vie d'un nouveau-né.

> *Si l'enfant est mort-né on dit « toi tu n'as plus de problèmes l'enfant est né et... il est mort-né, mais tu n'as pas de problèmes tu vas préparer un autre enfant dans l'avenir, tu es très jeune donc tu ne crains rien. Dieu est grand, ce n'est pas toi, c'est l'enfant. L'enfant ce n'est rien.*
>
> (Sage-femme)

Outre l'incertitude s'agissant de sa survie, nous faisons l'hypothèse que le placement d'un nouveau-né à l'hôpital dérange en tant qu'exposition d'une « intimité » autrement soustraite aux regards. Le nouveau-né *bidân*, en particulier, est confiné à l'espace intime, dissimulé aux regards et tenu à l'abri de l'air extérieur. L'indifférence des professionnels de santé vis-à-vis des nouveau-nés répond à l'incongruité, voire même à l'indécence, suscitée par la vision d'un bébé détaché du corps de sa mère et de l'espace intime. Le corps du bébé, non socialisé et perçu comme non fini, évoque l'impureté de la vie intra-utérine. Hors d'un confinement familial, il ne « ressemble à rien », suscite un certain dégoût. Des attitudes de mépris envers les nouveau-nés prématurés peuvent ainsi être interprétées comme réponses à l'exposition de ce qui appartient au registre du caché et de l'intériorité corporelle. La nudité des nouveau-nés en couveuse constitue un dévoilement extrême, offensant pour les parents et face auquel les professionnels de santé opposent distance et indifférence.

Une autre dimension semble compléter plausiblement la compréhension des « absences » observées autour de la réanimation néonatale. L'hypothèse est que dans les états intermédiaires entre la vie et la mort, la survie est un espoir remis au sacré et au religieux. Bien que les musulmans ne doivent pas ménager leur peine et utiliser tous les moyens à disposition pour soigner (Le Breton, 1995 ; Martin & Spire, 2004 ; Al-Shahri, 2016), la volonté de soigner atteint ses limites face aux états liminaires. Cependant, la décision d'arrêt thérapeutique est problématique, car l'homme ne doit pas se substituer à Dieu, qui Seul décide de la vie ou la mort. Il ne s'agit pas de fatalisme : la religion enjoint à accepter le sort de l'enfant, mais signifie aussi que celui-ci a toujours une chance grâce à Dieu. « Tant qu'un individu n'a pas rendu son dernier souffle, il n'est pas considéré comme mort, car comme le dit le proverbe hassanya "Tant qu'il y a de la vie, il y a de l'espoir" » (Fortier, 2000 : 277). Compte tenu du plateau technique dont dispose le service, il est clair que d'un point de vue médical, certains cas sont désespérés. Mais personne ne l'évoquera avant que le décès soit avéré, par crainte de nuire au destin ou d'offenser Dieu. « Tout désespoir serait une forme de blasphème, un doute formulé à l'encontre de la puissance de Dieu » (Le Breton, 1995 : 99). Baisser les bras ou abréger les souffrances est en ce sens inconcevable. Dans ce contexte, vaquer à d'autres occupations, prétextées ou réelles, pourrait être la seule manière admissible trouvée par les professionnels de santé pour interrompre une réanimation. Ainsi peut-on comprendre l'absence et les silences autour des décès en néonatologie.

Reste que ces conceptions religieuses n'épargnent pas du désarroi et des cas de conscience : les professionnels plaignent les nouveau-nés et les conditions dans lesquelles ils sont soignés. Ils refusent de baisser les bras lorsqu'ils tentent de réanimer un enfant « laissé » par un collègue parti vaquer à d'autres occupations. L'absence de critères définissant les limites thérapeutiques et l'absence de décisions collégiales créent une grande solitude des professionnels face à la réanimation. Les non-décisions d'arrêt thérapeutique peuvent même les placer dans un rapport de responsabilité individuelle vis-à-vis de certains décès, ce qui est psychologiquement inacceptable. L'exposition à ce type de situations a probablement des impacts négatifs, tels que la construction d'une indifférence vis-à-vis de la survie des nouveau-nés malades, et la construction d'attitudes collectives visant à réconforter par la déresponsabilisation des individus.

Irrespect des règles

Les professionnels rencontrés expriment eux-mêmes le problème du rapport à la règle. Tout concourt à faire céder celui qui tente d'imposer des règles, y compris la crainte d'être écarté de ses fonctions professionnelles. Des médecins compétents et diplômés à l'étranger nous ont d'ailleurs confié avoir été déplacés des postes où ils avaient été affectés, parce que, cherchant à faire évoluer les modes de fonctionnement, ils ont été jugés trop dérangeants. Fait marquant, les règles ne sont pas seulement transgressées par lassitude ou habitude, mais dès leurs tentatives d'instauration, par provocation de l'autorité et dissuasion de son exercice.

Le problème de l'impunité dans les services de santé est bien documenté pour l'Afrique de l'Ouest (Jaffré & Olivier de Sardan, 2003 ; Mounouni & Souley, 2004). Dans un premier temps, les jeunes diplômés tentent d'intervenir pour faire évoluer les pratiques selon l'enseignement qui leur a été délivré, mais leurs volontés se découragent et s'érodent avec le temps, la plupart prenant le pli du fonctionnement du service. Le travail de P. Vasseur sur l'insertion professionnelle des sages-femmes décrit comment, en l'espace de quelques mois, les gestes des jeunes diplômées s'écartent des normes enseignées (Vasseur, 1999). En Mauritanie, le rapport à la règle et à l'autorité apparaît particulièrement sensible. Les soignants observés se montrent susceptibles et irrités lorsqu'on leur dit ce qu'ils doivent faire, que des règles leur sont rappelées. Citons, par exemple, cet infirmier en colère car le major lui reproche d'être venu une heure en retard.

> *À quelle heure je viens ça c'est entre Dieu et moi. Je viens et je fais mon travail, c'est tout, il n'y a pas à me demander à quelle heure je viens. Moi*

je fais tout ce que je peux. C'est entre Dieu et moi, que ce soit 8h00 ou 9h00 ou bien 10h00.

(Note d'observation, Hôpital national)

Tandis que l'exercice de l'autorité est délicat, la tolérance et la compréhension sont de mises entre collègues, qui ferment les yeux sur les irrégularités de leurs pratiques de soins et se couvrent mutuellement. Bien que les critiques fusent çà et là, les retards et absences des uns et des autres sont excusés, car les raisons familiales sont jugées légitimes. Ainsi que l'ont souligné les chercheurs travaillant sur les cultures professionnelles en Afrique de l'Ouest, la survalorisation du social s'exerce aux dépens du domaine professionnel (Olivier de Sardan, 2001 ; Ouattara, 2002).

I (Infirmier) : Oui, la dernière semaine de la grève, il y en a un seul qui est sorti de là vivant. Tous, au bout de quatre jours, ils devenaient jaunes. On ne savait pas ce que c'était.
E (Enquêteur) : Pourquoi y a-t-il beaucoup d'infections nosocomiales ?
I : Venir et passer d'une couveuse à l'autre sans se laver les mains, entrer et aller à une couveuse sans se laver les mains. C'est criminel.
E : Mais parfois certains font ça.
I : Oui, même moi, il ne faut pas se mettre en dehors. Même moi. Seul Dieu est parfait. Seul Dieu est parfait.

(Infirmier, Hôpital national)

La tension est criante entre la connaissance de l'importance des règles d'hygiène, et la tolérance envers leur inobservance. Relevons, aussi, les évocations de Dieu servant à justifier le refus de la hiérarchie, ainsi qu'une certaine déresponsabilisation. Sur la question de l'irrespect des règles, le ton est aigri, mais au quotidien, le maintien de la paix et la bonne entente dans les équipes prévalent sur la volonté de faire évoluer les pratiques. L'irrespect des règles, supporté au quotidien, fait régulièrement l'objet de critiques, qui saillent dans certains espaces sociaux. Ces critiques surgissent de manière cyclique, comme des soupapes, sans perturber les mauvaises habitudes.

Exercice de l'autorité et hiérarchies sociales

L'instauration d'une hiérarchie dans les relations professionnelles est particulièrement difficile. Chacun tente d'assoir son pouvoir en gardant la main sur ses activités et ses relations avec les patients. Le pouvoir entretenu est de faire ou de ne pas faire – à sa guise – le travail relatif à sa fonction. Situations courantes : les décisions prises par le chef de service ne sont pas suivies sitôt qu'il s'absente, les infirmiers ne font pas ce que leur demandent les médecins, les filles de salle refusent de faire leur travail. Les résistances à la hiérarchie sont multiples, tandis que l'autorité ne s'exerce qu'en ménageant les susceptibilités. Les ordres ne sont pas adressés personnellement, mais plutôt de manière indirecte, générique ; « il faut », « ne faites jamais »... Les reproches sont adressés de manière détournée, notamment avec humour, en adoptant un ton théâtral et emphatique, de grands gestes, qui désamorcent un conflit trop sérieux. Bien entendu, l'ordre hiérarchique professionnel s'exerce d'autant plus mal que les normes sociales définissent un autre ordre des relations : rapport d'âge et d'ancienneté dans le service, de genre, ou de caste (Jaffré, 1999 ; Moumouni & Souley, 2004). Difficile pour un jeune médecin de se faire entendre par une infirmière ancienne dans le service. Nous faisons aussi l'hypothèse que dans une société mauritanienne restant marquée par l'ombre de l'esclavage (Bonte, 2002 ; Botte, 2005 ; Leservoisier, 2008), le refus de faire son travail, l'intolérance à l'autorité et l'irrespect des règles participent de l'affirmation du nom et de la noblesse. Être assidu dans son travail, passe encore, mais être obéissant ou corvéable, c'est trop évoquer la relation maître-esclave. Les professionnels de santé exerçant à l'hôpital, médecins et soignants sont souvent issus de familles de renom. Ils s'affirment en tant que tels, et se doivent, en tant qu'égaux sur ce plan social, égards et marques de respect. L'exercice de l'autorité doit s'en accommoder.

Lorsque les statuts sociaux contredisent l'ordre hiérarchique professionnel, on comprend que certains ont intérêt à faire jouer les normes sociales contre l'ordre professionnel, et d'autres, à troquer leur identité sociale contre leur identité professionnelle. Citons deux exemples. Un infirmier *pulaar* interpelle son supérieur, le major, avec des insultes rituelles relevant de la parenté à plaisanterie : « Mangeur de haricot. Tu es mon esclave ! » Impensable, pour le major, de s'en offusquer : il répond lui-même avec les mêmes insultes, attestant, de ce fait, l'égalité statutaire. Deuxième exemple, une secrétaire âgée, d'un haut rang social, se fait servir à boire et réclame des cadeaux à de jeunes internes en médecine dans le service, qu'elle appelle chacune, très significativement « ma fille ». Même si « les filles » en question endossent de lourdes responsabilités, le modèle sous-jacent est si puissant qu'il leur est quasiment impossible de se soustraire à ces demandes triviales. Au plan familial, leur réussite professionnelle ne peut les exempter des obligations envers leurs « tantes ».

Plus largement, les hiérarchies professionnelles sont mises à mal par une orientation du pouvoir politique en Mauritanie qu'A. Wedoud Cheikh (2003) qualifie de « sultanienne », concentrant tous les pouvoirs dans les mains d'un seul homme. Les chutes brutales et les ascensions spectaculaires aux postes de responsabilité traduisent les aléas d'une autorité sociale découlant « plutôt d'une proximité courtisane d'avec le sultan » que la détention d'un capital de connaissances associé à un cursus scolaire uniformément mesurable et reconnu » (Cheikh, 2003 : 151). Ces mouvements hiérarchiques inopinés contribuent significativement à déstabiliser et décrédibiliser l'exercice hiérarchique professionnel.

S'agissant des relations de genre, la situation est assez atypique en Mauritanie. Le modèle maure des relations hommes-femmes complique l'exercice de l'autorité des médecins sur les infirmières. Dans de nombreux autres contextes, la répartition du travail médical et les relations entre médecins et infirmières fonctionnent, en effet, sur des rapports de genre appuyant l'autorité des premiers sur les secondes (Peneff, 1992 ; Saillant, 1992 ; Cresson, 2001). Les femmes mauritaniennes, influencées par le modèle *bidân*, sont plutôt habituées à des provocations, aimant éprouver leurs pouvoirs en ordonnant aux hommes ou en résistant à leurs demandes (Simard, 1996 ; Tauzin, 2001). Ces attitudes diffuses parmi les femmes de grandes familles mauritaniennes, maures, mais aussi *pulaar*, traversent les milieux professionnels, pour se retrouver entre les murs de l'hôpital. À l'Hôpital national, nous avons observé comment certaines infirmières, confortablement installées dans des salles de repos où nul homme n'osait entrer, faisaient attendre des pédiatres pour les visites dans les secteurs. Dans les services, les soignantes se permettent d'adopter des attitudes de repos et de lassitude admises, telles que s'alanguir sur les bureaux ou carrément, s'allonger sur les lits d'hospitalisation disponibles. Cette passivité féminine peut s'afficher, car socialement c'est une marque de noblesse. Lors des gardes, les hommes n'osent pas toujours réveiller les femmes. La tolérance vis-à-vis des retards ou absences des femmes au travail est également étonnante : on les excuse plus facilement, car elles ne peuvent pas prendre des taxis de nuit, elles ont davantage d'obligations familiales, ou tout simplement, elles sont fatiguées.

Certes, ces modèles n'excluent pas l'engagement digne et courageux de certaines femmes à leur travail – qui doit être salué – mais ils constituent un fond culturel rendant ordinaire une certaine inertie. De même, lors d'un déploiement des jeunes médecins retenus au concours de la fonction publique, toutes les femmes ont obtenu un poste à Nouakchott, tandis que de nombreux hommes ont été affectés en milieu rural. L'envoi en brousse d'une gent féminine appartenant à l'élite était socialement inadmissible. Finalement, la société renonce à faire appliquer les règles auprès des femmes aussi strictement qu'auprès des hommes. Dans leur vie de professionnelles de santé comme ailleurs, le statut des femmes mauritaniennes leur permet certaines latitudes là où les hommes doivent respecter des normes sociales (Tauzin, 2001 ; Lesourd, 2006).

En Mauritanie, l'autorité professionnelle est ainsi confrontée à de nombreuses normes sociales adverses, qu'il s'agisse d'âge, de castes, de genre et de religion. Nous remarquons comment certains tirent leur pouvoir d'une mise en scène de la susceptibilité relative à ces normes. Quant à celui qui tente d'instaurer son autorité nonobstant ces normes sociales, on dit qu'il est fou, signifiant qu'il a perdu le sens des relations sociales.

L'hygiène et la douleur

L'hygiène et la prise en charge de la douleur sont deux composantes cruciales de la qualité des soins. Outre l'intérêt intrinsèque de leur analyse, ces deux aspects permettent d'interroger les relations de soins, et même les différences de traitements entre enfants. Le rapport d'analyse de situation du secteur sanitaire en Mauritanie met le doigt sur l'insuffisance de qualité de l'hygiène hospitalière (Ministère de la Santé, 2011). Nos observations des soins témoignent d'attitudes de décontraction des professionnels de santé, qui s'accompagnent de pratiques oublieuses en termes d'hygiène et de prise en charge de la douleur.

Pratiques d'hygiène en pédiatrie

Selon nos observations à l'Hôpital national, la mise en œuvre des normes d'hygiène est un problème majeur en pédiatrie. Ce niveau faible de l'hygiène hospitalière, plus largement relevé par les organisations non gouvernementales travaillant dans le secteur hospitalier, se traduit par des taux d'infections nosocomiales particulièrement élevés (Ministère de la Santé, 2011), mais mal documentés. Des gestes fondamentaux tels que le lavage des mains ou le port de blouse ne sont pas respectés, y compris s'agissant de secteurs sensibles tels que la néonatologie, les maladies infectieuses ou la réanimation. L'environnement matériel n'est pas favorable à l'application des normes d'hygiène : manque de robinet, ruptures d'approvisionnement en savons. Ce manque de facilités nécessiterait des efforts particuliers pour que soient respectées les normes d'hygiène : traverser différentes salles pour se laver les mains, utiliser des bidons d'eau pour pallier aux coupures. Or, c'est plutôt l'inverse qui se produit, le manque de facilités entraînant un découragement général à l'égard des tâches d'hygiène.

S'agissant des gestes médicaux, nous remarquons d'une part l'absence de protocoles d'hygiène établis, et d'autre part, le hiatus entre des efforts visant à faire appliquer certaines règles d'hygiène et la promptitude de certains agents à les adapter. Ce décalage nécessite de distinguer les « normes officielles » des « normes pratiques », ces secondes étant le produit d'une « culture professionnelle locale » (Olivier de Sardan, 2001). Les normes pratiques d'hygiène, dans les services enquêtés, semblent bien laxistes, comme l'illustre l'observation suivante.

> *L'infirmière porte une blouse sale d'apparence, tâchée devant, et noircie au niveau des manches et des poches. Elle porte un unique gant en plastique. Après avoir aspiré un enfant en détresse respiratoire, elle ne se lave pas les mains, et va prendre la température des neuf enfants hospitalisés. Elle passe le thermomètre de l'un à l'autre. Elle n'entre pas en communication avec l'enfant ou l'accompagnant. Entre chaque enfant, elle essuie d'un seul geste rapide le thermomètre avec un coton imbibé de*

solution hydroalcoolique, qu'elle garde dans le creux de sa main. À chaque fois, elle place le thermomètre sous le bras de l'enfant, et maintient le bras d'une main. Une fois avoir pris la température de tous les enfants, elle enlève le gant, et passe un peu d'eau sur son autre main.

(Note d'observation, Hôpital national)

À une réalisation rudimentaire des gestes de soins, s'ajoute un certain dénuement de la communication avec les parents. Les gestes, impersonnels et routiniers, sont réduits à une mise en œuvre simplifiée. Bien que l'infirmière ne soit ni spécialement pressée, ni spécialement rapide, on observe la simplification, le contournement ou l'élision des gestes d'hygiène prescrits. Comme le souligne J.-P. Olivier de Sardan, les normes pratiques font la part des choses entre « certains gestes indispensables, et ceux que l'on s'habitue à négliger » (2001 : 68). Ces habitudes, ou « normes pratiques » vident malheureusement certains gestes de leur intérêt initial (Vasseur, 1999). Dans l'exemple précédent, l'infirmière ne porte qu'un seul gant qu'elle garde pour réaliser plusieurs activités successives, auprès de plusieurs enfants. Le gant a notamment pu être contaminé au moment du geste, invasif, d'aspiration des voies respiratoires du premier enfant. Le port du gant, qui détourne l'attention de la nécessité de se laver les mains, peut alors intervenir comme artéfact préjudiciable à l'hygiène. Quant à l'acte de se rincer la main sous un filet d'eau, il relève davantage du symbole de purification par ablution, et exprime une certaine frilosité du contact avec l'eau. Peu efficaces en termes d'hygiène, ces pratiques produisent une certaine illusion technique et hygiénique, et permettent de parer à de subreptices critiques émanant d'un supérieur.

D'ailleurs, certains parents rencontrés, leurrés par certains usages techniques, et habitués d'un niveau d'hygiène plutôt bas, estiment que la propreté de l'hôpital est satisfaisante. En détaillant les gestes et l'utilisation des produits d'hygiène de l'observation précédente, on comprend, par ailleurs, que l'infirmière vise davantage à se protéger elle-même de contaminations, plutôt que de protéger les enfants des infections nosocomiales. Les gants réutilisés pour plusieurs activités successives ne protègent que le soignant, le lavage des mains est effectué plutôt après les soins qu'avant. Cette tendance de l'intentionnalité hygiénique a été observée dans d'autres contextes hospitaliers (Vega, 1999 ; Jaffré, 2003 ; Carricaburu *et al.*, 2008 ; D'Alessandro, 2012).

Certains gestes sont déformés au point de devenir préjudiciables du point de vue de l'hygiène. Le fait d'utiliser à maintes reprises un même coton pour nettoyer plusieurs sites de piqûre successifs, jusqu'à ce que le coton soit noirci, devient vecteur de contamination. Autre exemple, le balayage des tables d'auscultation ou de soins avec le balai servant à nettoyer le sol. La recherche de l'apparence de propreté entre alors franchement en contradiction avec les normes pastoriennes. Notons que ces habitudes traversent d'autres hôpitaux.

L'observation d'un soin réalisé dans les luxueux locaux de l'hôpital Mère-enfant l'illustre.

> *Un nourrisson de neuf mois, placé en observation, doit avoir une analyse de sang. Sans gants, l'infirmière pique à plusieurs reprises l'enfant aux poignets, avec une aiguille de cathéter. Elle utilise plusieurs fois le même morceau de coton pour frotter avant de piquer, qu'elle a, entre temps, posé sur le lit. Avant de piquer, je l'observe qui sort le tube du cathéter et l'essuie sur un coin « propre » du morceau de coton déjà utilisé.*
>
> (Note d'observation, hôpital Mère-enfant)

Avec cet exemple, comprenons que la simplification des gestes n'est pas seulement une paresse gestuelle, mais aussi, une norme d'économie du matériel. S'agissant du coton et des compresses, leur usage est, semble-t-il, rarement unique. « Non, les gens sont pauvres, il faut économiser ! » me dit un infirmier à qui je tends une compresse stérile neuve.

Les gestes d'hygiène et de propreté, en tant qu'activité dévalorisée, sont négligés à l'hôpital. Là encore, l'affirmation du statut passe par le refus ostensible de s'en occuper. Le « sale boulot » (Arborio, 1995) et les tâches qui échoient au personnel subalterne sont alors particulièrement pesants.

Prise en charge hospitalière de la douleur

Dans les services investigués, la prise en charge des douleurs liées aux maladies apparaît hétérogène. Il arrive qu'elle soit interrompue chez les enfants hospitalisés, le temps que le médecin fasse sa visite, ou que les parents trouvent les moyens de régler le coût des médicaments. Le paracétamol est un médicament prescrit largement, mais sa prise n'est pas toujours régulière, laissant s'installer des douleurs mal soulagées. À l'Hôpital national, les médicaments antalgiques plus puissants, qui comprendraient des dérivés de la morphine, ne sont ni disponibles ni utilisés. Par conséquent, les douleurs intenses telles que celles liées aux crises drépanocytaires sont insuffisamment soulagées. De même, les douleurs postopératoires restent peu anticipées et plutôt mal prises en charge. Suite à leurs interventions chirurgicales dans des services de chirurgie qui ne leur sont pas toujours dédiés, des enfants sont transférés en pédiatrie. Ils se retrouvent alors dans un interstice où le suivi est aléatoire, l'articulation entre la chirurgie et la pédiatrie étant peu formalisée.

Nos récentes enquêtes au service d'hémato-oncologie pédiatrique du Centre national d'oncologie attestent pourtant comment de nouvelles pratiques peuvent localement se déployer grâce à la détermination de quelques responsables encourageant une progressive évolution des sensibilités. Sous l'impulsion de la pédiatre chef du service, Dr Ekhtelbenina Zeïn, l'usage de la morphine a progressivement été introduit, ainsi que l'emploi d'antalgiques pour les ponctions douloureuses.

Je pense que les gens commencent à être sensibles à la prise en charge de la douleur, car ce n'était pas tout à fait le cas. Ils commencent à réclamer la morphine à l'orthopédie et au service de réanimation, donc je pense que c'est un sujet d'actualité, certes on ne maîtrise pas les protocoles élaborés au niveau national, mais on commence à s'intéresser, à calmer le patient, à ne pas accepter que le patient souffre.

(Chef de service)

Cependant, en d'autres lieux, face à d'autres douleurs non soulagées, la tonalité reste aux justifications : comme les moyens manquent, la priorité doit être donnée au curatif, quel que soit l'inconfort de l'enfant. Certains professionnels de santé réalisent, comme en France il y a quelques décennies (Peter, 1988 ; Desbordes & Schaelynck, 1992 ; Cohen Salmon, 1994), des interventions douloureuses sans analgésie, notamment chez les plus petits. La longue observation ci-dessous, relate la réalisation d'une intervention à vif chez un nouveau-né, illustration éprouvante de ce primat donné au curatif.

Un chirurgien examine un nouveau-né de quelques jours, qui souffre d'une obstruction partielle de l'anus. Il déshabille l'enfant, et constate que le cordon ombilical de l'enfant pend sur cinq centimètres environ. Il tire sur le cordon, l'enfant pleure, mais le cordon ne se décroche pas. Il essaie de l'enlever en le faisant tourner sur lui-même, l'enfant crie davantage, mais le cordon ne cède pas. Finalement, il prend une lame de rasoir et coupe le cordon. [...] Le chirurgien décide de faire l'intervention de suite : « Bon, il faut que je libère la mère. Elle habite à 450 km d'ici, et elle n'a pas d'endroit où aller à Nouakchott. On ne va pas programmer une opération, il faudrait 30 000 ouguiyas, la mère ne peut pas payer. Donc on va faire cela à vif, avec toute la douleur que cela comporte. » Sur la paillasse d'une salle où d'autres nouveau-nés sont hospitalisés, qui n'a pas été nettoyée, le chirurgien prépare ses instruments. Il montre à l'infirmière comment maintenir fermement le nouveau-né. Il procède à la pose des deux ligatures. L'opération dure tout au plus deux minutes, mais douloureuse pour l'enfant, qui pousse des cris suraigus. Alors que le chirurgien est en train de faire la seconde ligature, son téléphone portable sonne. Une troisième infirmière prend le téléphone de sa poche et le lui colle à l'oreille, tandis qu'il poursuit son intervention. Les ligatures terminées, il affirme que « là, il ne sent plus la douleur », puis coupe la peau obstruant l'anus. Il prend son dilatateur et l'enfonce dans l'anus, provoquant le redoublement des pleurs et l'écoulement des selles. Il ne nettoie pas, demande à la mère de venir reprendre l'enfant.

(Note d'observation, Hôpital national)

Cet exemple, à la fois ordinaire dans ses « normes pratiques » et extraordinaire s'agissant de la gravité des douleurs provoquées, traduit la place donnée à la douleur dans certaines pratiques de soins. La douleur est une modalité secondaire. Sa prise en charge n'est pas impérative. La pauvreté peut, comme dans cet exemple, être un argument d'abstention : le chirurgien préfère intervenir sur le champ, quitte à provoquer des douleurs qu'il sait intenses. Cette décision peut se défendre, dans le sens où s'abstenir reviendrait à abandonner l'enfant à son sort, laissant son état s'aggraver tandis que sa famille peine, voire échoue, à réunir l'argent nécessaire à une intervention. Cependant, on constate comment la non-prise en charge de la douleur s'insère dans des attitudes brutales, s'accompagne d'une certaine déconsidération de l'enfant et de sa mère. Le chirurgien provoque des douleurs évitables lorsqu'il tente de détacher le cordon en l'arrachant ; se montre négligent comme il fait peu d'efforts d'asepsie ; semble indifférent à la gravité de l'intervention, qu'il réalise dans un espace non isolé, ne s'abstenant pas de répondre au téléphone. Autoritaire et distant, il n'informe pas la mère de sa décision d'intervenir dans de telles conditions. Sans « garde-fou », il est dans une situation de toute puissance vis-à-vis de l'enfant, décidant seul et sans protocole de réaliser une intervention à vif. Ainsi la pauvreté d'un enfant peut le rendre sujet aux violences thérapeutiques et victime des douleurs qui les accompagnent. Mais voyons comment, ordinairement, comment les douleurs iatrogènes prennent place dans les relations de soins.

Premièrement, soulignons qu'au moment de nos observations à l'Hôpital national, entre 2010 et 2011, les douleurs provoquées par les soins ne reçoivent aucun soulagement médicamenteux. Les méthodes telles que la crème analgésiante EMLA® ou l'inhalation de MEOPA® ne sont pas utilisées, de même que les solutions non médicamenteuses telles que l'administration de saccharose, ou la réalisation de soins lors de l'allaitement au sein. Aucun soulagement, donc, pour les ponctions ou les poses de perfusion, et rien non plus pour les ponctions lombaires, qu'il s'agisse de la néonatologie ou des autres secteurs de pédiatrie. Le Chef du service de pédiatrie de l'Hôpital national, Pr Weddih, intéressé et documenté sur ces questions, a tenté d'initier en 2012 l'utilisation du saccharose, qui a malheureusement été abandonnée peu après son départ. Les infirmiers sont, de leur côté, accoutumés à soigner dans la douleur. L'attitude dominante est de reconnaître que certains soins impliquent des douleurs, mais de considérer que ces maux sont inévitables.

> *Donc je me suis aguerri. Maintenant, quand je pique, je n'ai pas de sentiments. Je pense seulement à sauver l'enfant. [...] C'est la finalité qui compte. [...] Pour moi ma philosophie, c'est qu'il ne faut pas faire aux gens ce qui leur plaît, mais ce qui leur fait du bien.*
>
> (Infirmier, Hôpital national)

Nous retrouvons, dans les propos de cet infirmier, une glorification du curatif s'accompagnant d'une relégation de l'éprouvé, qui justifie de ne pas tenir compte de ce que peuvent en penser les patients. Le savoir est tout entier du côté de l'infirmier qui seul détermine ce qui peut être fait pour « le bien de l'enfant » (Sheriff, 2000). Le fait d'être indifférent aux souffrances provoquées est même construit comme une compétence, propre aux professionnels de santé expérimentés. Cependant, tous les parents ne l'entendent pas de cette oreille : certains s'offusquent, s'indignent et parfois même, s'opposent aux traitements douloureux faits à leur enfant. Nous l'observons autour des ponctions veineuses et des poses de cathéter, qui sont les soins douloureux les plus courants en pédiatrie. Chez l'enfant, ces soins ont en commun d'être délicats et de souvent se prolonger, multipliant les douleurs ressenties par l'enfant, faisant l'objet de tensions dans les relations entre parents et professionnels de santé.

> *Une stagiaire infirmière essaie de poser une perfusion à une petite fille de trois ans, accompagnée de sa mère, en présence d'une fille de salle. L'enfant est malnutrie et difficile à piquer. Sur la main, la stagiaire n'arrive pas à piquer. Elle tourne l'enfant pour le piquer au niveau du pied. « Eh oh Bismillah » dit la fille de salle avant que la stagiaire ne pique. L'enfant tente de se débattre, pédale de ses jambes contractées, crie. Sa mère sort de la pièce. Un infirmier, ancien du service, vient prendre le relais. Il essaie d'abord de piquer au niveau des pieds, en vain. Pour mieux l'immobiliser, l'infirmier prend un sachet plastique avec lequel il lui lie les deux mains. La fille de salle tape dans ses mains et essaie d'attirer l'attention de l'enfant, qui pousse des cris stridents. L'infirmier essaie ensuite de piquer sur la tête, échoue également. L'aiguille du cathéter étant « gâtée », on envoie la mère en racheter deux autres. Pendant ce temps, la petite est laissée allongée dans la même position : elle continue de pleurer durant de longues minutes, mais personne ne la prend pour la calmer. Les soignants discutent entre eux. Puis, comme la mère apporte deux nouvelles aiguilles, l'infirmier expérimenté réessaie de piquer, tandis que l'enfant crie et se débat, bavant de plus en plus. Sa mère, de l'extérieur de la salle de soins, essaie de regarder par la fenêtre, puis de rentrer dans la salle de soins, mais on lui fait signe de sortir. Elle s'assoit sur un banc, l'air dépité. Le soin semble interminable. L'enfant a des sparadraps sur les mains, les pieds, la tête, elle a déjà été piquée à une vingtaine de reprises. La stagiaire du début reprend la main et essaie de piquer au niveau du pied. Finalement, les deux nouvelles aiguilles sont usées, on demande à la mère de retourner en acheter. Cette fois, elle prend sa fille dans ses bras, lui parle, la console, puis l'emmène avec elle. Une vingtaine de minutes plus tard, l'enfant revient dans les bras d'un homme. Un troisième infirmier essaie de la piquer, tandis que l'homme parle à l'enfant : « Eh oh, eh oh, eh oh ! Maman. Maman. Maman arrive. Doucement. » L'infirmier, après deux échecs successifs, passe la main à une quatrième infirmière. Elle essaie sur la main, échoue. Du sang coule sur la paillasse. Enfin, l'infirmer réussit à placer la perfusion à l'enfant. Tous les soignants, qui regardent avec attention le goutte-à-goutte, semblent soulagés.*
>
> (Note d'observation, Hôpital national)

Dans cet exemple, nous remarquons, une nouvelle fois, une distance des gestes chez une enfant de famille pauvre, malnutrie, dont la peau est couverte de boutons. La douleur de la petite fille n'est pas prise en charge médicalement. Son confort n'a que peu de place dans la relation de soins, bien que le prolongement du soin suscite un malaise croissant. L'enfant est posée, comme d'ordinaire, directement sur les carreaux de la paillasse. Les parents se montrent relativement conciliants, tout en soutenant le confort de l'enfant, par des expressions d'empathie et des gestes de réconfort. Mais d'autres jours, face à la multiplication des tentatives de piqûres, la désapprobation des parents peut virer au conflit, et finalement, à l'abandon du soin.

> *L'infirmière tente de poser une perfusion à un petit nouveau-né. Elle a déjà essayé plusieurs fois, l'enfant a des sparadraps au niveau des deux mains, des deux pieds, et de chaque côté de la tête. Une femme âgée accompagnant l'enfant s'approche et vient demander pourquoi le soin n'est pas terminé, avec un mouvement de tête de désapprobation. L'infirmière s'énerve, répond vivement à l'accompagnante, retourne vers l'enfant, le soulève brusquement par un bras (alors qu'il ne tient pas sa tête) et le met dans les bras de la femme âgée. Elle pose par-dessus la poche de perfusion et fait signe à la femme de sortir. Tous les autres infirmiers et accompagnants se tournent, observant la scène. Deux stagiaires essaient de tempérer, l'accompagnante d'un autre enfant attrape le bras de l'infirmière et la prie de faire le soin. Mais la vieille femme s'éloigne déjà avec l'enfant, pour ne plus revenir.*
>
> (Note d'observation, Hôpital national)

Les infirmiers semblent habitués à piquer à de nombreuses reprises avant de réussir à poser une perfusion. Aucune limite n'est clairement posée sur le nombre de tentatives admissibles, au-delà duquel il serait préférable de passer la main, de reporter le soin ou de s'en abstenir. Piquer à maintes reprises est une routine : on observe comment les soignants de l'Hôpital national ont pris l'habitude, avant de commencer un soin, de préparer une série de morceaux de sparadrap, qu'ils collent sur le mur, en perspective de leurs multiples tentatives. La tolérance des parents, en revanche, a des limites. Les familles maures, plus démonstratives et revendicatives, craignent particulièrement les conséquences des piqûres sur les nourrissons, et s'agitent lorsque le soin se prolonge.

Les comportements des parents lors des soins douloureux de leurs enfants sont assez contrastés. Les femmes *bidân* s'autorisent de grands gestes de dépit, grimacent, s'emportent, laissent échapper des larmes, cachent leur visage dans leur voile ou serrent farouchement leurs enfants contre elles. Plus généralement, elles expriment aussi davantage au sein de structures sanitaires leurs inquiétudes s'agissant de la santé de leur enfant. Face à la douleur, les femmes maures sont jugées déraisonnables, aussi a-t-on coutume de considérer qu'elles ne doivent pas assister aux circoncisions : « La douleur du garçonnet s'en trouverait accrue et la plaie, là aussi, aurait du mal à se refermer » (Tauzin, 2002 : 114). L'expressivité des femmes maures dépend néanmoins du contexte relationnel. En milieu maure, l'affection des relations des parents pour leurs enfants, comme il en est des relations conjugales, ne doit en principe pas se manifester en présence de personnes plus âgées, qui plus est, devant des beaux-parents (Simard, 1996, Fortier, 2000 ; Tauzin, 2001). L'expression de sentiments envers l'enfant serait alors grossière, impudique. De leur côté, les mères *pulaar* se montrent plus impassibles. Se tenant un peu en retrait, elles gardent un visage fermé, bien qu'elles manifestent gestes et paroles de réconfort à leurs enfants. Lorsque leur enfant est petit, elles le bercent et calment ses pleurs autant que faire se peut. Elles sont plus dures avec leurs enfants plus âgés, qu'elles encouragent à adopter des comportements courageux lors de soins douloureux. Soulignons que dans la tradition *pulaar*, la résistance à la douleur est valorisée lors de l'excision et de la circoncision (Wane, 1969 ; Diallo, 2004). Aussi, on constate qu'avec l'âge, les comportements entre les enfants tendent à se différencier, les enfants *haalpulaaren* et wolofs étant eux-mêmes plus impassibles lors des soins.

Relevons également les différences de genre régissant l'expressivité de la douleur : le jeune garçon maure se montre impassible, quand sa mère s'épanche à son sujet. La fillette maure est gentiment moquée par les soignants comme chacun sait qu'elle ne peut pas maîtriser ses pleurs. Si les attitudes vis-à-vis de la douleur correspondent à différents modes de socialisation, elles expriment aussi des relations avec les professionnels de santé (Kane, 2007). Lorsqu'elles appuient les pleurs de leurs enfants par leurs propres protestations, les mères maures expriment une certaine contestation des pratiques de soins. Elles instaurent une force de contrôle, montrant qu'elles ne sont pas prêtes à tout accepter. En retour, les professionnels de santé tendront à être plus circonspects. Quant aux femmes *pulaar* qui contiennent l'expressivité de leurs enfants, elles facilitent davantage le travail de soins, éduquant leurs enfants à des comportements plus conformément « patients », s'inscrivant dans un rapport d'obéissance vis-à-vis de l'autorité médicale.

La qualité des soins vue par les enfants

Les douleurs, qui sont reléguées au second plan par une organisation médicale valorisant le curatif, occupent une place centrale dans les récits des enfants. Ceux-ci font notamment état des douleurs provoquées par les soins. Le souvenir et la crainte des « piqûres » sont dessinés, dits et répétés par les enfants. Les « piqûres » constituent un point d'achoppement des relations avec les professionnels de santé qui sont pourtant plutôt appréciés des enfants. Dessinant un imposant docteur à la blouse tachée, brandissant une seringue au-dessus de sa tête, Mariem, 11 ans, commente : « C'est le docteur. J'ai peur de sa piqûre ».

Les enfants expriment leur désaffection pour les « docteurs » qui font mal lorsqu'ils les piquent, mais aussi pour les lieux de soins où ils craignent de recevoir des piqûres.

E (Enquêteur) : Pourquoi les docteurs ne sont-ils pas gentils ?
Y (Youssouf) : Ils piquent tellement les gens que cela fait mal.
P (Père) : Il y a certains qui viennent et qui ne sont pas expérimentés. Ils piquent, ils piquent, mais ils ne savent pas, ils s'exercent.

(Youssouf, huit ans, drépanocytose)

E : Qu'est-ce que tu crains en partant à l'hôpital ?
A (Amadou) : Je crains les piqûres... Seulement les piqûres. [...] Ils ont pris du sang dans mon corps, c'est ça qui m'a fait le plus mal.
E : Les docteurs mauritaniens et les docteurs sénégalais, lesquels sont les plus gentils ?
A : Ils sont tous pareils pour moi, mais quand même, je préfère les docteurs mauritaniens. [...] Parce que les docteurs mauritaniens sont moins sévères que les docteurs sénégalais. Et en plus les docteurs mauritaniens ne soignent pas. Pas comme les docteurs sénégalais.

(Amadou, 14 ans, drépanocytose)

La préférence d'Amadou pour les docteurs mauritaniens, qui « ne soignent pas » – sous-entendu qui ne font pas de piqûres – illustre comment les enfants discriminent les « docteurs » selon les douleurs qu'ils provoquent. D'autres enfants soulignent que certains soignants font plus mal que d'autres lorsqu'ils font les piqûres.

E (Enquêteur) : Quand tu étais là-bas est-ce que tu as eu beaucoup de piqûres ?
A (Awa) : Quand ils enlevaient, il y a une femme quand elle enlève ça fait mal. Les autres ça ne fait pas mal, mais cette femme ça fait toujours mal.
E : Est-ce qu'il y en a qui t'ont dit des choses gentilles pour te rassurer ?
A : Non, eux ils font seulement doucement.

(Awa, dix ans, maux de ventre chroniques)

Nombreux sont les enfants qui ne font pas la différence entre les ponctions, perfusions, et injections, au même titre qu'ils ne font pas la différence entre médecins, infirmiers, garçons et filles de salle. C'est avant tout l'aiguille qu'ils redoutent. Habitués à ne pas être considérés comme interlocuteurs à l'hôpital, ils n'ont pas de grandes attentes en termes de communication ou de réconfort. Cependant, l'absence d'explications à leur égard renforce leur impression de subir la violence de certains gestes, comme le traduisent ces propos de Mettu, huit ans, hospitalisée après avoir été percutée par une automobile.

E (Enquêteur) : Et qu'est-ce qu'on t'a fait là-bas ?
M (Mettu) : On m'a fait piqûre.
E : Et ça s'est passé comment, ça faisait mal ?
M : Ça faisait maaal, j'ai crié.
E : Tu as crié ?
M : Oui, ils ont fermé la porte à clé.
E : Qu'est-ce qui est dur ?
M : Il y a quelque chose qui est là comme ça, je ne pouvais même pas

aller faire pipi.
E : Tu ne pouvais pas bouger ton pied ?
M : On attrape tes pieds, tes mains, tout ça, on va l'attraper. Ils attrapent les deux pieds et les deux mains. [...] Oui. Même ta tête.

(Mettu, huit ans, fracture)

Il n'a pas été donné à Mettu les moyens de comprendre ce qu'il se passait. Elle se retrouve seule avec les professionnels de santé, qui ferment la porte à clé, et la maintiennent à plusieurs mains. Ne pouvant s'opposer aux soins décidés sans leur consentement, les enfants redoutent de se rendre à l'hôpital où ils se sentent pris au piège. Conformément aux normes qui pèsent sur eux, les jeunes garçons avouent par moments leurs craintes, mais affirment mieux supporter les douleurs des soins. Remarquons, enfin, que certains enfants atteints de problèmes de santé chroniques témoignent d'une adaptation face aux douleurs provoquées par les soins, qu'ils ont peu à peu appris à reconnaître et supporter.

E (Enquêteur) : Souvent tu as des prises de sang ?
M (Mamoudou) : Oui, parfois.
E : Et cela ne te fait pas peur ? Comment fais-tu ? Tu regardes...
M : Oui, je regarde, je regarde les vaisseaux. Ils commencent à prélever, il y a du sang.
E : Oui. Donc ça tu es habitué...
M : Oui, il y a pire.

(Mamoudou, 13 ans, drépanocytose)

E : Quand tu pars à l'hôpital, tu as peur ?
K (Khadjetou) : Non, pas du tout. Des fois je reçois des piqûres, des fois non, mais je n'ai pas peur.
E : Et ça ne te fait pas mal ?
K : Je sens un peu.

(Khadjetou, huit ans, crise de paludisme à répétition)

Mamoudou et Khadjetou ont en commun de se rendre fréquemment dans les structures sanitaires, et que leurs familles sont satisfaites des relations entretenues avec les professionnels de santé. Leur exemple montre que les piqûres sont certes un point délicat des relations pédiatriques, mais que leur vécu peut être plus acceptable dans certaines conditions de réalisation. Les enfants se montrent sensibles aux attentions et à l'empathie que leur témoignent les professionnels de santé. Dans le service d'oncopédiatrie du Centre National d'Oncologie, nous avons observé comment l'aménagement d'espaces de jeux, associé à davantage de communication avec les enfants, permettait aux enfants d'apprécier leur séjour hospitalier. Pour ces enfants soignés quotidiennement durant plusieurs semaines, le service devenait un véritable lieu de vie qu'ils pouvaient s'approprier. Les problèmes d'hygiène ou de promiscuité, en revanche, ressortent peu dans les récits des enfants. L'enjeu de la prise en charge des douleurs provoquées et des relations de soins qui l'entourent apparaît donc central du point de vue des enfants sur la qualité des soins.

L'information dans la relation thérapeutique

Nos données s'agissant des relations thérapeutiques concourent sur ce point : les informations délivrées sont pauvres et laconiques. De plus, la réception de ces informations, lorsqu'elles sont effectivement énoncées par les professionnels de santé, est sélective et incertaine. Les difficultés de communication au sein de la relation de soins sont multiples : diversité linguistique, méfiance, écart socioculturel entre les professionnels de santé et leurs patients. S'agissant de la diversité linguistique, elle constitue une problématique majeure en Mauritanie. Le système éducatif a été marqué par des changements successifs des langues d'enseignement (Candalot, 2006), qui engagent des relations conflictuelles entre communautés linguistiques (Taine-Cheikh, 1994). En l'absence de politique linguistique consensuelle et durable, les institutions mauritaniennes, dont l'hôpital, se trouvent face à des difficultés majeures, des élèves ayant suivi l'intégralité de leur cursus en arabe devant, une fois nommés, travailler avec des documents en français. Les difficultés de traduction se posent non seulement au sein des relations entre agents de santé et patients, mais traversent toute l'organisation du travail médical. Les biais et pertes de précisions liés aux traductions successives contribuent à un effritement des savoirs et informations médicales. Au bout d'une chaîne d'information déformant les messages tel un « téléphone arabe », les explications rapportées par les parents apparaissent parfois surréalistes, et peuvent au final s'apparenter aux conceptions populaires, comme l'illustrent les propos suivants.

> *Même les gens de l'hôpital [...] ils m'ont montré des enfants hospitalisés qui avaient cette même maladie. Ils ont dit que cette maladie* sooynabo, *pouvait avoir beaucoup de symptômes différents. Chez certains, elle fait gonfler le ventre. Chez d'autres, la maladie reste dans le corps. Chez d'autres encore, la maladie reste dans le corps cachée, et ils disent que c'est cette maladie qui est la plus dangereuse. Ils disent que la maladie qui fait sortir le jaune est mieux que les autres. Parce que tu vas voir que la personne est malade, tu vas pouvoir la soigner. [...] À un docteur, j'ai demandé ce qui amenait cette maladie. C'était à l'hôpital Cheikh Zayed. Il a dit que c'était le lait en poudre et le pain qui causaient cette maladie. Les cubes Maggi sont aussi une cause de cette maladie. Il a dit que le lait en poudre, c'est interdit, parce que c'est de la levure.*
>
> (Mère de Salma)

Outre ce récit illustratif de la distorsion d'informations qui n'ont plus grand-chose de biomédical, nous remarquons, plus largement, la faible appropriation des explications médicales par les familles. Contrairement à certains contextes où médecins et malades, malgré leurs divergences, adhèrent à un même modèle de référence (Laplantine, 1993[1986]), la « culture en partage » s'agissant de la santé et de la maladie demeure relativement faible en Afrique de l'Ouest (Olivier de Sardan, 1999). Nous faisons l'hypothèse que cette culture en partage est particulièrement limitée s'agissant de la Mauritanie, compte tenu de la faiblesse du système éducatif, de la faible durée de la colonisation, du développement tardif du système de santé ainsi que de la moindre diffusion des messages de santé publique. L'écart entre le milieu social des professionnels de santé et celui de leurs patients accroît également la difficulté de la compréhension mutuelle (Jaffré & Prual, 1993). Soulignons, enfin, que les professionnels de santé les plus qualifiés tels que les médecins généralistes ou les pédiatres sont peu disponibles et peu communicatifs avec leurs patients. Les explications médicales sont donc glanées auprès d'autres *docteurs* plus accessibles – *docteur* de quartier, *pharmaciens* ou revendeurs de médicaments, filles ou garçons de salle – qui peuvent introduire confusions et déformations des messages. Devant la carence de culture biomédicale de certains patients, s'instaure un certain découragement des professionnels de santé à communiquer et à transmettre des informations médicales. Nos observations confirment sur ce point les descriptions des enfants et de leurs parents : les médecins n'expliquent pas la maladie, les consultations se déroulent sur un mode stéréotypé, conclu par la seule rédaction de l'ordonnance. Un autre obstacle à la communication réside dans les conceptions de la parole, le fait de dire étant associé au risque de faire advenir le mal. Les médecins sont prudents dans leurs formulations de la maladie : en dire le moins possible ou se dérober derrière un langage technique les prémunit de réactions d'angoisses et des altercations. Le langage employé par les médecins se pare de mots de réconfort, mais aussi de formulations conjuratoires empruntées à l'islam, qui constituent souvent la seule réponse énoncée. Lorsque les parents demandent comment va leur enfant, il est fréquent d'entendre répondre « mach'Allah », et lorsqu'ils demandent si l'enfant va sortir de l'hôpital, c'est « inch'Allah ». La conjuration, l'affirmation de la bienveillance, ou encore la conformité religieuse prennent le pas sur l'information médicale. Les mots ayant le pouvoir divin de prévenir l'infortune ponctuent les interactions hospitalières. Dans ce contexte d'énonciation précautionneux, on comprend que la probabilité de décès soit rarement évoquée. Faire un pronostic relève d'un manque de foi envers Dieu qui Seul, peut donner la vie et la reprendre.

Le non-dit diagnostique

Lorsque nous demandons aux enfants ce que les docteurs leur ont appris sur leurs maladies, beaucoup répondent que ceux-ci ne leur ont rien dit. Les descriptions des enfants s'agissant des hospitalisations et consultations traduisent une conformité par rapport à la répartition de la parole observée au sein des familles. Dans la plupart des cas, les enfants ne sont pas directement informés de la maladie, bien que l'on parle en leur présence.

B (Bacari) : Le docteur a tapé ma jambe et il a demandé si je sentais. Il a parlé à mon père, c'est cela seulement.
E (Enquêteur) : Et qu'est-ce qu'il t'a dit ?
B : Je ne sais pas, il n'a pas parlé, c'est à mon père qu'il a dit ce qu'il devait faire.

(Bacari, 13 ans, pieds-bots)

Mis à part les questions posées lors de l'examen clinique, les enfants décrivent un contexte de communication pauvre, dans lequel les maigres explications sont données à leurs parents. Quelques dessins mettent en évidence la parole du médecin. Dessinant un petit médecin portant un stéthoscope, la bouche grande ouverte, Khadjetou, 8 ans, commente : « Le docteur est gentil, il parle bien. »

Ces témoignages dévoilent que les enfants apprécient lorsque les « docteurs » leur parlent. Habitués à s'en remettre silencieusement aux propos des adultes, ils s'arrangent, en revanche, du fait que cette communication soit asymétrique. Mais dans certains cas, le contenu de la relation thérapeutique échappe complètement à l'enfant. La langue ou le langage employé peut lui être incompréhensible, comme en témoigne Houssein, huit ans, drépanocytose : « Les docteurs ce sont des Maures je ne sais pas ce qu'ils disent. » Au cours des hospitalisations, peu informés, ils se questionnent sur ce qui est en train de se passer. « Ils me prenaient du sang tôt le matin, dans une petite bouteille, mais je ne sais pas ce qu'ils en ont fait », décrit Salma, dix ans. L'absence d'explication est anxiogène et les enfants construisent peu à peu leur propre compréhension de la maladie et des soins (Kane & Fearon, 2017).

Les diagnostics, qui ne sont pas évidents à établir dans un contexte de faible support technique, ne sont pas nécessairement dits dans la relation thérapeutique. Pour un ensemble de raisons sociales et religieuses, les médecins préfèrent taire plutôt que dire la vérité qui blesse. Ce mutisme est observé dans d'autres sociétés musulmanes (Al Awamer & Downar, 2014). Les diagnostics sont plus spontanément écrits dans des dossiers en français, indéchiffrables pour la plupart des agents de santé subalternes et des parents, arabisants ou analphabètes. Le fait que les « docteurs » n'expliquent pas la maladie – et ne disent pas son nom – est aussi une remarque récurrente des parents.

Je me demande même si les médecins donnent parfois le nom de la maladie ! Moi je ne connais pas un docteur qui donne le nom de la maladie. Chaque fois quand on part ce sont les mêmes répétitions, le docteur prescrit une ordonnance et explique comment la prendre.

(Père)

Afin d'expliquer pourquoi les docteurs ne disent rien, les parents d'enfants malades ont leurs propres suppositions, teintées de suspicion. Selon certains, cela traduit un manque de compétences, les docteurs se trouvant face à des maladies qu'ils ne connaissent pas, sans vouloir le reconnaître. D'autres dénoncent un rapport de pouvoir et de profit, les docteurs n'expliquant pas de quelles maladies leurs patients souffrent afin de les garder dans leur patientèle. Le peu d'informations s'agissant de la maladie instaure, en effet, un rapport de pouvoir asymétrique : les entourages des malades se retrouvent face à de multiples demandes d'achats de médicaments et d'analyses, dont ils n'ont aucun moyen d'apprécier la légitimité. Certains docteurs ne facilitent pas non plus le fait de se tourner vers un nouvel avis ou de poursuivre ailleurs une prise en charge, sachant que les familles obtiennent rarement des documents retraçant les traitements prescrits et analyses réalisées. Considérant l'« ignorance » des familles, agacés par leur incompréhension, les professionnels de santé tendent à adopter des relations de soins de type paternaliste, ne donnant pas aux familles les clés pour jauger la prise en charge médicale. La rétention d'informations qui pourraient être utiles au patient pour gérer sa maladie se retrouve même dans la prise en charge de maladies chroniques (Gobatto & Traoré, 2011). D. Fassin (1992) discerne là des stratégies de préservation et d'accumulation des pouvoirs. Taire la maladie participe indéniablement de la conservation d'un savoir thérapeutique conférant un pouvoir sur autrui. Le fait que les médecins n'informent pas du diagnostic ne joue cependant pas en leur faveur auprès des familles. Là où les docteurs sont circonspects et taciturnes, les guérisseurs l'emportent par la conviction de leurs annonces. Les marabouts-guérisseurs, qui s'octroient la capacité de voir et l'audace de dire les maladies, argumentent ainsi leur supériorité. En comparaison des certitudes des guérisseurs, les médecins, poursuivant une démarche clinique faite d'hypothèses et déductions, risquent de passer pour timorés, voire incompétents. L'information des familles, difficile du fait de dissonances des représentations (Jaffré, 1999), demeure un enjeu crucial pour la qualité des relations thérapeutiques.

LES PARCOURS DE SOINS NÉGOCIÉS

Dans ces contextes hospitaliers marqués par des dysfonctionnements, les parents d'enfants malades tentent d'interférer sur la qualité des soins. Les études de cas des trajectoires d'enfants malades permettent de détailler comment chaque famille, à partir de ses perceptions et ressources, négocie le parcours de soins de son enfant à l'hôpital. Ces négociations, dans des espaces de soins où les prises en charge ne se déroulent pas de manière systématisée, constituent un facteur non négligeable de l'accès aux soins. Nous avons cherché à privilégier, autant que possible, une approche compréhensive, considérant comment les membres de l'entourage composent avec les contraintes et ressources qui sont les leurs pour accéder aux soins qui leur paraissent les plus adaptés. Comprendre ces négociations mène à considérer la pluralité des rôles endossés dans l'entourage, et la construction sociale de responsabilités vis-à-vis de l'enfant.

Des trajectoires diversement négociées

Trajectoire d'Abou : chaos et négociations d'un parcours hospitalier

Abou, trois ans, vit avec ses deux parents, sa grande sœur âgée de cinq ans et son petit frère de quelques mois. La petite famille dispose d'un logement autonome dans un quartier de Basra. Le père d'Abou travaille dans une organisation non gouvernementale et sa mère, diplômée d'une licence en informatique, n'a pas pu trouver d'emploi et s'occupe de ses trois jeunes enfants.

À l'âge de 22 mois, vers la fin du mois de mars 2011, Abou fait une chute dans les escaliers. Ses parents ne remarquent pas de blessure apparente. Mais, une semaine plus tard, il présente une forte fièvre, et son nez commence à enfler. Ses parents le conduisent aux urgences de l'Hôpital national, où le médecin prescrit un traitement contre le paludisme, car celui-ci est fiévreux. Le père d'Abou dit au médecin que son fils a fait une chute et qu'il s'est blessé, mais celui-ci n'en tient pas compte. De retour à la maison, la fièvre continue, et le visage d'Abou devient très enflé. Son père décide donc de le reconduire aux urgences. Là-bas, le médecin de garde les oriente vers un ORL, qui leur prescrit une radio, et diagnostique une fracture. Il leur prescrit un traitement par antibiotique. Deux jours plus tard, malgré ce traitement, le nez d'Abou continue d'enfler, et ses narines commencent à s'obstruer. Son père le conduit de nouveau aux urgences, où Abou est orienté vers le service de pédiatrie : « Même pour faire une perfusion il faut attendre, attendre, on est resté plus de quatre heures de temps avant d'avoir quelqu'un qui nous fasse une perfusion, puis vers minuit un médecin est venu ouvrir un dossier.» Lorsque le pédiatre examine l'enfant, il demande à ce qu'une infirmière les accompagne voir l'ORL, afin qu'elle fasse l'articulation et le compte-rendu de la consultation. Toutes les infirmières refusent de partir. Finalement, une infirmière les conduit, mais s'arrête devant la porte et leur remet le dossier. Son père s'énerve, car le pédiatre avait bien demandé que l'infirmière assiste à la consultation.

Quelques jours après son admission, Abou fait une réaction allergique aux antibiotiques qui lui ont été prescrits. Son corps est couvert de plaques rouges. La mère d'Abou est toujours très inquiète, pleure beaucoup. Les médecins du service demandent à ce que l'enfant voie un dermatologue en urgence. Son père appelle alors le dermatologue de garde, qui fait savoir qu'il ne peut pas venir, car il est très malade. Il insiste qu'il s'agit d'une urgence, le dermatologue répète qu'il ne peut pas venir, qu'il n'a qu'à amener l'enfant à sa clinique. Il prend son fils et le conduit à la clinique. Lorsqu'il arrive, les tickets sont déjà distribués, le réceptionniste dit qu'il faut attendre. Le père d'Abou, voyant son fils « tellement fatigué », s'énerve et demande à passer en priorité. Il dit que son enfant a du mal à respirer, qu'il est hospitalisé à l'Hôpital national. Interpellant le dermatologue, il lui dit que « ce n'est pas normal », qu'il aurait dû venir aussitôt à l'hôpital, car c'est son travail. Le dermatologue examine Abou, lui prescrit un autre traitement, puis son père le reconduit à l'hôpital. L'allergie se calme, le nez commence à cicatriser. Après cinq jours d'hospitalisation, Abou est renvoyé chez lui. Sa mère remarque qu'il n'est pas encore guéri, qu'il a beaucoup de fièvre, et souffre de difficultés respiratoires. Elle retourne le lendemain à l'hôpital, où l'enfant, après avoir attendu devant la porte, est réhospitalisé. Le pédiatre soupçonne un staphylocoque de la face. Abou reste encore hospitalisé une semaine. Pour ces dix jours d'hospitalisation, son père me dit avoir payé environ 65 000 ouguiyas [170 euros]. Pour couvrir ces frais, il avait de l'argent de côté, et les parents qui saluaient lui laissaient aussi de l'argent : « Nous dans notre famille on est tellement solidaire.»

Après sa sortie de l'hôpital, le nez d'Abou cicatrise, mais ne laisse qu'un tout petit orifice pour la respiration. Pendant plusieurs semaines, son père doit le conduire chaque jour à l'hôpital, situation qu'il décrit comme difficile. En staff, les ORL envisagent l'option d'une évacuation vers la Suisse, mais finalement, le professeur conclut qu'il peut s'engager à réaliser l'intervention à Nouakchott. Considérant que « c'est un très bon ORL qui s'engage », son père décide de s'engager lui aussi. Il règle par avance l'intervention, 23 000 ouguiyas [60 euros]. Un rendez-vous est donné, mais, le jour dit, Abou souffre d'une bronchite, et l'opération doit être reportée. Les semaines suivantes, Abou est très souvent enrhumé, et lorsqu'il ne l'est pas, ses parents ne parviennent pas à voir l'ORL qui doit réaliser l'intervention. Trois mois plus tard, son père est déjà venu quatre fois, sans pouvoir reprendre un rendez-vous pour l'opération, car l'ORL était absent. Son père : « Au départ on m'avait dit que l'intervention était urgente et là, franchement, je n'arrive pas à le voir. » Il explique que la nuit, Abou peine à respirer, parfois s'étouffe, ce qui le réveille. Il ne cherche pas à consulter ailleurs, car même si l'enfant est opéré dans le privé, ce sera le même spécialiste qui fera l'intervention.

Sept mois après la décision de l'intervention, Abou n'a toujours pas été opéré. Son père me dit être retourné deux fois à l'Hôpital national, en vain. Il semble avoir quelques hésitations à insister encore, sachant que son enfant va mieux malgré ses problèmes respiratoires. Il se demande finalement si l'ORL est vraiment sûr de lui pour l'intervention. Nous consultons ensemble un ORL dans un cabinet privé, pour obtenir un nouvel avis. L'ORL l'examine et conclut qu'il s'agit d'une intervention relativement simple, mais risquée dans le contexte mauritanien, à cause des mauvaises conditions de soins postopératoires. Il nous oriente vers l'association Terre des Hommes, susceptible de prendre en charge l'évacuation pour la réalisation de certaines interventions chirurgicales.

Au début du mois de mai 2012, le dossier d'Abou reçoit un avis favorable de Terre des Hommes et quelques semaines plus tard, le dossier est accepté pour une évacuation vers l'Espagne. Les parents d'Abou demeurent des mois dans l'attente de l'évacuation. Après un nouvel épisode d'infection respiratoire, la santé d'Abou se stabilise. C'est finalement en début d'année 2014 qu'Abou est évacué pour son intervention en Espagne.

Les négociations réalisées par le père d'Abou sont continues, soutenues. Ses efforts tendent à combler certaines irrégularités dans l'organisation des soins. La liste des interventions est longue : suite à un mauvais diagnostic, le père d'Abou reconduit son fils aux urgences ; au moment de l'admission d'Abou en pédiatrie, il insiste auprès des infirmières pour que son enfant soit rapidement perfusé ; suite à la décision d'une intervention chirurgicale, il se rend plusieurs fois à l'hôpital pour que celle-ci soit programmée. Soulignons, enfin, le nombre de recours réalisés hors du service : consultation d'un dermatologue en clinique car celui-ci est absent de son poste à l'hôpital, réalisation d'analyses dans des laboratoires privés, réalisation d'un scanner à l'hôpital militaire… Même au sein du centre hospitalier de référence, le parcours d'Abou nécessite la mobilisation de ressources *extra-muros*. Le père d'Abou sollicite, au sein de l'hôpital comme à l'extérieur, les « maillons manquants » de la prise en charge. En l'occurrence, il est un accompagnant efficace : présent, attentif, revendicatif, il ne s'arrête pas aux coûts engendrés par les recours en dehors de l'hôpital, se sachant soutenu financièrement par sa famille.

Malgré ces atouts, tout n'est pas négociable, et certains efforts se heurtent au non-recevoir : l'infirmière, désobéissant au médecin, refuse de les accompagner lors de la consultation ORL ; l'intervention chirurgicale du nez d'Abou reste en suspens, dans un premier temps au niveau de l'Hôpital national ; et dans un second temps, auprès de l'association Terre des Hommes. Durant plus de trois ans après son accident, Abou souffre de sa narine obstruée. Le père d'Abou passe par des moments de découragement lors desquels la cause lui semble perdue : il attend, n'insiste plus, retourne à ses occupations professionnelles. Il a l'avantage significatif d'avoir une bonne connaissance du fonctionnement de l'Hôpital national. Maîtrisant parfaitement le français, attentif, poli, il parvient à établir une bonne communication avec les professionnels de santé. Il sait aussi manifester son indignation et sa désapprobation face aux dysfonctionnements observés. Comme il l'affirme lui-même, il n'hésite pas non plus à faire pression pour ne pas se voir mis en attente :

> *Les urgences là-bas, il y a trop de désordre. […] Pour moi ce n'est pas de l'urgence. Si tu arrives, on te dit « attends ». […] Moi quand je vais là-bas, je suis quelqu'un qui râle, donc je n'attends pas trop.*
>
> (Père d'Abou)

Trajectoire de Moussa : négociation en « aveugle » pour un parcours à moindre coût

Moussa habite dans un quartier périphérique de Nouakchott, Arafat. Il loge avec sa mère, son père, et sa grande sœur dans une chambre qu'ils louent dans une concession en béton. Son père travaille comme vendeur ambulant.

Lors de notre première rencontre, les parents de Moussa font savoir qu'il est né avec la maladie dont il souffre. À la naissance, il n'y avait pas de signes particuliers, mais au moment où il a commencé à s'assoir, sa mère a remarqué qu'il émettait des sons nasaux, dont il souffre depuis lors : khurkuɗe dit-on en pulaar. Souvent, Moussa est gêné de cette respiration encombrée. Ses parents ont consulté en premier lieu le « docteur » [21] *dans un « cabinet » de leur quartier. Ensuite, raconte son père, le « docteur » a prescrit à trois reprises des médicaments, mais aucune amélioration n'a été constatée. Le « docteur » les a alors orientés vers l'Hôpital national. Là-bas, le médecin leur a demandé de revenir si l'état de Moussa ne s'améliorait pas. Peu après, ils sont partis au village, mais ont été obligés de revenir sur Nouakchott, car la santé de Moussa les préoccupait. À plusieurs reprises, la mère de Moussa l'a conduit à l'Hôpital national, aux consultations externes. Moussa a été examiné par différents médecins, qui « à chaque fois donnaient des ordonnances », mais* khurkuɗe *revenait toujours. Le père plaint Moussa dont la respiration est toujours entravée.*

Au village, certaines personnes ont dit à la mère de Moussa qu'il s'agissait de boutons pleins de sang qui étaient à l'intérieur son nez. Ils disent connaître cela, que c'est yaako*, des bulles qui grossissent et font enfler le nez, qu'il faut prendre une épine, les percer, puis taper derrière la tête pour faire saigner. Mais les parents pensent que ce n'est pas de* yaako *que Moussa souffre.*

Au début du mois de mars 2012, les parents se déplacent tous deux pour accompagner Moussa à l'hôpital. Ils voient d'abord un médecin, qui les renvoie vers l'ORL. Celui-ci dit qu'il faut une intervention et leur donne rendez-vous avec un anesthésiste, qui monte un dossier d'intervention. Ils ne comprennent pas pourquoi ils ont été envoyés successivement vers différents médecins ni le rôle de chacun d'eux. L'anesthésiste leur prescrit des médicaments pour, disent-ils, « augmenter le sang » et « dormir ». L'anesthésiste demande qu'ils reviennent un mois plus tard. Lorsque je leur demande, à ce moment, ce que le médecin a diagnostiqué, le père me répond qu'« ils n'ont pas donné de nom pour la maladie, ils regardent seulement, puis ils donnent l'ordonnance ». Les parents ne comprennent pas que le dossier qui leur a été remis est un dossier en perspective d'une intervention chirurgicale. Un mois plus tard, lorsqu'ils repartent à l'hôpital pour leur rendez-vous, on leur dit que le médecin ne viendra que la semaine suivante. La semaine suivante, le pédiatre les reçoit, ausculte Moussa, pose quelques questions à sa mère, puis me dit qu'« elle est perdue ». Il consulte le dossier d'intervention, mais celui-ci est rempli de

[21] Les parents l'appellent « docteur », mais il ne nous a pas été possible de confirmer s'il s'agissait effectivement d'un docteur, d'un infirmier, ou même d'un revendeur de médicaments.

manière très lacunaire, le diagnostic n'est pas indiqué. Il prescrit de nouvelles analyses de sang. En sortant de cette consultation, la mère de Moussa semble très stressée, et non résolue à refaire les mêmes analyses de sang coûteuses que le mois passé. Elle dit qu'elle veut appeler un « docteur » qu'elle connaît. Elle saisit une opportunité pour forcer le passage et se glisser dans le bureau de ce « docteur », qui est le major des consultations externes. Le major lui explique qu'elle doit revenir la semaine prochaine pour voir l'anesthésiste qui seul pourra décider de l'intervention. Elle insiste qu'elle voudrait le voir le jour même, mais le major lui explique que cela n'est pas possible. Le major aide la mère de Moussa parce qu'elle est du même village que lui. La semaine suivante, la mère de Moussa l'accompagne pour son rendez-vous avec l'anesthésiste. Arrivée depuis 8h00, elle ne prend pas de ticket car elle espère que son « docteur », le major, la fera passer. Effectivement, celui-ci la « place » dans la file d'attente. Alors que nous attendons, elle demande quelle est l'intervention prévue pour son enfant. L'anesthésiste qui la reçoit ajoute quelques éléments au dossier, lui remet, et lui dit qu'elle peut aller voir au secteur ORL pour programmer l'intervention. Elle retourne aussitôt voir son « docteur », pour obtenir des explications, insistant auprès de lui pour accélérer les choses. Elle lui dit qu'elle veut une intervention de suite, qu'elle a déjà « duré » à l'hôpital, qu'elle préférerait donner le dossier directement à l'ORL. Le major lui fait comprendre qu'il n'y a pas d'autres moyens, qu'elle doit prendre patience. Au secteur ORL, le bureau de la secrétaire est vide, personne ne sait où elle est, mais une autre femme accepte de prendre le dossier de Moussa, et demande de revenir la semaine suivante.

La semaine suivante, la mère de Moussa apprend en arrivant que l'intervention est programmée pour le lendemain. On lui demande de régler les frais d'intervention, 28 000 ouguiyas [75 euros], qu'elle n'a pas sur elle. C'est l'affolement, mais les parents réussissent à réunir l'argent pour le lendemain, en prenant le peu qu'ils avaient de côté et en empruntant la quasi-totalité de la somme. Mais c'est trop tard, l'intervention est reprogrammée pour la semaine suivante.

Le jour de l'intervention, les parents se rendent très tôt à l'hôpital. Il faut encore payer une ordonnance pour les soins postopératoires et acheter un drap, avant que l'enfant puisse être admis dans la salle d'opération. Les parents obtiennent peu d'informations, et ne rencontrent pas l'ORL qui a enlevé « des boutons qui étaient enflés ». Il y a encore une ordonnance de sortie à régler, pour des médicaments. La mère estime que depuis le départ, elle a dû débourser 60 000 ouguiyas [160 euros] à l'Hôpital national : « Ils ne t'aident pas, ils ne font rien pour toi. » Le père conclut également d'un ton critique : « Il y a beaucoup de difficultés. Nous croyions que nous allions dépenser moins. » Après l'intervention, les parents constatent l'amélioration de la santé de Moussa : sa respiration n'est plus bruyante, il dort bien la nuit. Un rendez-vous de contrôle est donné à Moussa pour la semaine suivante, par un des médecins du service. Lorsque la mère s'y rend, elle ne trouve pas le médecin qui lui a demandé de revenir, mais un autre médecin, qui lui dit que ce n'était pas la peine de venir. Moussa rentre chez lui sans être examiné. Maintenant que Moussa est guéri, ses parents doivent rembourser leurs dettes. La mère et les deux enfants vont retourner vivre un temps au village, car « ici, la vie est trop difficile ».

Le pédiatre n'a pas vraiment tort lorsqu'il dit que la mère de Moussa est perdue : elle accompagne son enfant en aveugle, ne connaît pas le nom de sa maladie, ne comprend pas pourquoi elle est orientée, tour à tour, vers différents « docteurs ». Cependant, elle n'est pas du genre à se laisser abattre : opiniâtre, elle opère pour faire soigner son enfant, misant beaucoup sur son « docteur », le major issu du même village qu'elle, avec lequel elle peut communiquer en *pulaar*. Ne sachant pas s'orienter en milieu hospitalier, doutant de la légitimité des demandes qui lui sont adressées, elle ne se fie qu'à lui, passant dans son bureau à chaque étape, pour recevoir de l'aide, des explications, et s'assurer qu'il n'est pas possible de faire les choses autrement. Le parcours hospitalier de Moussa est à la fois aidé par le major et entravé par des dysfonctionnements hospitaliers : absences des médecins à leur poste, transmission lacunaire des informations médicales. Moussa est donc de ces nombreux patients aux ressources intermédiaires, à la fois favorisé par une connaissance à l'hôpital et vulnérable au sein de services peu aidants. Sa prise en charge, à la merci d'éléments conjoncturels défavorables, n'est pas confortée par des moyens monétaires permettant de surmonter d'éventuels imprévus. La mère de Moussa le sait : nous pouvons interpréter son impatience comme une crainte de ne pas pouvoir assurer, financièrement, les coûts d'une prise en charge qui s'éterniserait. Les moyens – monétaires, cognitifs, relationnels – mobilisables par la mère de Moussa sont moindres que ceux du père d'Abou ; on retrouve, cependant, un déploiement d'efforts comparable pour surmonter les difficultés hospitalières. Après avoir fait l'expérience de voyages inutiles vers l'Hôpital national, la mère de Moussa cherche à forcer le passage et limiter, autant que possible, les contretemps et allers-retours, qui lui sont coûteux puisqu'elle habite un quartier excentré d'Arafat. Cet empressement tous azimuts, qu'il est courant d'observer chez les accompagnants, n'est pas apprécié par les professionnels de santé qui n'y voient qu'agressivité et incompréhension du fonctionnement hospitalier. Cependant, le parcours de Moussa ne comprend pas moins de trois allers-retours inutiles : le premier, directement lié à l'absence d'un docteur à son poste ; le second, lié à la non-information préalable s'agissant du coût de l'intervention ; et le troisième, lié à des points de vue divergents s'agissant de la nécessité d'une consultation postopératoire.

À l'hôpital, les relations de la mère de Moussa avec les médecins sont tendues. Stressée, ne maîtrisant ni le français ni l'hassanya, elle reçoit des praticiens une attitude de mépris allant jusqu'à une certaine forme de culpabilisation. « Le problème c'est que la mère ne comprend rien », conclut le pédiatre. Heureusement, son « docteur », le major du service, est là pour lui expliquer la marche à suivre. Le parcours de soins hospitalier est un événement sans précédent pour les parents de Moussa, qui se soignent la plupart du temps à moindre coût avec des plantes qu'ils achètent au marché. Leurs recours aux soins sont rares : ils disent, notamment, ne jamais avoir consulté pour leur fille aînée, qui, mentionnent-ils, « n'est jamais malade, mach'Allah ». Les efforts financiers consacrés au parcours de Moussa sont exceptionnels, et grèvent significativement leur budget. Si les parents de Moussa y consentent, c'est parce qu'ils sont particulièrement inquiets de la santé de leur petit garçon. Lorsque celui-ci souffre d'une diarrhée, le contexte est tellement difficile que sa mère n'y prête pas attention. Nous sommes ici dans une situation où une maladie affecte considérablement le budget santé et la disponibilité des ressources financières (Sauerborn *et al.*, 1996).

Trajectoire de Magatte : des ressources modestes et de la débrouillardise

Magatte, sept mois, vit dans sa famille maternelle, une famille de gardiens, installée dans une baraque de bois et de toile sur le terrain d'un des beaux quartiers de Tevragh Zeïna. Entre les grandes villas, sur les terrains à bâtir et les chantiers en construction, nombreuses sont ces familles, qui, pour quelques milliers d'ouguiyas, occupent et gardent les parcelles. La mère de Magatte en est déjà à son cinquième mariage. Elle a eu deux enfants de ses précédents mariages, une petite fille de cinq ans et un petit garçon de trois ans. Son mari actuel, le père de Magatte exerce au port comme pêcheur. Elle lui est reconnaissante du fait qu'il considère ses aînés comme ses propres enfants, alors que, dit-elle, leurs pères respectifs ne remplissent pas leurs devoirs. La famille vit sur le terrain de la grand-mère maternelle de Magatte, gardienne aujourd'hui décédée. Elle cohabite avec son beau-père, mari de sa défunte mère ainsi qu'avec ses sœurs et leurs enfants. Malgré l'apparente pauvreté de son habitat, la mère de Magatte dispose de facilités rarement trouvées dans les quartiers plus défavorisés de Nouakchott. Elle dispose de l'accès à l'eau et à l'électricité, possède du matériel électroménager. Volubile, elle nous accueille généreusement, animant nos rencontres de son humour, ponctuant ses propos de blagues et d'éclats de rire, tout en préparant le thé.

Ses trois enfants sont nés au centre de santé de Sebkha. Elle a préféré accoucher là-bas, parce qu'à l'Hôpital national, « il y a trop de tcheb-tchib, il faut donner de l'argent à tous les médecins que tu rencontres ». Au dispensaire de Sebkha, en revanche, « il suffit de payer un carnet à 6 500 ouguiyas, et ensuite il n'y a pratiquement plus rien à payer[22] *». Trois jours après sa naissance, Magatte est fiévreuse. Sa mère la conduit en consultation gratuite chez l'un des pédiatres les plus renommés de Nouakchott, dont les consultations dans le privé se facturent aux alentours de 10 000 ouguiyas [25 euros]. Celui-ci consulte gratuitement*

[22] Il s'agit du dispositif de forfait obstétrical dont elle a pu bénéficier.

tous les enfants de la famille, eu égard au fait que la tante de Magatte travaille comme ménagère chez lui. Ce premier épisode de maladie passe rapidement. Dès les premières semaines, en plus de l'allaitement au sein, Magatte est nourrie au biberon, avec du lait en poudre qui lui a été prescrit.

Mais quelques mois après sa naissance, Magatte commence à souffrir de diarrhées. Sa mère attribue ces diarrhées aux poussées dentaires et, dans un premier temps, ne s'en inquiète pas trop. Une de ses amies lui dit que si Magatte est malade, c'est qu'elle est avec d'autres enfants qui ont des talismans alors qu'elle n'en a pas, et lui conseille d'aller voir une guérisseuse appelée « la mère des enfants ». La mère de Magatte la conduit chez cette guérisseuse, qui, en plus des talismans, donne à l'enfant du pain de singe, ainsi que de la poudre de jujubier diluée dans de l'eau, mélangée à des biscuits en sachet. Elle constate que ce traitement ne donne rien et, très démonstrative, se moque du commerce de la mère des enfants.

Vers la fin du mois d'avril 2012, Magatte souffre de diarrhées sanglantes, gémit beaucoup. La présence de sang dans ses selles inquiète particulièrement sa mère. Malheureusement, le pédiatre qu'elle peut consulter gratuitement est en voyage. Dans un premier temps, elle se rend aux urgences pédiatriques de l'Hôpital national. Là-bas, Magatte est mise sous perfusion, et des analyses de sang sont prescrites, que sa mère effectue dans un laboratoire privé. Les médecins prescrivent une radio des poumons, et au bout de 24 heures, Magatte est renvoyée chez elle avec une ordonnance incluant l'Entamizole®, le Tiorfan® et le Doliprane® en sirop. « Ils ont libéré Magatte avant qu'elle ne soit guérie », regrette sa mère, constatant qu'elle est toujours fiévreuse.

Début mai, l'état de Magatte préoccupe toujours sa mère. Elle décide de la conduire de nouveau à l'Hôpital national. Le médecin des urgences garde Magatte quelques heures en observation, lui prescrit une perfusion, une aspiration des voies aériennes supérieures ainsi que des analyses de sang. Magatte repart avec une ordonnance indiquant de l'Érythromycine®, et de la Co-artémisinine®. Magatte souffrant toujours, sa mère s'interroge sur la nature de sa maladie, et décide de la conduire chez une guérisseuse originaire de Rosso que ses parents avaient déjà consultée il y a des années pour guérir le mauvais œil. La guérisseuse lui dit que le diaphragme de Magatte n'est pas en place, et qu'il lui faut des talismans, car des sorciers boivent son sang. Elle demande 1 000 ouguiyas [2,5 euros] pour la consultation et 12 000 ouguiyas [30 euros], pour la guérison, que la mère lui doit toujours, des mois plus tard. C'est cher, reconnaît-elle, mais « quand ton enfant est malade tu veux coûte que coûte qu'il guérisse ». L'état de Magatte ne s'améliorant pas, sa mère la conduit à l'hôpital Mère-enfant. Elle a entendu dire que là-bas, le président Abdelaziz aide les pauvres. Elle est reçue aux urgences de l'hôpital Mère-enfant, où Magatte est hospitalisée. Le Chef du service social octroie, le jour même, une prise en charge sociale à cette famille. Celui-ci remarque la situation de pauvreté de la famille : « La mère a l'air pauvre, il y a aussi le grand-père, lui aussi a l'air pauvre ! » Magatte est mise sous perfusion, des analyses de sang sont réalisées le jour même. L'interne de garde dit qu'elle souffre d'une infection abdominale. Elle est hospitalisée pendant une semaine. Sa mère trouve que le traitement est plus efficace qu'à l'Hôpital national. Le seul problème qu'elle mentionne est un conflit avec une des vendeuses de la pharmacie de l'hôpital. Malgré l'obtention de la prise en charge, celle-ci a refusé de lui donner les médicaments, lui disant : « Non, non, je ne te donne pas, il y a trop de pauvres, vous allez tuer la pharmacie. »

Lorsque Magatte sort de l'hôpital Mère-enfant, elle est guérie. Les parents de Magatte concluent que l'hôpital Mère-enfant est meilleur que l'Hôpital national. À l'Hôpital national, ils disent avoir dépensé beaucoup d'argent : 10 000 ouguiyas [25 euros] pour les médicaments et encore plus pour les analyses. Il y a même une journée où ils ont dépensé 25 000 ouguiyas [65 euros]. Pour faire face à ces dépenses, le père de Magatte a emprunté de l'argent auprès de ses collègues. Quant à l'hôpital Mère-enfant, malgré la prise en charge, il y avait beaucoup de médicaments qu'ils ont dû acheter à l'extérieur, qui leur ont coûté tout de même près de 10 000 ouguiyas [25 euros].

La mère de Magatte est d'un ménage aux revenus modestes, mais capable de mobiliser des aides sociales et des ressources nécessaires aux soins de ses enfants, notamment grâce sa mobilité et sa bonne connaissance de l'offre de soin. Elle a ainsi bénéficié de consultations de pédiatrie gratuites, du forfait obstétrical, et du fonds d'aide sociale de l'hôpital Mère-enfant. Métisse, divorcée plusieurs fois et actuellement mariée à un *pulaar*, elle n'est pas de « grande famille ». Noire et arabophone, elle est perçue comme *harratine*, appartenant à une famille de gardiens qui plus est. Pour ainsi dire, elle correspond au profil type de la pauvreté telle que perçue par les nantis. Il ne fait pas de doute, pour le Chef du service social, qu'il s'agit d'une indigente. Pourtant, l'alimentation apportée à Magatte, ainsi que son parcours hospitalier, montrent que ses parents ne comptent pas parmi les plus démunis, et qu'ils sont capables de mobiliser des sommes d'argent élevées. Le fait que la mère de Magatte, d'une part, assume le statut de grande indigence qu'on lui prête, et d'autre part, se débrouille intelligemment avec ses modestes moyens, lui permet d'accéder aux mécanismes d'aides sociales. En contraste, on comprend que les pauvres de « grandes familles », tenus par leur rang, sont plus pudiques vis-à-vis de leur situation, d'autant qu'ils ne sont pas spontanément supposés pauvres : on leur prête les moyens de mobiliser de l'argent. Au travers de l'exemple de Magatte, nous comprenons aussi que des ressources sont nécessaires pour mobiliser et bénéficier des dispositifs d'aides sociales, qui ne sont toujours que des exemptions partielles. Que ces aides échappent aux plus pauvres ne doit pas remettre en cause leur intérêt pour des familles dans des situations intermédiaires telles que celle de Magatte, dont les possibilités d'accès aux soins sont précaires. Même si la mère de Magatte sait se débrouiller, elle n'est pas à l'abri de renoncements aux soins. Lorsque le frère de Magatte est tombé malade, par exemple, elle n'a pas trouvé les moyens de le soigner, car elle revenait tout juste d'un voyage à l'intérieur du pays pour présenter ses condoléances.

Dans les familles comme celles de Magatte, qui tirent profit de certaines opportunités, mais ne disposent que de revenus limités, la disponibilité monétaire est variable et rapidement mise à mal par des coûts exceptionnels, comme ceux des cérémonies. L'accès ou le non-accès aux soins sont alors conjoncturels et aléatoires. Aussi, si la mère de Magatte parvient de temps à autre à consulter des médecins spécialistes, elle se trouve à d'autres moments dans l'incapacité de recourir aux soins. L'offre de soin du secteur primaire, moins onéreuse, est quasiment absente des riches quartiers où elle réside.

Trajectoire de Sidi : les meilleurs soins à tout prix

Sidi, trois ans, est un fils aîné, né 18 mois après le mariage de ses parents. La quarantaine passée, son père travaille à l'aéroport de Nouakchott, où il gagne bien sa vie. Il n'a pas fait « les bancs », mais a suivi l'enseignement coranique. De même, la jeune mère de Sidi a étudié le Coran. Sidi a une petite sœur de quelques mois. Peu après la naissance de ce second enfant, la petite famille s'est installée dans un logement autonome, confortable et spacieux, après avoir vécu un temps dans la famille paternelle. Le père de Sidi manifeste beaucoup d'affection à l'égard de son petit garçon. Il aime raconter, avec amusement, de nombreuses anecdotes le mettant en scène. Sidi fréquente une école privée éloignée de son domicile, où son père le conduit en voiture. La famille bénéficie d'une assurance santé belge très avantageuse, qui couvre 90 % à 100 % des coûts des soins, sans avance de frais.

Un jour, peu après le premier anniversaire de Sidi, sa mère remarque qu'il présente une forte fièvre. Elle masse Sidi avec de l'huile et lui fait porter un pull. La fièvre ne baissant pas, accompagnée d'une autre femme, elle part le conduire à l'Hôpital national. Sur la route, Sidi s'évanouit, les yeux révulsés. La femme qui les accompagne dit qu'il est mort, que ce n'est plus la peine d'aller à l'hôpital. Mais sa mère insiste, elle dit que même s'il est mort, il faut tout de même y aller. À l'hôpital, le médecin met l'enfant sous le robinet d'eau froide, puis lui fait des injections. Le médecin dit que désormais, l'enfant doit toujours être suivi de près, même si l'âge de l'adolescence est dépassé. Il précise que dès que la fièvre atteint 38°, il faut conduire Sidi à l'hôpital. Selon sa mère, le médecin ne parle pas de paludisme, mais dit qu'il s'agit d'« une fièvre qui attaque le cerveau ». Quelques heures plus tard, Sidi sort de l'hôpital, mais, inquiet de son état, ses parents l'y reconduisent le soir même. Le médecin, fâché, leur dit : « Celui-là il est venu ce matin. Qu'il utilise ses médicaments seulement : nous on ne le touche pas ! » Son père se fâche, puis ils rentrent. La nuit, sa mère lui applique des mouchoirs humides et, au petit matin, sa fièvre finit par diminuer. Après sept mois sans problèmes particuliers, Sidi fait une crise similaire. Depuis lors, chaque mois, Sidi présente de fortes fièvres, des « crises de palu » qualifie son père. En réponse à ces crises successives, son père le conduit chez les praticiens les plus renommés de Nouakchott, dans diverses cliniques et à l'Hôpital national. Il essaie beaucoup de structures sans en être vraiment satisfait. Lors d'une de ces crises, il le fait hospitaliser à l'hôpital Mère-enfant. Là-bas, il rencontre une pédiatre qui entreprend un suivi. Celle-ci prescrit des analyses, et à sa sortie, de la Dépakine®, que l'enfant doit prendre régulièrement. Son père rapporte les explications de la pédiatre : « Son état nécessite ça jusqu'à un certain âge, il n'y a pas de problème, après quand il aura une bonne condition physique il pourra arrêter. [...] Parce que lorsqu'il arrive à 39 – 40° il tombe, il ne peut pas supporter. Il faut quelque chose qui lui donne la puissance. » Son père trouve cette pédiatre très compétente, remarque qu'elle est très disponible, attentive, qu'elle prend tout son temps lors de ses consultations : « J'ai remarqué qu'elle est bien, elle est intellectuelle et elle comprend. Quelqu'un m'a dit que son papa c'est un ancien docteur d'État. J'ai compris. Elle n'est pas là par hasard, son entourage il est bien, il est intellectuel. » Après avoir « tourné » dans différentes structures de Nouakchott, publiques et privées, le père de Sidi juge que l'hôpital Mère-enfant lui offre une meilleure prise en charge. Aussi, lorsque Sidi présente de fortes fièvres, il prend pour habitude de le conduire systématiquement à l'hôpital Mère-enfant.

Au début du mois de mars 2010, cependant, il prend la décision d'arrêter la Dépakine® que Sidi prend depuis près de 18 mois : « Je l'ai arrêté parce qu'il y a un nombre de conséquences, que je n'étais pas à l'aise qu'il prenne toujours ça. » Pourtant, plusieurs docteurs lui ont dit de ne pas interrompre ce traitement. Il reconnaît qu'il aurait dû en parler avec la pédiatre qui lui a prescrit ce médicament, et décide de retourner à l'hôpital Mère-enfant. Mais, c'est un autre pédiatre qui consulte l'enfant, et prescrit un électro-encéphalogramme. Son père est mécontent de cette consultation : « Le docteur était pressé, il n'a pas pris le temps de regarder l'enfant. » Aussi, il « n'est pas chaud » pour faire l'analyse demandée et ne reprend pas non plus le traitement de Dépakine®. Sidi fait une nouvelle « crise de palu ». Il est hospitalisé pendant plusieurs jours dans une clinique de renom. Les médecins diagnostiquent et traitent un « paludisme », prescrivent de nouveau la Dépakine®, et demandent une IRM, que son père ne réalise pas. Sidi reprend momentanément son traitement de Dépakine®, mais lorsque la bouteille se termine, ses parents interrompent de nouveau le traitement.

Finalement, le père de Sidi dit vouloir l'emmener en Tunisie, pour lui faire consulter un pédiatre spécialiste, qui puisse lui dire si la prise de Dépakine®, à long terme, peut avoir des conséquences. C'est un problème de papiers qui l'en empêche. Il explique : « Tu sais, la maladie, la plupart c'est moralement. Quand tu dis que tu vas te déplacer pour améliorer, ça remonte le moral pour sa maman et la famille. [...] Ça réconforte tout le monde. »

Quant à sa mère, elle dit qu'elle voulait faire davantage d'analyses parce qu'elle est inquiète, qu'elle craint que la fièvre n'arrive à 39-40° et que Sidi perde encore connaissance. Au mois de mai, elle décide de consulter un marabout dans le quartier périphérique d'Arafat. Comme son mari refuse de les conduire, elle s'y rend avec une cousine pendant son absence. Le marabout leur dit que chaque dimanche, ils doivent cuisiner une tête de mouton, et que Sidi et sa mère doivent en manger tous les deux un peu. Le marabout lui demande de suivre ce traitement, car selon lui, si Sidi a des problèmes à la tête, c'est parce que lorsqu'elle était enceinte, sa mère avait eu envie de manger de la tête de mouton et qu'elle en a été privée. Donc, chaque dimanche, la mère de Sidi réclame à son mari l'argent pour acheter une tête de mouton pour le repas, et les premiers temps, il ignore pourquoi. Quelque temps plus tard, sa mère retourne de nouveau consulter le marabout à Arafat, qui lui recommande cette fois d'acheter une chèvre noire. Chaque matin, elle trait la chèvre et prépare avec le lait une boisson pour Sidi.

Les parents de Sidi, tout comme les autres, sont dans des processus de négociation de la prise en charge. Bien qu'ils accèdent aux structures et aux praticiens les plus réputés, ils manifestent un grand manque de confiance à l'égard du système de santé. À plusieurs reprises, ils mettent en cause les choix thérapeutiques opérés par les médecins : demande d'autres avis, arrêt du traitement, demande d'analyses supplémentaires… L'itinéraire thérapeutique de Sidi est l'histoire d'un butinage entre les principales structures sanitaires publiques et privées de la capitale. Le père de Sidi orchestre une quête des soins tous azimuts, pour laquelle il est exigeant, méfiant et critique. Il change d'orientation sur des coups de tête, lorsque les soins ne correspondent pas à ses attentes. Il s'emporte, entre autres contre le médecin de l'Hôpital national qui refuse de consulter Sidi après lui avoir prescrit des médicaments le matin même ; contre un médecin qui leur conseille d'arrêter des traitements entrepris ; contre le pédiatre de l'hôpital Mère-enfant qui n'a pas pris le temps d'examiner son enfant. Le père de Sidi est tout sauf « patient ». Il prend seul la décision d'interrompre le traitement prescrit par une pédiatre à laquelle, pourtant, il semblait faire confiance, refuse de réaliser certaines analyses prescrites. S'il est plein d'exigences, c'est qu'il entend tout faire pour que son fils accède aux meilleurs soins. Il nous fait savoir que l'argent n'est pas un problème, qu'il bénéficie d'une assurance maladie, mais que s'il faut payer pour que son enfant reçoive de meilleurs soins, il le fera sans hésiter. Son récit de la maladie met en avant toutes les dépenses engagées. Il va de sa fierté d'avancer tout l'argent nécessaire aux soins de sa famille. Les efforts qu'il consacre à la prise en charge de Sidi ne sont pas exceptionnels : il ne lésine pas sur la santé des membres de sa famille.

L'itinéraire thérapeutique de Sidi traduit l'instabilité de son père, qui est à rapporter à la non-acceptation du diagnostic d'épilepsie, que celui-ci élude dans nos entretiens, et qui se traduit par le refus de réaliser certaines analyses et de prendre certains médicaments. Le père de Sidi souligne les capacités de son fils : il n'admet pas que celui-ci puisse être atteint par une maladie relevant de troubles neurologiques, et ne parle que de *crises de palu*. Rattrapé, auprès des docteurs, par le diagnostic d'épilepsie, le père de Sidi reste sur la défensive, insatisfait et versatile.

Des parents acteurs à l'hôpital

Nous avons analysé comment les familles d'Abou, de Moussa, de Magatte et de Sidi, disposant de ressources inégales, ont adopté diverses stratégies de négociation. Si les accompagnants partent à l'hôpital avec l'idée qu'ils devront y négocier la prise en charge, c'est qu'ils considèrent que le coût et la qualité des soins hospitaliers comprennent des variables négociables, comme au marché où l'on peut marchander. Dans l'espace de négociation hospitalier, les plus petits budgets sont hors circuit, les coûts moyens leur étant prohibitifs. D'autres, qui entament des parcours hospitaliers doivent les interrompre, car ils ne peuvent plus suivre le rythme des dépenses. Les parcours de soins des enfants ne correspondent pas qu'à l'évolution de l'état de santé et « à toute l'organisation du travail déployée à suivre ce cours » (Strauss, 1992), mais aussi, aux saccades des disponibilités monétaires. Le fait que les coûts d'hospitalisation ne soient pas forfaitaires, mais fragmentés et incertains, accroît la dépendance des prises en charge à la disponibilité monétaire, et complique la planification des dépenses pour les familles. Outre les coûts des paiements directs, soulignons l'importance des coûts indirects générés par une hospitalisation : manque à gagner des accompagnants, frais de transport, coûts liés à l'alimentation du malade hospitalisé et de ses accompagnants… Ces coûts sont d'autant plus importants que les accompagnants doivent intervenir, par leur présence et leurs déplacements, pour stimuler la prise en charge. Les accompagnants habiles étant souvent aussi les pourvoyeurs de revenus, on comprend que très vite, l'accompagnement de l'enfant entre en concurrence avec la nécessité de poursuivre les activités rémunératrices.

Au travers des parcours hospitaliers décrits, nous comprenons qu'accompagner un malade à l'hôpital requiert beaucoup de temps, d'énergie et de ténacité, et pour être efficace, une certaine connaissance du fonctionnement hospitalier. Cela nécessite adaptation et débrouillardise, et même, disent les Mauritaniens, de faire du tcheb-tchib, c'est-à-dire d'user « de bravoure, de témérité, de ruse et de force pour se sortir de situations difficiles et régler ses « problèmes » en contournant les obstacles susceptibles de barrer le chemin » (Ahmed Salem, 2001 : 81). Certains accompagnants sont habiles, et d'autres, visant moins juste, ne parviennent qu'à s'attirer les foudres des professionnels de santé.

Les savoirs permettant aux accompagnants familiaux d'assurer un rôle d'intermédiaire s'intègrent plus largement à des « savoirs sanitaires profanes » peu étudiés dans la littérature, la famille étant le plus souvent considérée comme

« source de maladie et utilisatrice des services médicaux » et non pour son rôle de production de santé (Cresson, 1993 : 44). En Afrique de l'Ouest, ces savoirs sont d'autant plus déconsidérés que la famille est d'abord perçue en termes d'ignorance, de manque d'éducation, et que les savoirs domestiques de santé sont assimilés aux seuls savoirs dits « traditionnels ». La formulation humanitaire des problèmes de santé a contribué à produire une victimisation des malades s'associant à des formes de mépris. Or, il existe bel et bien, en réponse au développement du système de santé, un développement de savoirs sanitaires profanes, bien qu'inégalement partagés. Ces savoirs combinent connaissance de l'offre de soin et de son fonctionnement réel, et savoirs relatifs aux maladies et aux traitements médicaux. Dans les familles, les membres les plus habiles, ou qui de par leur profession ou leurs expériences, ont une meilleure connaissance du système de santé, sont des accompagnants privilégiés. Certains se spécialisent, dans leurs réseaux familiaux et d'entraide, comme accompagnants à l'hôpital, ou plus généralement, dans les services publics et administratifs. Même s'il n'est pas professionnel de santé, l'accompagnant chevronné accumule peu à peu des savoirs sociaux et médicaux permettant d'aider les parcours hospitaliers. Il devient intermédiaire, « guide-orienteur » de malades et entremetteur avec les soignants dans le dédale des services et des consultations » (Jaffré, 1999). Les meilleurs réussissent à obtenir des soins gratuits, des prises en charge sociales ou même, à organiser des évacuations sanitaires vers l'étranger. Nous avons notamment rencontré une femme qui accueille chez elle de nombreux malades de son village d'origine, venus sur Nouakchott pour se soigner. Elle se rend quotidiennement à l'hôpital pour les accompagner.

> *Je connais bien parce que c'est moi qui accompagne tous les parents qui viennent du village. [...] Je suis fatiguée... parce qu'ils ne savent pas où ils doivent aller. Les docteurs il y a plein de domaines et eux ils ne connaissent pas tout cela. Encore ils ne se comprennent pas avec les docteurs parce qu'ils ne comprennent que le* pulaar. *Il y a des gens qui interprètent, mais ils interprètent très mal.*
>
> (Tante de Siré)

Ce genre de spécialisation, qui procure une reconnaissance sociale, peut aussi se traduire par la création d'une petite association du type organisation à base communautaire. Ces organisations, nombreuses à Nouakchott, correspondent le plus souvent à des réseaux d'entraide multiformes, plutôt qu'à des associations structurées autour d'une cause clairement définie.

Parcours inégalement « négociés »

La négociation des parcours hospitaliers nécessitant des ressources spécifiques, tous les enfants ne sont pas pareillement lotis pour accéder à une prise en charge de qualité. Certaines familles anticipent les difficultés d'accès aux soins, et ne se considérant pas en mesure d'accompagner leur enfant à l'hôpital, escomptent l'intervention d'un intermédiaire, plus réseauté, nanti ou habile, de préférence au sein même des structures sanitaires. L'importance donnée à l'intermédiaire est telle que certaines familles renoncent aux soins au motif qu'elles « ne connaissent personne ». Cependant, les parents se sentant capables d'intervenir sur la prise en charge de leur enfant donnent moins d'importance à la nécessité d'avoir, au préalable, des relations. Ils considèrent davantage que c'est leur présence continue et leurs efforts qui garantissent la prise en charge. La sollicitation de la prise en charge de l'enfant est jugée indispensable, qu'il s'agisse de s'appuyer sur une relation, ou d'être en mesure, soi-même, de la stimuler.

Pour que la prise en charge puisse être initiée, il faut, au minimum, que le ou les accompagnants de l'enfant soient en mesure de régler le ticket d'hospitalisation et les ordonnances, et qu'ils puissent assurer les différentes courses, sans quoi la prise en charge se trouve bloquée. La capacité des accompagnants à suivre – ou non – le rythme des courses nécessaires aux soins entraîne un dénivellement des prises en charge. Lorsqu'un petit patient est né de parents modestes, les professionnels de santé savent, d'expérience, que la prise en charge ne pourra être que lacunaire, et qu'elle ne pourra se prolonger. Le dénivellement se décline des grandes lignes du parcours hospitalier jusque dans les détails des soins prodigués. Des sorties contre avis médical ne disent pas leur nom : ce sont de tacites interruptions de prises en charge par épuisement financier des familles. Dans les détails, remarquons par exemple comment les soins de nouveau-nés prématurés sont adaptés au dénuement de leurs parents : les biberons sont préparés à l'eau du robinet plutôt qu'à l'eau minérale, les couches sont économisées. Les interventions de l'accompagnant visent, d'une certaine manière, à minimiser ce dénivellement et à négocier la meilleure prise en charge possible par rapport aux ressources disponibles.

Dans le même temps, les professionnels de santé considèrent eux aussi qu'ils « négocient » la prise en charge des enfants. Ils exercent, notamment, une pression sur les familles, afin qu'elles mobilisent le plus de moyens possible. Ils interviennent auprès de collègues pour stimuler la prise en charge d'un enfant, se heurtent à des dysfonctionnements hospitaliers. Les contraintes économiques des prises en charge sont telles que les professionnels de santé ne peuvent simplement appliquer des protocoles médicaux correspondant aux situations cliniques. Aussi cruel que cela puisse paraître, il est pertinent, dans le contexte dans lequel ils exercent, qu'ils tiennent compte de la situation économique des familles dans leurs options thérapeutiques. Cela n'est malheureusement pas enseigné dans les facultés de médecine (Boelen, 2011) : les jeunes médecins l'apprennent sur le terrain, lorsqu'ils font l'erreur d'épuiser les ressources de familles avec quelques analyses aux coûts disproportionnés, hypothéquant les options thérapeutiques futures.

« Faire exister » son enfant à l'hôpital

L'affirmation de l'importance de l'enfant est au centre de ces négociations pour la prise en charge. Aux côtés de savoirs ayant trait à la médecine et au fonctionnement hospitalier, les accompagnants jouent de leurs dispositions sociales pour valoriser l'enfant, le « faire exister » à l'hôpital. Un des principaux ressorts est de rompre l'anonymat, sachant qu'on observe simultanément, dans les structures sanitaires ouest-africaines, indifférence pour les uns et supersonnalisation pour les autres (Jaffré & Olivier de Sardan, 2003). Une mère exprime, en ce sens, la nécessité d'une relation d'interconnaissance pour susciter l'intérêt à propos de l'enfant : « Même si tu as l'argent, ils ne s'intéressent pas au malade. Il faut connaître quelqu'un, parce que le malade, cela ne les intéresse pas. » Chacun essayant d'affirmer le statut de son enfant, cela génère une atmosphère concurrentielle, et certains enfants passent insidieusement au second plan. La possibilité d'attirer l'attention des professionnels de santé est liée à l'affirmation du statut social de la famille. Le nom, l'habillement, et les appartenances sociales sont autant de marqueurs sur lesquels les accompagnants jouent. Les militaires, par exemple, viennent en uniforme, passent sans encombre toutes les portes à gardien, et, se montrant auprès de l'enfant, lui assurent un statut privilégié. De même, les « grandes dames » qui savent comment en imposer par leur tenue, leurs grands gestes et leur air résolu, doublent avec « leur » enfant dans la file, non seulement pour éviter l'attente, mais aussi, signifiant que celui-ci est prioritaire. Difficile pour les professionnels de santé de résister à ces manœuvres, malgré les tentatives d'instaurer des règles de fonctionnement égalitaires. L'observation des files d'attente des consultations illustre tout à fait comment chacun joue de son statut et de ses coudes – comme dans les boulangeries – pour être servi le premier.

> *Devant la porte de la consultation, un jeune homme, assis, tente de faire respecter l'ordre de passage correspondant aux numéros indiqués sur les tickets. Autour de lui, de nombreux patients se pressent, debout, essayant de discuter, qui avec argumentation, qui avec assurance, qui avec arrogance, pour justifier de passer avant les autres. L'ordre indiqué par les numéros est mis à mal du fait que certains patients, découragés par l'attente, ne sont plus devant la porte. L'arbitrage doit se faire entre les numéros et l'ordre d'arrivée. Un homme, qui vient d'arriver, prétend être numéro un, mais ne montre pas son ticket. Deux femmes, debout sur leurs béquilles, font valoir que leur handicap ne leur permet pas d'attendre. Un homme dont le ticket présente le numéro 23 tente sa chance, alors que la femme présentant le numéro 4, debout devant la porte, n'est pas encore passée. Lorsque la porte s'ouvre, plusieurs personnes tentent de s'avancer, et d'autres essaient de se montrer pour attirer l'attention du médecin à son bureau.*
>
> (Note d'observation, clinique de renom)

Généralement calmes et disponibles dans leur vie quotidienne, les Mauritaniens paraissent particulièrement stressés et impatients dans les files d'attente, à l'hôpital comme ailleurs. Lorsque l'un d'entre eux passe, pour des raisons légitimes ou parce qu'il a l'audace de doubler, la tension monte d'un cran. Sachant que certains considèrent que leur statut social doit leur permettre de passer devant les autres, l'attente dans les files exacerbe la confrontation des statuts sociaux. Lorsqu'une faille au simple ordre d'arrivée s'insinue, c'est la foire d'empoigne. L'ordre de passage n'est pas seulement synonyme d'une attente plus ou moins longue, c'est aussi la mise en jeu d'une affirmation statutaire. L'obtention de faveurs peut aussi s'obtenir par des dons d'argent ou de produits de valeur.

> *Tu vois des gens, ils amènent leur malade à l'hôpital, ils font sortir tant d'argent devant... ça facilite. [...] Certains ne se cachent même pas de graisser la patte aux docteurs. Ils graissent pour que le docteur il s'occupe plus. [...] Toi, si tu ne peux pas, on ne te regarde même pas. Parfois même, ça te chauffe la tête, tu préfères rentrer chez toi.*
>
> (Père, entretien à domicile)

Selon les codes des statuts, certaines pathologies fonctionnent comme stigmates (Goffman, 1996[1963]). La malnutrition et les problèmes dermatologiques, qui marquent l'apparence de l'enfant, sont les maladies les plus dévalorisantes. Les familles d'enfants présentant de telles pathologies ont tendance à être perçues pauvres, sales, négligentes. Il sera très difficile, pour les parents d'enfants touchés par ces pathologies, d'éviter les attitudes irrévérencieuses et les remarques culpabilisantes. Les professionnels de santé se positionnent en défenseurs de ces enfants, tout en étant, finalement, plus désengagés dans leur prise en charge. Ils considèrent, avec un certain découragement, que la problématique est sociale avant d'être médicale. De même, les enfants qui vivent dans des baraques et passent la plupart de leur temps dehors, poussiéreux, portent sur eux leur pauvre quotidien. Comme l'état nutritionnel et les problèmes dermatologiques, la poussière provoque une distance sociale. Du fait de leur aspect poussiéreux, ces enfants ne suscitent d'attention que dans le registre de l'apitoiement, de la colère parfois. Les regards sont flottants, et l'auscultation minimale. L'enfant n'existe pas dans le sens où il ne reçoit pas de reconnaissance sociale. Chez des enfants de familles plus aisées, on observe en contraste des attitudes enjouées, comme dans cet exemple de consultation dans des chambres de première catégorie.

> *En entrant dans une chambre de première catégorie, la pédiatre et le médecin saluent, et sont accueillis par des salutations. Dans la chambre se trouve un enfant de cinq mois qui a bonne mine, dont la mère est en train de manger des pâtisseries. Pendant l'auscultation de l'enfant, brève, le pédiatre discute avec les deux accompagnantes. Pendant ce temps le médecin parle à l'enfant, le taquine. Tout gai, l'enfant sourit. Il est hospitalisé pour une diarrhée avec déshydratation modérée. Dans une se-*

conde chambre de première catégorie, on salue encore, et on informe que l'enfant va bien. Tandis que le pédiatre discute avec les accompagnantes, le médecin s'amuse avec l'enfant, lui pince la joue, l'interpelle par son nom.

(Note d'observation, Hôpital national)

Le médecin, ici, adopte des attitudes comparables à celles que l'on pourrait observer entre un invité et les enfants de son hôte. Parler à l'enfant, s'abaisser pour le regarder, jouer avec lui, sont des gestes inhabituels à l'hôpital, mais qui peuvent se manifester, du fait du statut de la famille, lorsqu'une relation personnelle intervient, ou lorsque les circonstances sont favorables et les professionnels de santé de bonne volonté. Indéniablement, les signifiants sociaux suscitent des qualités relationnelles contrastées. Alors que la dimension curative des soins intègre progressivement des normes standardisées, ces activités relatives au prendre soin, dévalorisées, résistent davantage à leur professionnalisation. La communication est ainsi fréquemment négligée, et certaines familles reçoivent une prise en charge indifférente et inhospitalière.

L'idéal de protection familiale de l'enfant malade

En cas de maladie sérieuse, le malade ou ses proches parents informent les membres de l'entourage proche. Déroger à ce principe constitue une offense à la solidarité familiale qui ne pourrait pas s'exprimer, le cas échéant. Informés de la maladie, les membres de l'entourage manifestent leur soutien, en rendant visite aux intéressés, en leur envoyant un peu de nourriture ou d'argent, ou simplement, en passant un appel téléphonique. Les visites de parents ou d'amis à l'hôpital représentent un mode d'expression du lien social. À l'instar de la présence au moment des cérémonies, ces visites participent à l'intégration aux réseaux de solidarité, et à la conversion permanente de l'argent et de l'entregent (Vuarin, 1994), autrement dit, à l'échange monétaire et aux relations sociales. Visiter un malade, lui adresser des mots de soutien et vœux de rétablissement, partir en laissant un petit don d'argent ou de nourriture : une obligation pour les proches parents, et pour les parents ou amis moins directement concernés, une bonne action renforçant leur prestige social. Cependant, comme l'a analysé R. Vuarin à Bamako (1993, 1994) ces mécanismes de solidarité fonctionnent lorsqu'il y a de l'argent, entre personnes se considérant comme « dignes d'en bénéficier », c'est-à-dire de se rendre la pareille. De ce fait, « la pauvreté matérielle est aussi dénuement relationnel » (Vuarin, 1994 : 259). D'après les familles rencontrées, les visiteurs laissent couramment quelques centaines d'ouguiyas, mais ces sommes ne correspondent qu'au prix du transport ou de la nourriture : elles sont peu significatives par rapport aux coûts démesurés engendrés par une hospitalisation. Du fait de ces dons le plus souvent alimentaires, l'hospitalisation peut représenter une période où l'on est mieux nourri, comme le remarque un médecin généraliste : « Ils ramènent de la nourriture, ils essaient de les nourrir, c'est assez répandu, chez les Maures en tout cas on ne s'occupe de la personne que lorsqu'elle est malade et principalement en essayant de l'alimenter. » Mettu, huit ans, nous décrivant son hospitalisation suite à un accident, témoigne elle aussi que l'hospitalisation, difficile du fait des soins, est une période grasse : « Je me suis réveillée, on m'a amené à manger. Tout le monde m'a amené à manger, j'ai mangé, mangé, et moi j'ai dit je reste un peu et je vais partir à la maison pour manger. » Les aliments portés aux malades sont des produits peu consommés au quotidien, de valeur, qui correspondent à ce que l'on offre pour honorer des hôtes : packs de lait, jus de fruit, œufs, eau minérale, fruits frais ou encore viande grillée. La présence familiale et les dons, qui expriment la solidarité, affirment aussi, aux yeux des professionnels de santé et des autres familles de malades, le poids social de la personne malade. Certaines familles campent même aux abords des structures sanitaires, manifestant ainsi leur soutien à un de leurs membres hospitalisé.

Solidarité familiale et mobilisation financière

S'agissant des trajectoires d'enfants malades étudiées, nous remarquons que la plupart des parents n'ont sollicité aucune aide financière de leur entourage. Diverses raisons interviennent, notamment les conflits familiaux et la pauvreté de l'entourage. Cependant, nous comprenons une certaine volonté des parents de régler seuls les problèmes de santé de leurs enfants. Les pères préfèrent mobiliser de l'argent sous forme d'emprunts dans leur milieu professionnel. Autrement dit, des affaires réglées entre hommes, et hors de la famille. Malgré de fortes solidarités familiales, qui s'expriment notamment par la cohabitation au sein de concessions, le partage et le don de nourritures, les ressources de l'entourage familial sont finalement peu mobilisées pour financer les soins des enfants. Dans d'autres contextes ouest-africains, des études ont abouti à des constats comparables, montrant comment des personnes appartenant à de larges ménages n'étaient pas en capacité de mobiliser des ressources économiques pour leurs soins ou ceux de leurs enfants (Gruénais, 1985 ; Sauerborn *et al.*, 1996 ; Kadio *et al.*, 2014). Certains des enfants rencontrés bénéficient toutefois d'aides familiales, correspondant à des conjonctures particulières telles que la présence d'un riche parent. Remarquons aussi que dans les milieux plus aisés, la solidarité peut se déplacer d'une aide quotidienne pour le logement et l'alimentation vers d'autres dépenses telles que la santé ou l'éducation.

Cependant, l'entourage élargi participe rarement aux dépenses de santé des enfants, cela a été relevé dans d'autres contextes ouest-africains (Vuarin, 1993 ; Sauerborn *et al.*, 1996 ; Franckel, 2007 ; Baxerres & Le Hesran, 2010). Cela doit se comprendre, d'une part, au regard de la fréquence des maladies des enfants : toutes les familles ont à faire avec les maladies infantiles. Mis à part certains handicaps ou pathologies particulières, ces maladies ne sont pas considérées comme des malheurs exceptionnels. Les enfants contractent souvent des maladies : une maladie n'est vraiment crainte que lorsqu'elle est perçue d'une gravité particulière, qu'elle soit connue pour tuer ou handicaper, ou qu'elle soit identifiée comme maladie de génies. Bien que la survie des enfants soit l'objet de nombreuses inquiétudes et de diverses pratiques de « protection », les maladies des enfants sont *a priori* courantes et banalisées. Par ailleurs, nous faisons l'hypothèse que la solidarité de la famille élargie peut difficilement s'exprimer par des dons d'argent dans le cas des maladies des enfants, du fait de la forte obligation économique des pères s'agissant des frais de santé de leurs enfants. Les dépenses de santé, comme les dépenses de scolarité, doivent en principe être assumées par les pères. Si leurs entourages y suppléent, ils sont pris à défaut dans leur rôle de chef de famille. Si aide il y a, celle-ci doit être discrète, afin que l'image sociale du père, donc de la famille, n'en pâtisse pas (Kane, 2017). Lorsque les pères en viennent malgré tout à solliciter l'aide de proches, ils se tourneront préférentiellement vers des relations de leur parenté utérine où la solidarité prévaut sur la rivalité, en fonction de normes de pudeur et d'entraide prédéfinies (Fassin, 1992).

Plusieurs auteurs ont souligné que l'argent était davantage mobilisé pour les soins de malades qui assuraient des revenus que lorsqu'il s'agissait d'enfants ou de personnes à charge (Franckel, 2007 ; Kadio *et al.*, 2014). Les données que nous avons relevées sur ce point sont plus contrastées. Certes, les efforts consentis apparaissent importants si un père de famille est malade au point d'être incapable de poursuivre ses activités rémunératrices. Ces situations sont perçues comme des malheurs, voire suspectes d'interventions de sorcellerie, puisqu'un homme dans la force de l'âge n'est pas, comme un enfant, censé être vulnérable aux maladies. Dans ces cas, la mobilisation de l'entourage élargi n'est pas honteuse, puisqu'il s'agit non pas de substituer le père dans son rôle économique de pourvoyeur, mais de l'y rétablir le plus rapidement possible. Ainsi, un mécanisme de solidarité comme la *lawha* (Ballet & Hamzetta, 2003), parfois mis en œuvre pour l'évacuation et les soins à l'étranger d'adultes malades, est plus difficilement mobilisable dans le cas d'enfants malades. Cependant, hormis les pathologies particulièrement graves menant à l'interruption des activités rémunératrices, les parents déclarent favoriser, au quotidien, les recours aux soins de leurs enfants (Taleb *et al.*, 2006). D'ailleurs, dans la tradition maure, les hommes doivent endurer maux et privation et privilégier les soins de leurs femme et enfants (Tauzin, 2001), ce qui ne favorise pas la promptitude de leurs recours aux soins.

Participation des enfants à leurs parcours de soins

Les adultes malades s'en remettent, le plus souvent, à leur famille. Ceux qui chercheraient à se soigner de manière discrète et autonome sont suspects, voire déviants : c'est comme s'ils niaient le soutien de leur famille et la rejetaient. À plus forte raison, les enfants malades doivent s'en remettre à leur famille. Lorsqu'ils ressentent maux et douleurs liés à leur maladie, les enfants se font discrets, s'allongent. Ils tentent de supporter leurs douleurs, attendant qu'elles passent d'elles-mêmes, ou que leurs parents viennent se soucier de leur état.

> *E (Enquêteur) : Tu as souvent mal au ventre ?*
> *F (Filie) : Quand j'ai faim, j'ai mal à la tête et je suis étourdie.*
> *E : Qu'est ce que tu fais alors ?*
> *F : Je supporte jusqu'à ce que l'on mange.*
>
> (Filie, dix ans, diabète)

> *E : Et si les maux de tête te reviennent, qu'est-ce que tu fais en général ?*
> *A (Amadou) : Je me couche tout simplement jusqu'à que je me repose, ça passe.*
>
> (Amadou, 14 ans, drépanocytose)

Les enfants osent rarement dire à leurs parents ou enseignants qu'ils ont des douleurs. Lorsqu'ils se sentent mal en classe, ce sont leurs amis qui se chargent d'informer l'enseignant. La plupart du temps, ils s'allongent pour supporter leurs douleurs, ce qui est également une manière acceptable de manifester leur malaise. Ces attitudes sont encouragées par leurs parents et enseignants qui les font patienter lorsque ceux-ci se plaignent de douleurs, comme le décrit une fillette de huit ans : « Nous, si on a mal au ventre à l'école, notre maîtresse elle dit de se reposer, de dormir. Demain jusqu'à une heure. » Les propos des parents confirment les descriptions des enfants, à savoir que ceux-ci expriment peu verbalement leurs douleurs.

> *Non. Il ne dit jamais qu'il a quelque chose, c'est toujours nous qui découvrons. Même lorsqu'il fait très chaud, lui il se met sous les couvertures. On lui dit qu'est-ce que tu as ? Il ne dit rien.*
>
> (Tante d'Ahmed)

> *Elle ne dit rien, elle se couche seulement, elle n'a pas de problème. [...] Parfois, elle n'arrive pas à respirer, je le sens, c'est pour cela qu'elle ne passe la nuit qu'avec moi. Même si elle a mal elle ne dit rien. Elle est habituée maintenant.*
>
> (Mère de Fatimata)

En fonction de leurs statuts sociaux, certains enfants expriment plus facilement leurs douleurs à un proche. Ceci s'observe plutôt dans les familles aisées, chez certaines fillettes particulièrement choyées.

> *E (Enquêteur) : Quand tu as mal à la tête à la maison, qu'est ce que tu fais ?*
> *K (Khadjetou) : Je prends ma couverture et je dis à ma maman que la maladie est revenue.*
>
> (Khadjetou, huit ans, crises de paludisme à répétition)

Si les enfants manifestent rarement leurs douleurs, c'est parce qu'ils ne doivent pas réclamer les soins et l'attention de leurs parents. Bien que cela ne soit pas dit, les enfants comprennent très tôt que les recours aux soins, coûteux, mettent leurs parents dans l'embarras. En présence de tiers ou de visiteurs, les plaintes de l'enfant sont proscrites, pouvant susciter la honte de leurs parents. Lorsque des enfants « dérangent » leurs parents en se plaignant de douleurs, de faim, ou en réclamant leur attention, il n'est pas rare qu'ils soient rappelés à l'ordre par un membre de la famille les sommant de ne pas fatiguer leurs parents. De ce fait, les enfants peuvent difficilement être à l'initiative de leurs recours aux soins. Outre leur manque de moyens, il paraît impensable qu'ils se rendent seuls dans les structures sanitaires, même s'ils sont relativement autonomes dans leur vie quotidienne. Des enfants ou adolescents qui se rendraient seuls à l'hôpital seraient perçus comme des marginaux privés de solidarité familiale. Nous rejoindrons ici l'analyse de F. Ouattara (2009) sur la marginalisation des femmes enceintes sans mari : il y a également nécessité sociale, pour un enfant, d'être accompagné par un parent pour se rendre dans les services de soins. L'accompagnement de la famille est valorisé, comme l'exprime le dessin d'Oumar, 14 ans, qui représente son trajet depuis le taxi jusqu'au bureau du docteur, où il se laisse conduire, sa main tenue dans celle de sa mère. « C'est toujours ma mère qui m'accompagne », précise-t-il.

Le modèle du soutien familial en cas de maladie suppose que les malades soient déchargés des efforts s'agissant de leur prise en charge, tandis que leurs parents et accompagnants intercèdent en leur faveur. Ceci est d'autant plus marqué que le malade est un enfant ou une femme. La maladie est un moment privilégié de l'expression des solidarités familiales. Cette solidarité est idéalisée, et les parents insistent sur les efforts déployés pour permettre à leur enfant d'obtenir des soins, au sein d'un système de santé communément perçu comme inhospitalier. Les familles se faisant une fierté de prendre en charge leurs enfants malades, ceux-ci peuvent difficilement intervenir sur leurs itinéraires thérapeutiques, au risque de passer pour insultants, ingrats, ou de gripper l'élan solidaire. De même, l'enfant hospitalisé est sous la protection de ses accompagnants, couvé comme un petit, même s'il a déjà bien entamé sa deuxième décennie. Autre élément significatif, les enfants n'ont généralement pas eux-mêmes accès à leurs médicaments, que leurs parents conservent et se chargent de leur donner. De ce fait, les enfants doivent être habiles pour intervenir sur leur parcours de soins, en inhibant ou stimulant certains recours, en résistant à la prise de certains médicaments, ou en jouant sur des divergences intrafamiliales.

CONCLUSION

Afin d'améliorer la santé des enfants et notamment d'infléchir le taux de mortalité infantile, les politiques de santé mauritaniennes misent sur le développement de l'offre de soin. Cependant, face à la contradiction d'un faible taux de remplissage des services de pédiatrie quand des besoins de santé restent insatisfaits, se pose la question de l'accessibilité des soins médicaux.

Cet ouvrage analyse les agencements socioculturels construisant l'accessibilité des enfants aux soins, depuis leurs environnements familiaux jusqu'aux services de pédiatrie. Une démarche qui nécessite d'appréhender, aux niveaux global et local, les sphères sociales dans lesquelles évoluent les enfants. Autour des trajectoires de maladie de quelques enfants malades, nous avons ainsi exploré les configurations familiales et les relations de parenté intégrant les enfants, les représentations des maladies et les logiques interprétatives face à leurs maux, les espaces thérapeutiques tels qu'ils sont perçus par les familles. Dans le milieu urbain de Nouakchott, ces sphères dessinent des configurations d'enfances contrastées, qui échelonnent l'accessibilité des soins, en amont des structures sanitaires, mais aussi en leur sein.

Configurations d'enfances, maladies et soins

Capitale en pleine évolution démographique, Nouakchott concentre une pluralité d'enfances. Nul besoin de parcourir de longues distances pour l'observer : le quotidien d'un enfant résidant dans un quartier excentré d'Arafat, travaillant comme charretier revendant de l'eau aux habitants, a peu à voir avec celui d'un enfant du Ksar fréquentant une école privée dont les tarifs s'élèvent mensuellement à plus d'une centaine d'euros. Au cœur des quartiers riches de Tevragh Zeïna, des enfants de gardiens jouent dans la rue avec quelques boîtes de récupération, quand leurs petits voisins, enfermés des villas, sirotent des sodas devant la télévision. Le quotidien des enfants mauritaniens est affecté de manière hétérogène d'évolutions majeures telles que l'urbanisation, la modification des modes de résidence, le développement de la scolarisation, ou encore la multiplication des besoins de consommation monétarisés. La diffusion de nouveaux modèles d'enfances s'opère de manière complexe et fragmentée, en interaction avec des traits culturels locaux. L'attention consacrée à la santé de l'enfant n'est pas indépendante de ces évolutions produisant un panel de configurations d'enfances. Ainsi, l'enfant qui est suivi par son propre pédiatre est sûrement un enfant évoluant dans des sphères qui lui ont été spécialisées : il a ses propres affaires, ses propres activités, voire sa propre chambre. Des spécifications infantiles modernes qui contredisent certaines valeurs traditionnelles réglementant les faveurs au sein de la famille élargie.

Si la santé de l'enfant est une préoccupation généralisée, la place qu'elle occupe au sein des familles n'est pas invariable. La priorité de la santé doit composer avec d'autres préoccupations telles que la génération de revenus, l'alimentation, l'éducation ou encore la participation aux cérémonies, qui plongent certaines familles dans l'embarras. Nous avons observé, en Mauritanie, une forte valorisation du rôle de la famille s'agissant de la santé des enfants. Cette valorisation répond à des principes de solidarité familiale et de secours aux personnes malades et vulnérables, appuyés par des références à l'islam. La famille est idéalisée dans ce rôle de soutien, y compris au travers des politiques publiques. Revers de la médaille, lorsque celle-ci est absente ou fait défaut, les difficultés se cumulent pour l'enfant malade, marginalisé. Nous référant aux paradigmes positionnant les enfants comme acteurs, nous constatons que les marges d'action dont disposent les enfants pour négocier eux-mêmes des soins sont ténues. Les enfants que nous avons rencontrés interviennent sur leur prise en charge par l'intermédiaire de sollicitations habiles et discrètes. Il est mal perçu qu'ils se plaignent frontalement, ce qui reviendrait à offenser la qualité des soins qui leur sont apportés, à laisser entendre la négligence de leur mère ou le manque de moyens de leur père. Ils apprennent à moduler leurs plaintes, selon leurs intentions thérapeutiques et les contours qui leur sont imposés par leurs environnements familiaux. Les fillettes maures sont plus libres d'exprimer leurs maux, les garçons de milieux précaires ont tendance à minimiser leurs problèmes de santé. D'autres, par hantise de l'hôpital, dissimulent leurs maux. Les paroles recueillies auprès des enfants témoignent des « attentes » auxquelles ils sont confrontés avant d'accéder aux soins. Ces petits malades sont pleins de retenue. Notre travail révèle également qu'ils adaptent leurs comportements aux différents membres de leur entourage : au travers des épisodes de maladie, ils font une expérience de leur parenté, trouvant chez certains empathie et soutien, et chez d'autres, détachement ou réprobation.

Les configurations familiales définissent les contextes relationnels au sein desquels les recours aux soins s'établissent. Les choix thérapeutiques dépendent d'un arbitrage qui s'opère selon des rapports entre membres de l'entourage. L'itinéraire thérapeutique résulte ainsi des interventions du « groupe organisateur de la thérapie » (Janzen, 1995), qui ne sont pas toujours consensuellement coordonnées. Ce concept n'est pas nouveau, mais notre recherche est l'occasion de souligner sa pertinence s'agissant des enfants. La construction sociale des rôles dans leur entourage est décisive pour le déroulement de leur itinéraire thérapeutique (Gauthier *et al.*, 2013). Les enfants sont en effet dépendants des modalités de leur insertion familiale pour accéder aux soins. Les modes de relations conjugales sont notamment au cœur des décisions de recours, les mères étant couramment considérées comme responsables de la santé de leurs enfants et les pères comme pourvoyeurs des moyens pour recourir aux soins. Ces relations sont apparues contrastées entre les milieux *maures* et *pulaar* : tandis que les mères maures font face aux critiques de leur mari en exigeant des recours dispendieux, les mères *haalpulaaren* craignent davantage la culpabilisation et la réprobation de leur belle-famille. Par conséquent, les mères *haalpulaaren* sont plus enclines à tenter de résoudre elles-mêmes les problèmes de santé, ce qui prend des tournures plus ou moins favorables selon leur degré d'autonomie financière.

Au-delà des modèles familiaux traditionnels, les configurations réelles des familles, en pleine mutation, se diversifient dans l'environnement urbain de Nouakchott. Le renforcement du rôle des femmes dans l'économie familiale peut paradoxalement avoir un impact négatif sur la fréquentation des structures sanitaires, puisqu'elles favorisent davantage les recours informels et de proximité que leurs maris (Fromageot *et al.*, 2005). Les femmes chefs de famille, nombreuses en milieux urbains, doivent faire face à des situations précaires et composer avec de fortes contraintes inhibant leur accès aux soins. L'éclatement des familles élargies favorise la prise de décisions thérapeutiques au niveau du couple parental : l'enfant se retrouve alors dépendant de ses seuls parents s'agissant de ses recours aux soins. L'évolution des modalités de relation entre parents et enfants dessine de nouveaux contextes de communication, où les enfants peuvent davantage inciter certains recours. Enfin, notre étude met l'accent sur un certain affaiblissement du rôle des grand-mères s'agissant de la santé de leurs petits-enfants. Une évolution qui se cristallise au carrefour de facteurs démographiques (les femmes devenant plus tardivement mères et grand-mères), culturels, résidentiels, et qui plus est appuyée par le développement du système de santé. Les conséquences de cette reconfiguration sont nombreuses et pourraient faire l'objet de travaux spécifiques. À Nouakchott, l'éloignement des grand-mères en période périnatale tend à rendre caduques certaines pratiques de massage ou le recours aux guérisseuses. Des pratiques déconseillées par les médecins peuvent être abandonnées, mais les mères, livrées à elles-mêmes pour assurer les soins de maternage quotidiens, rencontrent d'autres difficultés.

Logiques interprétatives des maladies infantiles

Préalable à tout recours, le repérage, l'interprétation et la nomination des maux s'initient dans l'entourage de l'enfant. L'identification des maladies se formule sur fond de savoirs populaires associant pratiques de maternage et représentations nosologiques. En milieu *pulaar*, les pleurs du nouveau-né sont spontanément interprétés comme constipations, la survenue de diarrhées chez le nourrisson est associée aux poussées dentaires, les convulsions évoquent immanquablement une maladie de génies. Ces représentations nosologiques populaires sont néanmoins variables dans leurs contours (Olivier de Sardan, 1999), et intègrent de nouveaux éléments, tels que des termes issus de la biomédecine.

Considérant les trajectoires de maladie étudiées, le premier constat est que les registres d'interprétations sont pluriels et mobilisés de manière syncrétique. Les récits font référence à des conceptions populaires partagées, à des explications glanées dans l'entourage, ou encore à des termes rapportés des professionnels de santé. Les représentations des maladies mobilisées sont loin d'être univoques et exemptes de contradictions. Cela est déroutant, mais il faut bien admettre que les récits font coexister différents niveaux interprétatifs. Les contributions théoriques ne manquent pas sur cette problématique de la « pluralité causale » dans l'interprétation des maladies en Afrique. Cette question a passionné toute une génération d'anthropologues de la santé (Sindzingre & Zempléni, 1981 ; Sindzingre, 1983 ; Fainzang, 1985 ; Bonnet, 1988). Afin d'expliciter ces mécanismes d'interprétation des maladies, nous nous sommes référés au concept de « dispositif de maladie » (Jaffré, 1999) au travers d'une démarche « analytique portant sur les diverses relations unissant les représentations sociales de la maladie avec leurs "bases matérielles », principalement constituées par les diverses caractéristiques de leurs référents morbides ». Avec ce concept, il s'agit de traduire la place centrale du ressenti des symptômes, notamment de la douleur, mais aussi des autres bases matérielles que sont le contexte épidémiologique de la maladie, sa durée et son évolution, son traitement, et enfin, ses incidences sociales. L'ensemble de ces aspects dessine une typologie descriptive des maladies au travers de laquelle les représentations peuvent être comprises.

Notre travail revisite la manière dont les dispositifs de maladie s'agencent pour les affections des enfants, dégageant certaines spécificités des dispositifs de maladies infantiles. La place du ressenti y est atténuée, puisque les enfants ne peuvent communiquer leurs maux pareillement aux adultes, soit qu'ils n'aient pas encore acquis le langage, soit que leurs paroles soient peu prises en compte. Aussi, « les représentations populaires des maladies des enfants parlent autant des sentiments des parents que des vécus morbides des enfants » (Jaffré, 1999). En contexte de maladie, l'identification nosologique est par ailleurs complexifiée par la variété de l'entourage susceptible de participer à l'interprétation : mères, pères, mais aussi grand-mères ou tantes se font tour à tour porte-paroles de l'enfant. Chacun compose avec ses interprétations propres dans des contextes d'énonciation socialement contraints : craintes d'attirer le mal sur l'enfant, respect de la répartition sociale de la parole. Comme nous l'avons décrit, la maladie de l'enfant peut donc se voir attribuer plusieurs noms en fonction des locuteurs et des espaces sociaux. Quant à l'enfant lui-même, des nombreuses contraintes pèsent sur sa faculté de parler de sa maladie. Il la nomme au travers de ses symptômes, signe de l'absence de dialogue avec les soignants. La divergence des interprétations dans l'entourage peut même conduire certaines trajectoires au dédoublement : ainsi avons-nous observé des enfants suivant d'une part un itinéraire biomédical avec leur père, d'autre part des consultations maraboutiques à l'instigation de leur environnement féminin.

Les « dispositifs de maladie » associent des signifiants s'agissant de la durée et de l'évolution de la maladie dans le temps, et des réponses aux traitements délivrés. L'interprétation des maladies relève d'un processus difficile à comprendre en un temps donné. Chaque symptôme, chaque rencontre thérapeutique, chaque traitement fournit des caractères susceptibles d'infirmer, de modifier ou d'ajouter des éléments interprétatifs. Le choix d'une méthodologie permettant de « suivre » l'élaboration des trajectoires de maladie est sur ce point pertinent. Chez l'enfant, nous remarquons une tendance à banaliser certains maux, étant entendu que les enfants sont vulnérables aux maladies et parfois même maladifs. La survenue d'une diarrhée ou d'une fièvre n'inquiète que si elle persiste ou se répète, laissant soupçonner une maladie particulière. Contrairement aux adultes qui « tombent » malades, les enfants souffrent de « petites maladies » qui sont perçues comme des passages obligés dont il faut prévenir et surveiller d'éventuelles complications. Tout signe évoquant une attaque surnaturelle peut néanmoins susciter une inquiétude fulgurante. La perception de la vulnérabilité de l'enfant construit ainsi des perceptions temporelles de la maladie spécifiques.

L'interprétation des maladies infantiles comporte également des enjeux indirects, qu'ils soient pragmatiques ou sociaux. La crainte de certaines dépenses de santé ou les préférences en termes de traitements peuvent influencer les nominations des maladies. Nous l'avons illustré autour d'études de cas, certaines catégories nosologiques populaires associées à des remèdes jugés aujourd'hui barbares sont éludées. Enfin, les dispositifs interprétatifs intègrent l'« incidence sociale » des maladies infantiles. Nommer la maladie comporte des enjeux sociaux impliquant non seulement l'identité de l'enfant, mais aussi celle de sa mère, et dans une moindre mesure celle des autres membres de son entourage. À ce titre, certaines catégories médicales sont rejetées, car les représentations sociales auxquelles elles renvoient sont dévalorisantes ou culpabilisantes. L'identification et la nomination de la maladie sont déjà une orientation et négociation des recours, et cristallisent une certaine reconnaissance sociale des maux dont souffrent les enfants.

Familiarités territoriales et espaces thérapeutiques

Au-delà de la géographie physique, comprendre la situation d'un enfant dans l'offre de soin passe par une exploration du point de vue de sa famille. Un détour par l'histoire du système médical et une étude des habitudes et expériences de recours nous ont permis de cerner les espaces thérapeutiques subjectivement construits. L'offre de soin se révèle ainsi très différemment d'un interlocuteur à l'autre. Force est de constater qu'elle présente une faible lisibilité pour la population de Nouakchott : à la méconnaissance des espaces urbains s'ajoute l'opacité de la planification territoriale des soins. L'absence de contrôle gouvernemental sur l'offre de soin rend difficile la distinction entre secteurs formels et informels. Ainsi en est-il des pharmacies, dépôts pharmaceutiques et boutiques commercialisant des médicaments, qu'il est malaisé de distinguer. Ainsi en est-il des guérisseurs ouvrant des cabinets ressemblant aux cabinets des médecins. L'habileté des acteurs de l'offre privée et informelle est de savoir jouer sur les signes et les ambiguïtés, et s'attirer la patientèle la plus large possible. Tandis qu'une poignée de guérisseurs lettrés tire son épingle du jeu en faisant reconnaître l'existence d'une médecine savante, le plus grand nombre d'entre eux s'adaptent par un élargissement de leurs pratiques, s'affirmant sur tous les registres, nonobstant les contradictions.

Pour les populations les moins favorisées en termes de capital économique ou social, qui plus est enclavées géographiquement, l'offre de soin n'apparaît que par un bout de lorgnette. Cantonnées à des recours de proximité peu qualifiés, des familles évoluent aux marges du système de santé, au sein de « déserts médicaux » socialement construits (Taleb *et al.*, 2006). Ils représentent une part de la population exclue de la mondialisation et du marché urbain (Fontaine, 2013), se déplaçant peu, délibérant et agissant dans le cadre d'une information de proximité (Assayag, 2005). L'offre médicale des structures hospitalières, noyée par une offre informelle proéminente, leur apparaît distante, étrangère, arrogante. Certains enfants se retrouvent en situation d'enclavement sanitaire. Pour une large part de la population, les structures publiques de proximité sont préférées aux hôpitaux, à l'instar de l'attachement des Nouakchottois pour leur quartier. Ces structures occupent une place centrale en tant qu'offre de soin jugée appropriée, voire destinée aux enfants. Les Mauritaniens fréquentant les hôpitaux sont plutôt ceux qui ont une certaine connaissance du centre urbain, soit qu'ils y résident, soit qu'ils s'y soient déjà déplacés. Bien que critiques face à ces imposantes structures, ils en ont une expérience, qui les aide à envisager l'opportunité des recours à la pédiatrie.

La construction de certaines familiarités vis-à-vis des structures sanitaires découle d'histoires globales et singulières des relations avec le système de santé. Historiquement plus habituées des structures sanitaires représentant la médecine des Blancs, les populations du Sud, bien que critiques, sont plus familières de la biomédecine. À l'inverse, la population maure, à laquelle les structures sanitaires sont longtemps restées moins accessibles du fait du nomadisme et de l'éclatement des campements, prend peu à peu la main sur la profession et le fonctionnement des services. Ces évolutions se traduisent par la formation de nouveaux réseaux d'interconnaissance facilitant l'accès aux soins, l'« arabisation » des soins médicaux, ou encore l'explosion de la consommation de soins et de produits pharmacologiques dans les milieux maures favorisés. En milieu *pulaar*, nous avons documenté l'évolution des rapports à l'offre thérapeutique au travers des perceptions et habitudes de recours de trois générations. Les « vieux », qui ont connu le développement de l'offre de soin biomédicale, défendent la valeur des soins « traditionnels » d'autrefois tout en étant séduits par l'efficacité des « médicaments des Blancs » qu'ils considèrent volontiers comme des produits de valeur qu'il convient de se faire offrir. Méfiants, les jeunes parents considèrent que l'offre biomédicale est incontournable pour certaines maladies, mais malheureusement insuffisamment développée, voire dévoyée en Mauritanie. L'hôpital leur apparaît comme miroir d'une société désorganisée et organe d'un État privilégiant une minorité de ses concitoyens. Ils discernent les faiblesses et limites des soins « traditionnels », pointent du doigt la multiplication des charlatans. Quant aux enfants, ils sont impressionnés par les structures sanitaires. Ils estiment la technicité des hôpitaux et l'efficacité de certains médicaments, mais redoutent les soins dispensés. Ils nourrissent moins de suspicion vis-à-vis des professionnels de santé : ils sont sensibles aux égards que ceux-ci leur témoignent, comme à l'indifférence qu'ils peuvent leur imposer. Les familiarités construites dans l'offre de soin s'accordent également en genre : la plus grande proximité des femmes avec les marabouts et guérisseurs, ailleurs décrite, se retrouve à Nouakchott. Les hommes se montrent distants et incrédules, répondant à leur statut de musulmans orthodoxes, mais au fond redoutent et laissent les femmes solliciter une multitude de « protections ». Ils privilégient de leur côté les recours « sérieux » tels que les recours hospitaliers, pour lesquels ils occupent un rôle prépondérant.

Lieux de résidence, âge, genre, sont autant de variables situant les perceptions de l'offre thérapeutique. Elles positionnent parents et enfants dans des espaces thérapeutiques subjectivement construits, définissant l'accessibilité des différentes options de soins. L'étude des espaces thérapeutiques subjectivement perçus permet également de comprendre pourquoi des changements dans l'offre de soin n'ont paradoxalement pas d'effet sur les habitudes de recours, pourquoi certains enfants restent en situation d'enclavement sanitaire malgré le développement de l'offre de soin. Certaines logiques de recours ne sont compréhensibles qu'au regard des expériences singulières des familles dans l'offre de soin, qui composent des lieux répulsifs ou familiers.

Ressources des familles et négociation des soins

Face aux contraintes s'exerçant sur leurs possibilités d'accéder aux soins, les familles ne demeurent pas passives. Les trajectoires de maladie sont d'autant plus imprédictibles qu'elles sont négociées, qu'elles découlent de la volonté et de la dextérité des membres de la famille. Les approches de santé publique véhiculées par le gouvernement et les organisations non gouvernementales ont tendance à considérer l'entourage de l'enfant et notamment les mères, au mieux en termes de manques ou comme victimes (Saillant, 2007 ; Fusaschi, 2012), au pire comme négligentes et irresponsables (Finerman, 1995). L'usage en santé publique des termes d'« incompétence parentale », ou de « négligence sélective », mal définis, témoigne d'une cécité s'agissant des expériences des familles (Finerman, 1995). Pour comprendre la qualité des soins apportés aux enfants, il faut se référer aux contraintes avec lesquelles leurs familles composent, non à des normes extérieures qui sont celles de la médecine, de la santé publique ou de la culture des chercheurs. Adopter une telle perspective nous a permis de considérer les efforts de conciliation réalisés par les parents ou encore l'audace dont ils font preuve pour mobiliser leurs ressources et déjouer les obstacles auxquels ils sont confrontés.

La principale difficulté des familles est de concilier économie domestique et accès aux soins escomptés. Autrement dit, elles doivent élaborer des stratégies pour faire face aux coûts des soins (Sauerborn *et al.*, 1996 ; Wallman & Baker, 1996). Les tarifs des soins en structure hospitalière, disproportionnés, difficiles à anticiper, sont susceptibles de plonger les familles dans l'endettement. L'économie des ménages, relevant pour une part importante d'activités informelles, procure une disponibilité monétaire aléatoire. Pour faire face aux coups du sort, les familles précaires s'appuient sur leur débrouillardise économique et leur intégration à des activités financières dites informelles. Les « arrangements financiers populaires » mobilisés requièrent une ingéniosité sociale que les notions classiques de l'économie ne parviennent pas à décrire (Kane, 2010). Dans ce contexte, devoir réunir l'argent des ordonnances est une hantise, exposant les pères à devoir quémander auprès de relations ou à susciter l'insatisfaction de leurs épouses (Attané, 2009). Nous avons dépeint plusieurs visages de cette précarité, l'accès aux soins étant soumis à divers arrangements et bricolages, associant minimisation des dépenses et réponses sélectives aux besoins de santé. Le paiement direct et l'absence de filets sociaux opérationnels excluent les plus pauvres des structures sanitaires. Les politiques de santé mettent en avant la solidarité familiale, mais les pères, sous l'influence de normes sociales de dignité, évitent de la solliciter pour les maladies de leurs enfants et tentent de gérer à leur façon. En milieu urbain, ils privilégient plutôt l'emprunt dans le cadre de leurs activités rémunératrices ou puisent dans leurs capitaux avec la vente d'une tête de bétail ou d'un appareil électroménager. On comprend la crainte du recours à l'hôpital, qui engendre des coûts désastreux par rapport au fragile équilibre de l'économie domestique.

Les ressources financières ne sont pas les seules à intervenir dans la négociation des soins. L'habileté des familles est de faire jouer d'autres ressources, notamment statutaires et relationnelles. Les accompagnants peuvent jouer sur leurs identités pour faciliter l'entrée en relation avec les professionnels de santé : un lien de parenté, l'appartenance à un même groupe linguistique, à un même village ou à une même tribu peut ainsi permettre d'initier une relation personnalisée et sortir de l'anonymat (Jaffré & Olivier de Sardan, 2003). Tout professionnel de santé est confronté à la pression de « parents » cherchant une entrée dans les structures sanitaires. Dans des contextes de pénurie matérielle et de faible disponibilité des ressources humaines, chaque famille tente d'attirer l'attention sur son enfant. Des manœuvres que nous avons vues s'exprimer selon des modes de séduction, mais aussi par des attitudes pressantes et agressives qui perturbent l'organisation du travail médical. Quant aux nantis, ils mobilisent leurs pouvoirs économiques pour stimuler la qualité de soins. L'offre mauritanienne leur paraissant toutefois insatisfaisante, ils cherchent à négocier des recours à l'étranger. L'ensemble de ces arrangements dessinent des espaces de soins particulièrement inégalitaires, si tant est que le terme d'offre de soin puisse apparaître impropre pour qualifier le système de santé nouakchottois. Il n'y a pas d'offre en soi, mais des possibilités de soins qui se négocient en fonction des ressources économiques, culturelles et sociales.

Les hôpitaux sont des scènes centrales de ces négociations. L'admission en pédiatrie n'assure pas la dispensation des soins. La fragmentation des coûts de l'hospitalisation et l'organisation du travail médical produisent une dénivellation de la qualité des soins. Malgré les efforts visant à égaliser les prises en charge, le fonctionnement réel des services produit un cadre sélectif et discriminant. Nous avons notamment analysé comment les équipes paramédicales résistent à la systématisation des soins : elles travaillent selon faveurs et motivations, plutôt que sous autorité et dans le simple exercice de leurs fonctions. La mise en application des règles est délicate, la rectitude des conduites étant dévalorisée et tournée en dérision. Pour les familles ayant une piètre connaissance du fonctionnement des structures sanitaires, le parcours hospitalier est semé d'embûches. Sur fond d'incompréhensions mutuelles, elles risquent d'aggraver leur cas, et cherchent à s'en remettre à des intermédiaires. L'hôpital abrite en effet son lot d'as de la débrouille : hommes rompus à l'exercice du *tcheb-tchib* (Ahmed Salem, 2001) ou grandes dames parvenant à tirer leur épingle du jeu. Une autre stratégie des familles les moins favorisées est d'effacer les signes de leur origine sociale. À cet effet, elles se parent de beaux vêtements, taisent la trajectoire de maladie en amont de l'hôpital, dissimulent des recours non médicaux et les temps de latence précédant les recours aux soins. C'est sans compter sur l'expérience des professionnels de santé habitués à scruter la situation sociale de l'enfant au travers de divers signes. Nous devons comprendre que même s'ils ont vocation à dispenser des traitements égalitaires, les professionnels de santé n'ont d'autre choix que déployer des prises en charge sur critères sociaux, faisant l'hypothèse des moyens que chaque famille peut mobiliser pour les soins de son enfant. Ainsi le parcours hospitalier ne peut s'affranchir de la situation sociale de l'enfant.

L'accès aux soins : une problématique sans réponse simple

Les sphères sociales de l'enfance s'ajoutent les unes aux autres, définissant de manière non mécanique l'accessibilité des enfants aux soins. Chacune de ces sphères définit des normes et enjeux, où la finalité de la santé n'est pas seule. Les logiques sociales en présence peuvent s'avérer adverses à l'accès aux soins des enfants. Nous avons notamment étudié comment les démarches de recours sont contraintes par les rôles familiaux, ou comment les dépenses de santé respectent les normes de l'économie domestique. Au niveau de l'offre thérapeutique, nous avons décrit comment le développement du pluralisme génère des logiques concurrentielles, poussant certains guérisseurs à s'arroger l'exclusivité de la guérison de certaines maladies, ou à s'autoproclamer capables de tout. Dans les structures sanitaires, enfin, nous avons évoqué les stratégies de profit et d'affirmation sociale des professionnels de santé. L'analyse de ces nœuds qui engagent l'accessibilité des soins dans les différentes sphères de l'enfance a nécessité une décomposition telle que nous l'avons proposée au fil des chapitres.

Cependant, les déterminants de l'accès aux soins ne sont pas cloisonnés en divers espaces ou catégories. Les sphères sociales de l'enfance sont poreuses et traversées de logiques sociales communes. La composition des rôles familiaux, notamment, intervient à tous niveaux : dans l'enceinte domestique où la maladie est identifiée, au niveau de la construction d'espaces thérapeutiques familiers ou encore au travers des stratégies de négociation au sein des structures sanitaires. La faible autonomie décisionnelle des mères peut ainsi générer plusieurs points d'achoppement possibles entre un besoin de santé perçu et l'obtention d'un traitement adapté. Le statut de l'enfant comme dépendant de sa famille inhibe l'identification de sa maladie de plusieurs manières : l'empêchant d'exprimer verbalement ses maux, de recourir seul aux soins, ou de communiquer directement avec les professionnels de santé. De même, la précarité ou l'aisance économique d'une famille configurent l'accessibilité des soins selon une multitude d'agencements intermédiaires. La pauvreté doit plutôt être envisagée, en ce sens, selon les « capabilités » des individus à être et à agir dans leur environnement (Sen, 2000). De faibles ressources économiques peuvent décourager en maints points les recours aux soins : fortes contraintes temporelles liées à la génération de revenus, affaiblissement des solidarités intrafamiliales, majoration des coûts de transports, discrimination dans les structures sanitaires… Les déterminants économiques relevés par les mesures quantitatives ne traduisent pas des relations de cause à effet implacables, mais plutôt des probabilités cumulatives.

Notre étude signifie ainsi que nous ne pouvons pas clairement distinguer une barrière à l'accès aux soins, ni la lever par des mesures uniques. On comprend notamment qu'une expérience de gratuité des soins néonataux à Nouakchott ait pu être tenue en échec (Ministère de la Santé & Agence Française de Développement, 2010) par l'épaisseur sociale de la problématique de l'accès aux soins en période périnatale. L'approche anthropologique contribue en ce sens à analyser les effets des stratégies de santé publique. Les activités de « sensibilisation » de la population produisent des savoirs métis sur les maladies, parfois loin des messages initialement délivrés. L'éducation à la santé a peu de portée lorsque le système éducatif ne permet pas de fournir un fond de connaissances communes. L'ouverture de lits de pédiatrie, ou l'installation de structures de proximité, ne garantissent pas à elles seules une meilleure accessibilité des soins au plus grand nombre d'enfants. Le développement de l'offre médicale devrait notamment être associé à la recherche de visibilité de la spécialisation des soins qui y sont dispensés, et au renforcement du contrôle de l'offre informelle. Le développement des ressources humaines, qui est au cœur de la Stratégie de Lutte pour la santé et la survie de l'enfant, est une condition nécessaire, mais non suffisante de l'accès aux soins : le risque est que les nouveaux diplômés nourrissent, en premier lieu, les besoins d'une frange privilégiée de plus en plus consommatrice de soins. Enfin, l'« obstacle économique » ne peut être simplement levé par de seules mesures d'exemption, comme cela a été montré par l'analyse de diverses politiques publiques (Olivier de Sardan & Ridde, 2012). Outre la question de l'importance des coûts, l'accessibilité des soins pourrait être améliorée par une meilleure lisibilité des tarifs et un assouplissement des modalités de paiement, pour une meilleure adaptation aux économies des populations pauvres. Les dispositifs de mutualisation et les systèmes de tarifications forfaitaires restent à expérimenter plus largement en Mauritanie.

Bibliographie

ABOU BEKRIN, A. 1937. « “El ‘Omda” poème sur la médecine maure », *Bulletin de l'IFAN,* 5, 38-66.

AHMED SALEM, Z. 2001. « Tcheb-tchib et compagnie : lexique de la survie et figures de la réussite en Mauritanie », *Politique africaine,* 82, 78-100

AL-SHAHRI, M. Z. 2016. « Islamic theology and the principles of palliative care. *Palliative and Supportive Care* », 14, 6, 635-40.

AL AWAMER, A. & DOWNAR, J. 2014. « Developing a palliative care service model for Muslim Middle Eastern countries », *Supportive Care in Cancer,* 22, 12, 3253-62.

APPADURAÏ, A. 2005. *Après le colonialisme. Les conséquences culturelles de la globalisation,* Paris, Payot.

ARBORIO, A.-M. 1995. « Quand le “sale boulot” fait le métier : les aides-soignantes dans le monde professionnalisé de l'hôpital », *Sciences sociales et santé*, 13, 3, 93-126.

ARBORIO, A.-M. 2001. *Un personnel invisible. Les aides-soignantes à l'hôpital,* Paris, Anthropos.

ARIÈS, P. 1973[1960]. *L'enfant et la vie familiale sous l'ancien Régime,* Paris, Seuil.

ARLÉO, A. & DELALANDE, J. (eds.) 2010. *Cultures enfantines. Universalité et diversité,* Mayenne, Presses Universitaires de Rennes.

ASSAYAG, J. 2005. *La mondialisation vue d'ailleurs. L'Inde désorientée,* Paris, Seuil.

ATTANÉ, A. 2009. « Quand la circulation de l'argent façonne les relations conjugales. L'exemple de milieux urbains au Burkina Faso », *Autrepart,* 49, 1, 155-71.

AUBEL, J. 2012. « The role and influence of grandmothers on child nutrition : culturally designated advisors and caregivers », *Maternal & Child Nutrition,* 8, 1, 19-35.

AUBEL, J., TOURÉ, I. & DIAGNE, M. 2004. « Senegalese grandmothers promote improved maternal and child nutrition practices : the guardians of tradition are not averse to change », *Social science & medicine,* 59, 5, 945-59.

AUDIBERT, M., DE ROODENBEKE, E., PAVY-LETOURMY, A. & MATHONNAT, J. 2004. « Utilisation des services de santé en Afrique : l'approche communautaire en termes d'offre de soins est-elle une réponse ? » *In : Colloque développement durable et santé dans les pays du sud*, Lyon.

AUDIBERT, M. & MATHONNAT, J. 2000. « Cost recovery in Mauritania : initial lessons », *Health Policy and Planning,* 15, 1, 66-75.

AUGÉ, M. 1984. « Ordre biologique, ordre social : la maladie, forme élémentaire de l'événement ». *In :* AUGÉ, M. & HERZLICH, C., *Le sens du mal. Anthropologie, histoire, sociologie de la maladie,* Paris, Éditions des Archives contemporaines, p. 35-81.

AUGÉ, M. 1994. *Pour une anthropologie des mondes contemporains,* Paris, Aubier.

AUGÉ, M. & HERZLICH, C. 1984. *Le sens du mal. Anthropologie, histoire, sociologie de la maladie,* Paris, Editions des Archives contemporaines

BA, O. 1976. *Le Fouta Toro au carrefour des cultures,* Condé-sur-Noireau, L'Harmattan.

Bachelard, G. 2005[1940]. *La philosophie du non,* Paris, Presses Universitaires de France.

BADJI, M. & DESCLAUX, A (dir.). 2015. *Nouveaux enjeux éthiques autour du médicament en Afrique* : *analyses en anthropologie, droit et santé publique*, Dakar, L'Harmattan-Sénégal.

BADO, J.-P. 1997. *Médecine coloniale et grandes endémies en Afrique de l'Ouest,* Paris, Karthala.

BALLET, J. 2006. « Les enfants des rues : Pauvreté monétaire et pauvreté affective ». *In :* BALLET, J. & HAMZETTA, B. (dir.), *Formes sociales de la pauvreté en Mauritanie,* Paris, L'Harmattan, p. 77-111.

BALLET, J. & HAMZETTA, B. 2003. « Le capital social comme protection sociale ? Le cas de la Mauritanie », *Tiers Monde,* 44, 175, 637-55.

BARRY, A. 2017. « L'enterrement des placentas et ses enjeux dans la tradition africaine », *Essaim,* 39, 2, 129-41.

BARRY, H. & PAXSON, L. M. 1971. « Infancy and Early Childhood, Cross-Cultural codes 2 », *Ethnology,* 10, 1, 466-508.

BAXERRES, C. & LE HESRAN, J.-Y. 2008. « Recours aux soins en cas de fièvre chez l'enfant en pays Sérère au Sénégal : entre contrainte économique et perception des maladies », *Sciences sociales et santé,* 22, 4, 5-21.

BAXERRES, C. & LE HESRAN, J.-Y. 2010. « Quelles ressources familiales financent la santé des enfants : Les difficultés du recours aux soins pour traiter le paludisme en milieu rural sénégalais », *Tiers Monde,* 202, 149-65.

BECCHI, E. & JULIA, D. 2004[1998]. *Histoire de l'enfance en occident,* Paris, Points Histoire.

BENOIST, J. (dir.) 1996. *Soigner au pluriel. Essai sur le pluralisme médical,* Paris, Karthala.

BERCHE, T. 1998. *Anthropologie et santé publique en pays Dogon,* Paris, Karthala.

BERNARD-BÉCHARIÈS, J.-F. 1994. « Quels paradigmes pour une théorie de l'enfant acteur ? », *Revue de l'Institut de sociologie,* 1, 2, 21-37.

BIERLICH, B. 2000. « Injections and the fear of death : an essay on the limits of biomedicine among the Dagomba of northern Ghana », *Social Science & Medicine,* 50, 703-713.

BIZEUL, D. 1998. « Le récit des conditions d'enquête : exploiter l'information en connaissance de cause », *Revue française de sociologie,* 34, 4, 751-87.

BLUBOND-LANGNER 1978. *The private world of dying children,* Princeton New Jersey, Princeton University Press.

BOELEN, C. 2011. « Consensus mondial sur la responsabilité sociale des facultés de médecine », *Santé publique,* 23, 3, 247-50.

BONNET, D. 1988. *Corps biologique, corps social. Procréation et maladie de l'enfant en pays mossi. Burkina Faso,* Paris, Edition de l'Orstom.

BONNET, D. 1990. « Anthropologie et santé publique. Une approche du paludisme au Burkina Faso ». *In :* FASSIN, D. & JAFFRÉ, Y. (dir), *Sociétés, développement et santé,* Paris, Ellipses, p. 243-58.

BONNET, D. 1994. « L'éternel retour ou le destin singulier de l enfant », *L'Homme,* 34, 3, 93-110.

BONNET, D. 1999. « Les différents registres interprétatifs de la maladie de l'oiseau ». *In :* JAFFRÉ, Y. & OLIVIER DE SARDAN, J.-P. (dir.), *La construction sociale des maladies. Les entités nosologiques populaires en Afrique,* Paris, Presses Universitaires de France, p. 305-20.

BONNET, D. 2007. « La toilette des nourrissons au Burkina Faso : une manipulation gestuelle et sociale du corps de l'enfant ». *In :* BONNET, D. & POURCHEZ, L. (dir.), *Du soin au rite dans l'enfance,* Mercuès, Erès, p. 113-28.

BONNET, D. & DUCHENNE, V. 2016. *Procréation médicale et mondialisation. Expériences africaines,* Paris, L'Harmattan.

BONNET, D. & POURCHEZ, L. (dir.) 2007. *Du soin au rite dans l'enfance,* Ramonville-Saint-Agne, Érès.

BONNET, M. 1993. « Le travail des enfants en Afrique », *Revue internationale du travail,* 132, 3, 411-30.

BONTE, P. 2002. « L'esclavage : un problème contemporain ? », *L'Homme,* 164, 135-144.

BOTTE, R. 2005. « Les habits neufs de l'esclavage : métamorphoses de l'oppression au travail », *Cahiers d'Études africaines,* XLV, 3-4, 651-66.

BOYE, S. 2016. *L'allaitement au Sénégal : entre normes sociales et pratiques singulières,* Thèse d'anthropologie, Université Cheikh Anta Diop, Dakar.

BRIL, B. 1997. « Culture et premières acquisitions motrices : enfants d'Europe, d'Asie, d'Afrique », *Journal de pédiatrie et de puériculture,* 10, 5, 302-14.

BUJOLD, M. 2011. *Le patient intégrateur. Analyse de l'articulation d'une pluralité de voix / voies dans une clinique intégrative québécoise,* Thèse de doctorat en anthropologie, Université de Laval, 491 p.

BUZINDE, C. N. & YARNAL, C. 2012. « Therapeutic landscapes and postcolonial theory : A theoretical approach to medical tourism », *Social science & medicine,* 74, 5, 783-87.

CANDALOT, A. 2006. « Rôle et enjeux du système éducatif en Mauritanie dans l'évolution politique », *Le Portique. Archives des cahiers de la recherche, 3.* [En ligne] http://leportique.revues.org/index760.html

CAPRARA, A. 2000. *Transmettre la maladie. Représentations de la contagion chez les Alladian de la Côte d'Ivoire,* Paris, Karthala.

CARRICABURU, D., LHUILIER, D. & MERLE, V. 2008. « Quand soigner rend malade : des soignants face au risque infectieux à l'hôpital », *Santé publique,* 20, HS, 57-67.

CHASLES, V. 2009. « Inégalités de genre et restrictions spatiales. L'exemple du recours aux soins des femmes en Inde rurale », *Sciences sociales et santé,* 27, 2, 27-45.

CHIBWANA, A. I., MATHANGA, D. P., CHINKHUMBA, J. & CAMPBELL, C. H. 2009. « Socio-cultural predictors of health-seeking behaviour for febrile under-five children in Mwanza-Neno district, Malawi », *Malaria journal,* 8. [En ligne] http://www.malariajournal.com/content/8/1/219

CHOPLIN, A. 2008. « La Mauritanie à l'épreuve de l'islamisme et des menaces terroristes », *EchosGéo.* [En ligne] http://echogeo.revues.org/4363

CHOPLIN, A. & CIAVOLELLA, R. 2008. « Marges de la ville en marge du politique ? Exclusion, dépendance et quête d'autonomie à Nouakchott (Mauritanie) », *Autrepart,* 45, 73-89.

CIAVOLELLA, R. 2008. *Le pouvoir aux marges. Les Fulaabe et l'État mauritanien,* Thèse de doctorat en anthropologie, Université de Milan Bicocca, 609 p.

COHEN, P., SARRADON-ECK, A., ROSSI, I., SCHMITZ, O. & LEGRAND, E. 2015. *Cancer et pluralisme thérapeutique. Enquête auprès des malades et des institutions médicales en France, Belgique et Suisse*, Paris, L'Harmattan.

COHEN SALMON, D. 1994. *En travers de la gorge. L'enfant, les amygdales, les végétations et la douleur,* Paris, Interédition.

COLLIÈRE, M.-F. 1990. « L'apport de l'anthropologie aux soins infirmiers », *Anthropologie et Sociétés,* 14, 1, 115-23.

COLVIN, C. J., SMITH, H. J., SWARTZ, A., AHS, J. W., DE HEER, J., OPIYO, N., KIM, J. C., MARRACCINI, T. & GEORGE, A. 2013. « Understanding careseeking for child illness in sub-Saharan Africa : A systematic review and conceptual framework based on qualitative research of household recognition and response to child diarrhoea, pneumonia and malaria », *Social science & medicine,* 86, 0, 66-78.

CUN, 2009. *Recensement des infrastructures et des services sanitaires de la ville de Nouakchott. État des lieux et enseignements*, Nouakchott, Communauté Urbaine, 122 p.

CORSARO, W. A. 2005[1997]. *The sociology of childwood,* Thousands Oaks, California, Pine Forge Press.

CORSARO, W. A. & EDER, D. 1990. « Children's peer cultures », *Annual Review of Sociology,* 16, 197-220.

CRESSON, G. 1993. « Le travail de soin des mères de famille ». *In :* COOK, J. & DOMMERGUE, J. P. (dir.), *L'enfant malade et le monde médical,* Paris, Syros, p. 41-79.

CRESSON, G. 1995. *Le travail domestique de santé,* Paris, L'Harmattan.

CRESSON, G. 1998. « Les parents et les douleurs des enfants dans la vie quotidienne ». *In :* COOK, J. & TURSZ, A. (dir.), *L'enfant et la douleur. Familles et soignants,* Paris, Syros, p. 65-89.

CRESSON, G. 2001. « Les soins profanes et la division du travail entre hommes et femmes ». *In :* AÏCH, P., CEBE, D., CRESSON, G. & PHILIPPE, C.

(dir.), *Femmes et hommes dans le champ de la santé. Approches sociologiques,* Rennes, Éditions ENSP, p. 303-28.

CROCHET, S. 2000. « L'invisible guérison : Notes d'ethnomédecine en milieu rural au Cambodge », *Aséanie,* 5, 13-39.

CROS, M. 1991. Les nourritures d'identité ou comment devenir lobi. *In :* LALLEMAND, S. (dir.), *Grossesse et petite enfance en Afrique noire et à Madagascar,* Paris, L'Harmattan, p. 102-18.

D'ALESSANDRO, E. 2012. « Prévenir le risque infectieux à l'hôpital ? Réflexions anthropologiques autour des pratiques d'hygiène hospitalière dans un service de médecine au Niger », *Anthropologie & Santé,* 3. [En ligne] https://journals.openedition.org/anthropologiesante/835#tocto1n3

DANIC, I., DELALANDE, J. & RAYOU, P. 2006. *Enquêter auprès d'enfants et de jeunes. Objets, méthodes et terrains de recherche en sciences sociales,* Rennes, Presses Universitaires de Rennes.

DE BOECK, F. 2000. « Le "deuxième monde" et les "enfants sorciers" en République Démocratique du Congo », *Politique africaine,* 80, 32-57.

DE CHASSEY, F. 1978. *La Mauritanie : 1900-1975,* Paris, L'Harmattan.

DE CHASSEY, F. 1982[1977]. *L'étrier, la houe et le Livre. « Sociétés traditionnelles » au Sahara et au sahel occidental,* Paris, Editions anthropos.

DELAISI DE PARLEVAL, G. & LALLEMAND, S. 1998[1980]. *L'art d'accommoder les bébés,* Paris, Odile Jacob.

DELALANDE, J. 1995. « Le sable doux, la chaîne et le plouf-plouf. Vers une anthropologie de l'enfant », *Ethnologie française,* 25, 4, 617-28.

DELEIGNE, M.-C. & PILON, M. 2011. « Migrations dans l'enfance et scolarisation en Afrique subsaharienne : apports et limites des approches quantitatives », *Journal des africanistes,* 81, 2, 87-117.

DESBORDES, J. M. & SCHAELYNCK, A. 1992. La douleur du petit enfant : le vécu des puéricultrices, *Ethnologie Française,* 22, 1, 79-83.

DESCLAUX, A. 1996a. « De la mère responsable et coupable de la maladie de son enfant ». *In :* BENOIST, J. (dir.), *Soigner au pluriel,* Paris, Karthala, p. 251-79.

DESCLAUX, A. 1996b. « Le traitement biomédical de la malnutrition au temps du sida », *Sciences sociales et santé,* 14, 1, 73-101.

DESCLAUX, A. 1997. « Dix ans de recherches en sciences sociales sur le sida au Burkina Faso. Éléments pour la prévention », *Cahier Santé,* 7, 127-134.

DESCLAUX, A. & BENOIST, J. 1996. « Pour une anthropologie impliquée », *In :* Desclaux, A. & Benoist, J. (dir.), *Anthropologie et sida : bilan et perspectives,* Paris, Karthala, p. 364-73.

DESCLAUX, A. & EGROT, M. 2015. « Le médicament diffusé au Sud. Contextes, formes culturelles et effets sociaux observés depuis les marges », *In :* Desclaux, A. & Egrot, M. (dir.), *Anthropologie du médicament du Sud. La pharmaceuticalisation à ses marges,* Paris, L'Harmattan, p. 9-44.

DIA, A. 2008. *La psychiatrie au pays des marabouts,* Paris, L'Harmattan.

DIAGANA, M. & KANE, H. 2016. « Entre recommandations médicales et instructions des grand-mères : les pratiques d'alimentation des nourrissons à Nouakchott », *Santé publique,* 29, 2, 235-43.

DIALLO, B. 2004. *De la naissance au mariage chez les Peuls de Mauritanie,* Paris, Karthala.

DIOP, A. B. 1965. *Société toucouleur et migration,* Dakar, Institut français d'Afrique noire.

DORIER APPRILL, E. 1995. « Pour une géographie du pluralisme thérapeutique dans les grandes villes d'Afrique noire », *Espaces, populations, sociétés,* 1, 135-141.

DOUGLAS, M. 2001[1967]. *De la souillure. Essai sur les notions de pollution et de tabou,* Paris, La Découverte.

DOZON, J. P. 1985. « Quand les pastoriens traquaient la maladie du sommeil », *Sciences sociales et santé,* 3, 27-55.

DOZON, J. P. 1987. « Ce que valoriser la médecine traditionnelle veut dire », *Politique africaine,* 28, 9-21.

DOZON, J. P. & SINDZINGRE, A. N. 1986. « Pluralisme thérapeutique et médecine traditionnelle », *La santé dans le tiers monde,* 12, 43-52.

DRAPERI, C. 2003. « Autour de la reconnaissance de l'enfant comme être sensible et être de raison dans l'horizon de la médecine occidentale », *Histoire, économie et société,* 22, 4, 499-509.

DUBIÉ, P. 1937. « Médecine maure », *Bulletin du Comité d'Études Historiques et Scientifiques de l'Afrique Occidentale Française,* 20, 3, 312-35.

DUPIRE, M. 1970. *L'Organisation sociale des Peul : Étude d'ethnographie comparée,* Paris, Plon.

DUPIRE, M. 1991. « Classes et échelons d'âge dans une société dysharmonique (Sereer Ndut du Sénégal) », *Journal des africanistes,* 61, 2, 5-42.

EGROT, M. 2004. « Différenciation sexuelle des interprétations causales de la maladie en Afrique subsaharienne », *Sciences sociales et santé,* 22, 3, 44-69.

EL BARA, Y. 2007. « Morsures de serpent : thérapie et magie chez les Bidân de Mauritanie ». *In :* HAMÈS, C. (dir.), *Coran et talismans. Textes et pratiques magiques en milieu musulman,* Paris, Karthala, p. 175-207.

EPELBOIN, S. 1982. *La femme en état. Représentation populaire de la fécondité en milieu africain. L'exemple des Peuls Bandé du Sénégal Oriental,* Thèse de médecine, Faculté de médecine Pitié-Salpétrière, Paris, 156 p.

ERNY, P. 1968. *L'enfant dans la pensée traditionnelle de l'Afrique noire,* Paris, Le livre Africain.

ERNY, P. 1972. *Les premiers pas dans la vie de l'enfant. Naissance et première enfance,* Paris, L'Harmattan.

ERNY, P. 1987. *L'enfant et son milieu en Afrique noire : essais sur l'éducation traditionnelle,* Paris, L'Harmattan.

FAINZANG, S. 1985. « Le temps des causes », *L'ethnographie,* 2, 187-196.

FAINZANG, S. 1994. « L'objet construit et la méthode choisie : l'indéfectible lien », *Terrain,* 23, 161-172.

FANON, F. 1972[1959]. Médecine et colonialisme. *In :* FANON, F., *Sociologie d'une révolution. L'an V de la révolution algérienne,* Paris, François Maspero Éditeur, p. 107-135.

FARGE, A. 2005. *L'enfant dans la ville,* Paris, Bayard.

FARGIER, M.-P. 2011. *Analyse du secteur pharmaceutique, République islamique de Mauritanie*, Nouakchott, Organisation Mondiale de la Santé, 167 p.

FASSIN, D. 1986. « "La bonne mère" : Pratiques rurales et urbaines de la rougeole chez les femmes haalpulaaren du Sénégal », *Social Science & Medicine,* 23, 11, 1121-29.

FASSIN, D. 1992. *Pouvoir et maladie en Afrique. Anthropologie sociale dans la banlieue de Dakar,* Paris, Presses Universitaires de France.

FASSIN, D. 1994. « Penser les médecines d'ailleurs. La reconfiguration du champ thérapeutique dans les sociétés africaines et latino-américaines ». *In :* AÏACH, A. & FASSIN, D. (dir.) *Les métiers de la santé,* Paris, Anthropos, p. 339-63.

FASSIN, D. 2001. « La globalisation de la santé ». *In :* HOURS, B. (dir.) *Système et politique de santé. De la santé publique à l'anthropologie,* Paris, Karthala, p. 24-40.

FASSIN, D. 2010. Un massacre des innocents, la représentation des enfants au temps du Sida. *In :* FASSIN, D., *La raison humanitaire,* Paris, Gallimard, p. 205-230.

FASSIN, D. & BROUSSELLE, C. 1991. « Les enquêtes d'accès aux soins en Afrique. Problèmes méthodologiques », *Revue Epidémiologie et Santé Publique,* 39, 1, 89-99.

FASSIN, D. & DOZON, J. P. 2001. « L'universalisme bien tempéré de la santé publique ». *In :* DOZON, J. P. & FASSIN, D. (eds.) *Critique de la santé publique* Paris : Balland.

FASSIN, D. & JAFFRÉ, Y. 1990. *Sociétés, Développement & Santé,* Paris, Ellipses.

FASSIN, E. & FASSIN, D. 1988. « De la quête de la légitimation à la question de la légitimité, les thérapeutiques traditionnelles au Sénégal », *Cahiers d'Études africaines,* 28, 207-231.

FAYE, S. 2009. « Du sumaan ndiig au paludisme infantile : la dynamique des représentations en milieu rural sereer sinig (Sénégal) », *Sciences sociales et santé,* 27, 4, 91-110.

FAYE, S. 2013. *Déterminants socioculturels de l'accès et l'utilisation des services de santé maternelle et néonatale dans la région du Gorgol*, Nouakchott, Croix rouge française, Agence française de développement, 37 p.

FELLOUS, M. 1981. « Socialisation de l'enfant bambara », *Journal des africanistes,* 51, 1-2, 201-215.

FINERMAN, R. 1995. « Parental incompetence and selective neglect : blaming the victim in child survival », *Social Science & Medicine,* 40, 1, 5-13.

UNICEF, 2017. *Levels and Trends in Child Mortality Report 2017*, Fonds des Nations Unies pour l'enfance, Organisation Mondiale de la Santé, Banque mondiale, 36 p.

FONTAINE, L. 2013. *Le marché. Histoire et usages d'une conquête sociale,* Mesnil-sur-l'Estrée, Gallimard.

FORTIER, C. 1998. « Le corps comme mémoire : du giron maternel à la férule du maître coranique », *Journal des africanistes,* 68, 1-2, 199-223.

FORTIER, C. 2000. *Corps, différence des sexes et infortune : transmission de l'identité et des savoirs en islam malékite et dans la société maure de Mauritanie,* Thèse de doctorat en anthropologie sociale et ethnologie, Paris, EHESS.

FORTIER, C. 2003. « "Une pédagogie coranique". Modes de transmission des savoirs islamiques (Mauritanie) », *Cahiers d'Études africaines,* 43, 1-2, 235-60.

FORTIER, C. 2006. « Le lait, le sperme, le dos. Et le sang ? », *Cahiers d'Études africaines,* 161, 97-138.

FRANCKEL, A. 2007. *Les comportements de recours aux soins en milieu rural au Sénégal : le cas des enfants fébriles à Niakhar,* Thèse de doctorat, Université Paris X.

FROMAGEOT, A., PARENT, F. & COPPIETERS, Y. 2005. « Femmes, cultures maraîchères et recours aux soins en Afrique de l'Ouest », *Sciences sociales et santé,* 23, 4, 49-70.

FUSASCHI, M. 2012. « Victimes à tout jamais. Les enfants et les femmes d'Afrique. Rhétoriques de la pitié et humanitarisme spectacle », *Cahiers d'Études africaines,* 198-199-200, 5, 1033-53.

GAUTHIER, A., FORTIN, S., GOMEZ, L. & BIBEAU, G. 2013. « Médicalisation, socialisation et solitude : itinéraires de soins en présence de troubles gastro-intestinaux chez les enfants », *AnthopoChildren.* [En ligne] http://popups.ulg.be/2034-8517/index.php?id=1678

GAUVAIN-PIQUARD, A. 1997. « La douleur physique chez le jeune enfant », *Neuropsychiatrie de l'enfance et de l'adolescence,* 45, 4-5, 172-79.

GERBER, M. 1998. *L'Enfant africain dans un monde en changement,* Paris, Presses Universitaires de France.

GESLER, W. 2005. « Therapeutic landscapes : An evolving theme », *Health & Place,* 11, 4, 295-297.

GERLER, W. M. 1992. « Therapeutic landscapes : medical issues in the light of the new cultural geography », *Social science & medecine,* 34, 7, 735-46.

GISQUET, E. 2008. *Vie et mort en réanimation néonatale, les processus décisionnels en contexte de choix dramatiques,* Paris, L'Harmattan

GOBATTO, I. & TRAORÉ, A. T. 2011. « Apprendre à “savoir y faire” avec le diabète au Mali. La “fabrique” locale de savoirs et de rôles professionnels et profanes », *Revue d'anthropologie des connaissances,* 5, 3, 509-32.

GOFFMAN, E. 1996[1963]. *Stigmate. Les usages sociaux des handicaps,* Paris, Les éditions de Minuit.

GOMEZ-PEREZ, M. & LEBLANC, M. N. 2012. *L'Afrique des générations : entre tensions et négociations*, Karthala.

GONZALÈS, G. 1994. « Migration, nuptialité et famille dans la Vallée du fleuve Sénégal », *Revue européenne des migrations internationales,* 10, 3, 83-109.

GOTTLIEB, 2000. « Où sont passés tous les bébés ? Vers une anthropologie du nourrisson ». *In :* JAMARD, J.-L., TERRAY, E. & XANTHAKOU, M. (dir.), *En substances. Textes pour Françoise Héritier (366-385),* Paris, Fayard, P. 367-85.

GRIAULE, M. 1938. *Jeux dogons,* Paris, Travaux et Mémoires de l'Institut d'Ethnologie.

GROSE, M. J. 2011. « Landscape and children's health : Old natures and new challenges for the preventorium », *Health & Place,* 17, 1, 94-102.

GRUÉNAIS, M.-E. 1985. « Mariages en ville et malnutritions aiguës », *Sciences sociales et santé,* 3, 3-4, 57-83.

GRUÉNAIS, M.-E. & MAYALA, D. 1988. « Comment se débarrasser de l'efficacité symbolique de la médecine traditionnelle », *Politique africaine,* 31, 51-61.

GUILHEM, D. 2008. « Incorporation de l'identité de genre chez les Peuls Djeneri du Mali », *Journal des anthropologues,* 112-113, 135-53.

GUILHEM, D. & BOËTCH, G. 2017. « Lait maternel ou lait de vache ? La production du corps de l'enfant par deux liquides nourriciers chez les Peuls du Ferlo (Sénégal) », *Anthropozoologica,* 52, 1, 91-101.

GUINDO, A. 2017. *L'hôpital « pour de vrai ». Une ethnographie de l'ordinaire d'un service de pédiatrie à Bamako (Mali),* Thèse de doctorat en anthropologie sociale et ethnologie, EHESS Marseille.

GUPTA, M. L., ABORIGO, R. A., ADONGO, P. B., ROMINSKI, S., HODGSON, A., ENGMANN, C. M. & MOYER, C. A. 2015. « Grandmothers as gatekeepers? The role of grandmothers in influencing health-seeking for mothers and newborns in rural northern Ghana », *Global Public Health,* 10, 9, 1078-91.

HAHONOU, E. 2002. « Les urgences à l'hôpital de Niamey », *Études et travaux, 5.* [En ligne] http://www.lasdel.net/spip/IMG/59.pdf

HAMELIN BRABANT, L. 2006. « L'enfance sous le regard de l'expertise médicale : 1930-1970 », *Recherches sociographiques,* 47, 2, 277-98.

HAMÈS, C. 1994. « Le rôle de l'islam dans la société mauritanienne contemporaine », *Politique africaine,* 55, 46-51.

HAMÈS, C. 2007a. *Coran et talismans. Textes et pratiques magiques en milieu musulman,* Paris, Karthala.

HAMÈS, C. 2007b. La notion de magie dans le Coran. *In :* HAMÈS, C., *Coran et talismans. Textes et pratiques magiques en milieu musulman,* Paris, Karthala, p. 17-47.

HAMÈS, C. 2008. « Problématiques de la magie sorcellerie en Islam et perspectives africaines », *Cahier d'études africaines,* 189-190, 1, 81-99.

HAMPSHIRE, K. R., PORTER, G., ASIEDU OWUSU, S., TANLE, A. & ABANE, A. 2011. « Out of the reach of children ? Young people's health-seeking practices and agency in Africa's newly-emerging therapeutic landscapes », *Social Science & Medicine,* 73, 5, 702-10.

HANCART PETITET, P. 2007. *Maternité en Inde du Sud. Des savoirs autour de la naissance au temps du sida,* Thèse de Doctorat, Université Paul Cézanne, Aix-en-Provence, 437 p.

HARANG, M. 2007. *Système de soins et croissance urbaine dans une ville en mutation. Le cas de Ouagadougou.* Thèse de doctorat, Université Paris X.

HARDON, A., DESCLAUX, A., EGROT, M., SIMON, E., MICOLLIER, E. & KYAKUWA, M. 2008. « Alternative medicines for AIDS in resource-poor settings : Insights from exploratory anthropological studies in Asia and Africa », *Journal of Ethnobiology and Ethnomedecine,* 16. [En ligne] http://www.ethnobiomed.com/content/4/1/16

HAXAIRE, C. 2003. « Âges de la vie et accomplissement individuel chez les Gouro (Nord) de Côte d'Ivoire », *L'Homme,* 167-168, 3, 127.

HÉJOAKA, F. 2012. *L'enfant gardien du secret. Vivre et grandir avec le sida et ses traitements à Bobo Dioulasso (Burkina Faso),* Thèse de doctorat, École des Hautes Études en Sciences Sociales, Paris.

HENRY, C. 1995. « Le système de classes d'âge des Añaki (Bijago de Guinée-Bissau) », *Journal des africanistes,* 65, 1, 35-53.

HIRSCHFELD, L. A. 2003. « Pourquoi les anthropologues n'aiment-ils pas les enfants ? », *Terrain,* 40, 21-48.

HOURS, B. 1985. *L'État sorcier. Santé publique et société au Cameroun,* Paris, L'Harmattan.

IDA, A. 2016. *Les vécus de l'enfant hospitalisé à Dakar. Une analyse ethnographique des paroles et des interactions dans quelques services de pédiatrie à Dakar,* Thèse pour l'obtention du doctorat en anthropologie sociale et ethnologie, École des Hautes Études en Sciences Sociales, Marseille, 520 p.

IZUGBARA, C. O., ETUKUDOH, I. W. & BROWN, A. S. 2005. « Transethnic itineraries for ethnomedical therapies in Nigeria : Igbo women seeking Ibibio cures », *Health & Place,* 11. [Enligne] http://www.researchgate.net/publication/8177638_Transethnic_itineraries_for_ethnomedical_therapies_in_Nigeria_Igbo_women_seeking_Ibibio_cures

JACQUEMIN, M. 2000. « "Petites nièces" et petites bonnes : le travail des fillettes en milieu urbain de Côte d'Ivoire », *Journal des africanistes,* 70, 1-2, 105-22.

JAFFRÉ, Y. 1991. « Anthropologie de la santé et éducation pour la santé », *Cahiers Santé,* 1, 406-14.

JAFFRÉ, Y. 1996. « Dissonances entre les représentations sociales et médicales de la malnutrition dans un service de pédiatrie au Niger », *Sciences sociales et santé,* 14, 1, 41-71.

JAFFRÉ, Y. 1999a. « La maladie et ses dispositifs ». *In :* JAFFRÉ, Y. & OLIVIER DE SARDAN, J.-P. (dir.), *La construction sociale des maladies,* Paris, Les Presses universitaires de France, p. 41-68.

JAFFRÉ, Y. 1999b. « Sayi ». *In :* JAFFRÉ, Y. & OLIVIER DE SARDAN, J.-P. (dir.), *La construction sociale des maladies. Les entités nosologiques populaires en Afrique de l'Ouest,* Paris, Presses universitaires de France, p. 155-71.

JAFFRÉ, Y. 2003. « Anthropologie et hygiène hospitalière ». *In :* BONNET, D. & JAFFRÉ, Y. (dir.), *Les maladies de passage. La construction sociale des notions de transmission,* Paris, Karthala, p. 341-73.

JAFFRÉ, Y. 2006. « Éducation pour la santé et pratique sociale », *Bulletin de l'APAD,* 3. [En ligne] https://journals.openedition.org/apad/388

JAFFRÉ, Y., DIALLO, M., ATCHA, V. & DICKO, F. 2009A. « Analyse anthropologique des interactions entre soignants et enfants dans quelques services de pédiatrie d'Afrique de l'Ouest (Abidjan, Bamako, Conakry) », *Bulletin de la société de pathologie exotique,* 102, 4, 238-46.

JAFFRÉ, Y., DIALLO, Y., VASSEUR, P. & GRENIER TORRES, C. (dir.) 2009b. *La bataille des femmes. Analyse anthropologique de la mortalité maternelle dans quelques services d'obstétrique d'Afrique de l'Ouest,* Descartes, Editions Faustroll.

JAFFRÉ, Y. & GUINDO, A. 2013. « "On se s'occupe pas assez d'eux" Anthropologie d'un dispositif de soins pédiatriques en Afrique de l'Ouest », *Anthropologie et société,* 37, 3, 157-77.

JAFFRÉ, Y. & MOUMOUNI, A. 1993. « "Être aveugle". La cécité, entre une définition épidémiologique et sociale », *Bulletin de la société pathologique exotique,* 4, 295-99.

JAFFRÉ, Y. & OLIVIER DE SARDAN, J.-P. (dir.) 1999. *La construction sociale des maladies. Les entités nosologiques populaires en Afrique de l'Ouest,* Paris, Presses Universitaires de France.

JAFFRÉ, Y. & OLIVIER DE SARDAN, J.-P. (dir.) 2003. *Une médecine inhospitalière. Les difficiles relations entre soignants et soignés dans cinq capitales d'Afrique de l'Ouest,* Paris, Karthala.

JAFFRÉ, Y. & PRUAL, A. 1993. « "Le corps des sages femmes", entre identités professionnelle et sociale », *Sciences sociales et santé,* 11, 2, 63-80.

JAMES, A. 2007. « Giving voice to children's voices : practices and problems, pitfalls and potentials », *American Anthropologist,* 109, 2, 261-72.

JAMES, A. & JAMES, A. L. 2004. *Constructing Childhood, Theory, Policy and social Practice,* Londres, Palgrave, Macmillan.

JAMES, A. & PROUT, A. 1990. *Constructing and Reconstructing Childhood,* London, Falmer Press.

JAMES, I., ANDERSHED, B. & TERNESTEDT, B.-M. 2007. A family's beliefs about cancer, dying, and death in the end of life, *Journal of Family Nursing,* 13, 2, 226-52.

JANZEN, J. M. 1995. *La quête de la thérapie au Bas-Zaïre,* Paris, Karthala.

JAVEAU, C. 1994. « Dix propositions sur l'enfance, objet des sciences sociales. Enfances et Sciences sociales », *Revue de l'Institut de sociologie,* 1-2, 15-19.

JOLLY, É. 2003. « Aux files des âges. Classes d'âge et générations dans cinq régions dogon (Mali) », *L'Homme,* 167-68, 3, 104.

JONCKERS, D. 1986. « Les faiseurs d'enfants », *Journal des africanistes,* 56, 1, 51-66.

JONCKERS, D. 1988. *La société Minyanka du Mali,* Clamecy, L'Harmattan.

JONCKERS, D. 2001. « “Le sexe du père est un sein pour le fœtus.” La place des hommes dans le désir d'enfants chez les Minyanka bamana du Mali », *L'Autre,* 2, 3, 521-36.

JOURNET, O. 1981. « “La quête de l'enfant”. Représentations de la maternité et rituels de stérilité dans la société Diola de Basse-Casamance », *Journal de la société des africanistes,* 5, 97-105.

KADIO, K., OUMAR MALLÉ, S. & RIDDE, V. 2014. « Les difficultés d'accès aux soins de santé des indigents vivant dans des ménages non pauvres », *Santé publique,* 26, 1, 89-97.

KAMARA, O. 2001. « Les divisions statutaires des descendants d'esclaves au Fuuta Tooro mauritanien », *Journal des africanistes,* 70, 1-2, 265-89.

KANE, A. 2010. *Tontines, caisses de solidarité et banquiers ambulants,* Paris, L'Harmattan.

KANE, H. 2006. *Contenir et soulager. Analyse anthropologique des rapports aux douleurs iatrogènes chez l'enfant,* Mémoire de master, Université Paul Cézanne, Marseille.

KANE, H. 2007. « Le contrôle des comportements de l'enfant lors de soins potentiellement douloureux. L'éducatif au détour des soins médicaux ». *In :*

COHEN SALMON, D. (dir.), *Le jeune enfant, ses professionnels et la douleur.* Paris, Erès, p. 65-77.

KANE, H. 2017. « Configurations familiales et accès des enfants aux soins à Nouakchott (Mauritanie) », *Enfances, familles, générations,* 28. [En ligne] https://journals.openedition.org/efg/1568

KANE, H. & FEARON, D. 2017. « "It grabs me by my neck" : Exploring children's experience of chronic illness in Mauritania through drawings and interviews », *Childhood,* 25, 2, 203-19.

KANGAS, B. 2002. « Therapeutic Itineraries in a Global World : Yemenis and their search for biomedical treatment abroad », *Medical anthropology,* 21, 1, 35-78.

KARDINER, A. 1969[1939]. *L'individu dans sa société. Essai d'anthropologie psychanalytique,* Paris, Gallimard.

KEITH, N. & DEDAH, C. M. 2009. *Étude comportementale pour l'élaboration d'une stratégie de communication durable et à l'échelle : Connaissances, Attitudes et Pratiques des Communautés*, Nouakchott, Université de Nouakchott & Unicef, 150 p.

KINTZ, D. 1986. « Ce que disent les anthroponymes peuls », *Langage et société,* 36, 27-40.

KLEINMAN, A. 1978. « Concepts and a model for the comparaison of medical systems », *Social science & medicine,* 12, 26, 85-93.

KLEINMAN, A. 1980. *Patients and healers in the context of culture. An exploration in the borderland between Anthropology, Medecine and Psychiatry,* Berkeley, University of California Press.

LAFDAL, M. & SOW, A. 2006. « Stratégies familiales de prise en charge des orphelins et autres enfants vulnérables en Mauritanie ». *In :* BALLET, J. & HAMZETTA, B. (dir.) *Formes sociales de la pauvreté en Mauritanie,* Paris, L'Harmattan, P. 113-22.

LALLEMAND, S. 1976. « Génitrices et éducatrices mossi », *L'Homme,* 16, 1, 109-24.

LALLEMAND, S. 1977. *Une famille mossi,* Paris, CNRS.

LALLEMAND, S. 1988. *La mangeuse d'âmes. Sorcellerie et famille en Afrique,* Paris, L'Harmattan.

LALLEMAND, S. 1989. « Naissances en Afrique », *Topique,* 43, 1, 19-31.

LALLEMAND, S. 1993. *La circulation des enfants en société traditionnelle. Prêt, don, échange,* Paris, L'Harmattan.

LALLEMAND, S. 2002. « Esquisse de la courte histoire de l'anthropologie de l'enfance », *Journal des africanistes,* 72, 1, 9-18.

LALLEMAND, S. & JOURNET, O. (dir.) 1991. *Grossesse et petite enfance en Afrique noire et à Madagascar,* Paris, L'Harmattan.

LALLEMAND, S. & LE MOAL, G. 1981. « Un petit sujet », *Journal des africanistes,* 51, 1-2, 5-21.

LANCY, D. F. 2014. « "Babies aren't persons" : A survey of delayed personhood ». In: KELLER, H. & OTTO, H., *Different faces of attachment : Cultural variations of a universal human need* », p.66-112.

LANGE, M.-F. 2007. « Espaces scolaires en Afrique francophone », *Ethnologie française,* 37, 4, 639-45.

LAPLANTINE, F. 1993[1986]. *Anthropologie de la maladie,* Paris, Payot.

LE BRETON, D. 1995. *Anthropologie de la douleur,* Paris, Métailié.

LE MARCIS, F. 2001. *Des maux ordinaires : une anthropologie de la santé au quotidien dans le Maasina (Mali),* Thèse de doctorat en Anthropologie sociale et culturelle, EHESS Paris.

LEACH, M. A., FAIRHEAD, J. R., MILLIMOUNO, D. & DIALLO, A. A. 2008. « New therapeutic landscapes in Africa : Parental categories and practices in seeking infant health in the Republic of Guinea », *Social Science & Medicine,* 66, 10, 2157-67.

LESERVOISIER, O. 2005. « "Nous voulons notre part !". Les ambivalences du mouvement d'émancipation des *Saafaalbe Hormankoobe* de Djéol (Mauritanie) », *Cahiers d'Études africaines,* XLV, 3-4, 987-1014.

LESERVOISIER, O. 2008. « Les héritages de l'esclavage : dans la société haalpulaar de Mauritanie », *Journal des africanistes,* 78, 1-2, 247-67.

LESERVOISIER, O. & VIDAL, L. 2007. « Introduction. L'exercice réflexif face aux conditions actuelles de la pratique ethnologique ». *In :* LESERVOISIER, O. & VIDAL, L. (dir.), *L'anthropologie face à ses objets. Nouveaux contextes ethnographiques,* Paris, Editions des archives contemporaines, p. 1-15.

LESLIE, C. 1980. « Medical pluralim in world perspective, in a special issue on medical pluralism », *Social Science & Medicine,* 14B, 4, 190-96.

LESOURD, C. 2007. « "Capital beauté" De quelques riches femmes maures », *Politique africaine,* 107, 62-80.

LESTRANGE, M. T. D. & PASSOT-GUEVARA, B. 1981. « De la grossesse au sevrage, chez les Bassari, les Peul et les Boïn de Salemata », *Journal des africanistes,* 51, 1-2, 23-41.

LEWIS, M. & CALVÈS, A. 2011. « L'encadrement par les aînées de l'entrée en maternité des jeunes femmes à Ouagadougou : Continuités et changements ». *In :* GOMEZ-PEREZ, M. & LEBLANC, M. N. (dir.), *L'Afrique des générations. Entre tensions et renégociations,* Paris, Karthala, p. 645-78.

LOCOH, T. 2002. Structures familiales et évolution de la fécondité dans les pays à fécondité intermédiaire d'Afrique de l'Ouest, *Document de travail de l'Ined,* 112. [En ligne] http://www.un.org/esa/population/publications/completingfertility/Revised2LOCOHpaper.PDF

LOUX, F. 1978. *Le jeune enfant et son corps dans la médecine traditionnelle,* Paris, Flammarion.

LUCCHINI, R. 1998. « L'enfant de la rue : réalité complexe et discours réducteurs », *Déviance et société,* 22, 4, 347-66.

LY, D. 1938. « Coutumes et contes des Toucouleurs du Fouta Toro », *Bulletin du Comité d'Études Historiques et Scientifiques de l'Afrique Occidentale Française,* 21, 2, 304-26.

MADGE, C. 1998. « Therapeutic landscape of the Jola, The Gambia, West Africa », *Health & Place,* 4, 4, 293-11.

MALINOWSKI, B. 1989[1929]. *Les Argonautes du Pacifique occidental,* Paris, Gallimard.

MARCHE, H. 2004. « Du curatif au palliatif dans un service de cancérologie : la gestion sociale des incertitudes ». *In :* PENNEC, S. (dir.), *Des vivants et des morts,* Brest, Université de Bretagne Occidentale, p. 143-51.

MARCHESIN, P. 1992. *Tribus, ethnies et pouvoir en Mauritanie,* Paris, Karthala.

MARFAING, L. 2009. « La posture paradoxale des employés de l'administration coloniale en Mauritanie au moment de l'indépendance ». *In :* European Conference on African Studies, Leipzig.

MARTIN, N. & SPIRE, A. 2004. *Dieu aime-t-il les malades ? Les religions monothéistes face à la maladie,* Paris, Editions Anne Carrière.

MASSÉ, R. 1995. « Les apports de l'anthropologie à l'épidémiologie : le cas du rôle étiologique de l'isolement social », *Rupture, revue transdisciplinaire en santé,* 2, 1, 109-38.

MASSÉ, R. 1997. « Les mirages de la rationalité des savoirs ethnomédicaux », *Anthropologie et Sociétés,* 21, 1, 53-72.

MAUSS, M. 1936. « Les techniques du corps », *Journal de Psychologie, 32,* [En ligne] http://classiques.uqac.ca/classiques/mauss_marcel/socio_et_anthropo/6_Techniques_corps/Techniques_corps.html

MAUSS, M. 2002[1926]. *Manuel d'ethnographie,* Paris, Petite Bibliothèque Payot.

MBOW, M. D. 2006. *L'assurance qualité des soins de santé : un défi à relever en République Islamique de Mauritanie,* Thèse de doctorat, Institut universitaire de formation générale et diplomatique, Paris.

MEAD, M. 2004[1928]. *Mœurs et sexualité en Océanie. Livre II, Adolescence à Samoa*, Plon.

MS, 2011. *Rapport d'analyse de la situation du secteur de santé,* Nouakchott, Ministère de la Santé, Mauritanie, 143 p.

MS & AFD 2010, Rapport d'enquête sur l'accès aux soins du nouveau-né à Nouakchott, Nouakchott, Ministère de la Santé, Agence Française de Développement, 43 p.

MOHAMED VALL, A. 2009. « Contribution à l'étude des plantes médicinales de Mauritanie », *Ann. Univ. Lomé (Togo),* Tome XVII, 9-27.

MOREL, M. F. & ROLLET, C. 2000. *Des bébés et des hommes. Traditions et modernité des soins aux tout-petits,* Paris, Albin Michel.

MOUMOUNI, A. & SOULEY, A. 2004. « La maternité Issaka Gazobi et l'hôpital national de Niamey », *Études et travaux, n°19.* [En ligne] http://www.lasdel.net/spip/IMG/106.pdf

MUFTI, G. E., TOWELL, T. & CARTWRIGHT, T. 2015. « Pakistani children's experiences of growing up with beta-thalassemia major », *Qualitative Health Research,* 25, 3, 386-96.

N'DIAYE, S. 2010. « Mémoire et réconciliation en Mauritanie : Enjeux, intérêts et "jeux d'acteurs" », *Cahiers d'Études africaines,* 197, 1, 51-67.

OLIVIER DE SARDAN, J.-P. 1988. « Jeu de la croyance et "je" ethnologique : exotisme religieux et ethno-égo-centrisme », *Cahiers d'Études africaines,* 111-112, 527-40.

OLIVIER DE SARDAN, J.-P. 1999a. « Les entités nosologiques internes : quelques logiques représentationnelles ». *In :* JAFFRÉ, Y. & OLIVIER DE SARDAN, J.-P. (dir.), *La construction sociale des maladies. Les entités nosologiques populaires en Afrique de l'Ouest,* Paris, Presses Universitaires de France, p. 71-87.

OLIVIER DE SARDAN, J.-P. 1999b. « Les représentations des maladies : des modules ? » *In :* OLIVIER DE SARDAN, J.-P. & JAFFRÉ, Y. (dir.), *La construction sociale des maladies. Les entités nosologiques populaires en Afrique de l'Ouest,* Paris, Presses Universitaires de France, p. 15-40.

OLIVIER DE SARDAN, J.-P. 2001. « Le “je” méthodologique, implications et explicitations dans l'enquête de terrain ». *Revue française de sociologie,* 41, 3, 417-45.

OLIVIER DE SARDAN, J.-P. 2008. *La rigueur du qualitatif. Les contraintes empiriques de l'interprétation socio-anthropologique,* Louvain-La-Neuve, Bruylant-Academia.

OLIVIER DE SARDAN, J.-P., BAKO-ARIFARI, N. & MOUMOUNI, A. 2007. « La corruption dans le domaine de la santé ». *In :* BLUNDO, G. & OLIVIER DE SARDAN, J.-P. (dir.) *État et corruption en Afrique. Une anthropologie comparative des relations entre fonctionnaires et usagers (Bénin, Niger, Sénégal),* Paris, APAD – Karthala, p. 225-57.

OLIVIER DE SARDAN, J.-P. & RIDDE, V. 2012. « L'exemption de paiement des soins au Burkina Faso, Mali et Niger », *Afrique contemporaine,* 243, 3, 11-32.

OMS 2002. *Stratégie mondiale de l'OMS pour la médecine traditionnelle pour 2002-2005*, Genève, Organisation Mondiale de la Santé, 65 p.

OMS 2009. *Profil en Ressources Humaines en Santé. République Islamique de Mauritanie*, Genève, Organisation Mondiale de la Santé, 79 p.

OMS 2014. *Statistiques sanitaires mondiales 2014*, Genève, Organisation Mondiale de la Santé, 12 p.

ORTIGUES, M.-C. & ORTIGUES, E. 1984[1966]. *Œdipe Africain,* Paris, L'Harmattan.

OSMONT, A. 1981. « Stratégies familiales, stratégies résidentielles en milieu urbain », *Cahier d'Études Africaines* 21, 81-83, 175-95.

OUATTARA, F. 2002. « Gouvernances quotidiennes au cœur des structures de santé. Les cas d'Orodara et de Banfora, Burkina Faso », *Bulletin de l'APAD,* 23-24. [En ligne] http://apad.revues.org/document145.html

OUATTARA, F., FERNAND BATIONO, B. & GRUÉNAIS, M.-E. 2009 « Pas de mère sans un “mari”. La nécessité du mariage dans les structures de soins à Ouagadougou », *Autrepart* 52, 52, 81-94.

PAILLET, A. 2007. *Sauver la vie et donner la mort. Une sociologie de l'éthique en réanimation néonatale,* Paris, La dispute.

PASSERON, J.-C. & REVEL, J. 2005. « Penser par cas. Raisonner à partir de singularités ». *In :* PASSERON, J.-C. & REVEL, J. (dir.), *Penser par cas,* Paris, Éditions de l'École des Hautes Études en Sciences Sociales, p. 9-44.

PEGLIDOU, A. 2010. « Therapeutic itineraries of 'depressed' women in Greece : power relationships and agency in therapeutic pluralism », *Anthropology & Medicine,* 17, 1, 41-57.

PELISSARI, E. & SYLLA, O. 2014. *Enfance et sacrifice au Sénégal, Mali, Gabon. Écoles coraniques. Pratiques d'initiation. Abus et crimes rituels,* Torino, L'Harmattan Italia.

PENEFF, J. 1992. *L'Hôpital en urgence. Étude par observation participante,* Paris, Métailié.

PÉREZ, P. 1992. « Malades et médecins à Ciudad Acuña (Mexique). Une anthropologie de la médecine dans une région frontalière », *L'Homme*, 235-251.

PERROT, M. 1998. *Les femmes ou les silences de l'Histoire,* Saint-Amand-Montrond, Flammarion.

PETER, J.-P. 1988. « Silence et cris. La médecine devant la douleur ou l'histoire d'une élision », *Le genre humain,* 18, 117-94.

Pinsonnault, N. 2003. « L'éclatement géographique des itinéraires thérapeutiques », *VertigO*, 4. [En ligne] http://vertigo.revues.org/4847

PORDIÉ, L. & SIMON, E. 2013. *Les nouveaux guérisseurs. Biographies de thérapeutes au temps de la globalisation,* Paris, Editions EHESS.

POUCHELLE, M.-C. 2003. *L'hôpital corps et âme. Essai d'anthropologie hospitalière,* Paris, Seli Arslan.

QUERRE, M. 2002. *Le bâton peul sur les sentiers de l'enfance. Approche ethnologique de la socialisation de l'enfant Peul dans la région du Séno (Burkina Faso),* Thèse de doctorat d'anthropologie, Université Victor Segalen, Bordeaux, 381 p.

QUERRE, M. 2007. « Enjeux sociaux autour du corps de l'enfant », *Face-à-Face*, 10. [En ligne] http://faceaface.revues.org/95

RABAIN, J. 1979. *L'enfant du lignage. Du sevrage à la classe d'âge,* Paris, Payot.

RABAIN, J. 2003. « Enfance, âge et développement chez les wolof du Sénégal », *L'Homme,* 167-168, 3-4, 49-65.

RADI, S. 2007. « L'hépatite C et les défaillances du système égyptien de santé publique. Itinéraires thérapeutiques et solutions palliatives », *Égypte/Monde arabe,* 4, 127-45.

RAINEAU, C. 2002. « Maladie et infortune dans l'Auvergne d'aujourd'hui. Médecins, malades et guérisseurs d'un bourg montagnard à l'hôpital », *Ruralia*, 10-11. [En ligne] http://ruralia.revues.org/309#quotation

RANDALL, S. & HILL, A. 1984. « Différences géographiques et sociales dans la mortalité maternelle et infantile au Mali », *Population,* 39, 6, 921-46.

RAYNAUT, J. C. 1987. « Le privilège urbain : conditions de vie et santé au Niger », *Politique africaine*, 28, 42-52.

RAZZY, E. 2004. « Le corps et la personne du petit enfant. Ethnographie des petits riens du quotidien Soninké », *L'Autre,* 5, 2, 203-14.

RAZZY, E. 2007. *Naître et devenir. Anthropologie de la petite enfance en milieu Soninké (Mali),* Nanterre, Edition de la Société d'Ethnologie.

RICŒUR, P. 1985. *Temps et récit 3 : Le temps raconté,* Paris, Seuil.

ROLLET, C. 2001. *Les enfants du XIXe siècle,* Paris, Hachette.

ROSSI, I. 1997. *Corps et chamanisme : Essai sur le pluralisme médical,* Paris, Armand Colin.

ROSSI, I. 2007. « Quête de spiritualité et pluralisme médical : reconfigurations contemporaines ». *In :* Durisch Gauthier, N., Rossi, I. & Stolz, J. (dir.), *Quête de santé. Entre soins médicaux et guérisons spirituelles,* Genève, Labor et Fides, p. 15-30.

ROSSI, I., KAECH, F., FOLEY, R.-A. & PAPADANIEL, Y. 2008. « L'éthique à l'épreuve d'une anthropologie en milieu palliatif : de l'insertion à la restitution ». *Ethnographiques.org,* 17. [En ligne] http://www.ethnographiques.org/2008/Rossi,et-al

ROTH, C. 2007. « "Tu ne peux pas rejeter ton enfant !" : Contrat entre les générations, sécurité sociale et vieillesse en milieu urbain burkinabè ». *Cahiers d'Études africaines,* 47, 1, 93-116.

SAILLANT, F. 1992. « La part des femmes dans les soins de santé », *Revue internationale d'action communautaire* 28, 66, 95-106.

SAILLANT, F. 1999. « Chercher l'invisible : épistémologie et méthode de l'étude des soins », *Recherches qualitatives,* 20, 125-58.

SAILLANT, F. 2007. « Une anthropologie critique de l'humanitaire », *Anthropologie et sociétés,* 31, 2, 7-23.

SAILLANT, F. & GAGNON, E. 1999. « Vers une anthropologie des soins ? », *Anthropologie et Sociétés,* 23, 2, 5-14.

SAKOYAN, J. 2012. « Les mobilités thérapeutiques. Bilan et perspectives depuis les Comores », *Anthropologie et santé,* 5. [En ligne] http://anthropologiesante.revues.org/1035

SALEM, G. 1998. *La santé dans la ville. Géographie d'un espace dense, Pikine (Sénégal),* Paris, Karthala, Ostrom Édition.

SALL, I. A. 2007. *Mauritanie du Sud. Conquêtes et administration coloniale française (1890-1945),* Paris, Karthala.

SANWOGOU, L. & GNAMBODOUE, T. 1984. *Les principes, l'art et la pratique des accoucheuses traditionnelles en Mauritanie*, Nouakchott, 68 p.

SAUERBORN, R., ADAMS, A. & HIEN, M. 1996. « Household Strategies to Cope with the Economic Costs of Illness », *Social Science & Medicine,* 43, 3, 291-301.

SCHINZ, O. 2002. « Pourquoi les ethnologues s'établissent en enfer ? Maîtrise de soi, maîtrise de son terrain », *Ethnographiques.org,* 1. [En ligne] http://www.ethnographiques.org/2002/Schinz.html

SCHLEMMER, B. 2006. « Le "travail des enfants", étapes et avatars dans la construction d'un objet ». *In :* SIROTA, R. (dir.), *Éléments pour une sociologie de l'enfance,* Presses universitaires de Rennes, p. 173-83.

SCHMITZ, J. 2000. « Le souffle de la parenté. Mariage et transmission de la baraka chez des clercs musulmans de la Vallée du Sénégal », *L'Homme,* 154, 241-78.

SEMIN, J. 2007. « L'argent, la famille, les amies : ethnographie contemporaine des tontines africaines en contexte migratoire », *Civilisations,* 56-1, 1, 183-99.

SEN, A. K. 2000. *Repenser l'inégalité,* Paris, Seuil.

SHERIFF, T. 2000. « La production d'enfants et la notion de "bien de l'enfant" », *Anthropologie et Sociétés,* 24, 2, 91-110.

SIMARD, G. 1996. *Petites commerçantes de Mauritanie,* Paris, Karthala.

SINDZINGRE, N. 1983. « L'interprétation de l'infortune : Un itinéraire Senufo (Côte d'Ivoire) », *Sciences sociales et santé,* 1, 3-4, 7-36.

SIROTA, R. 1998. « L'émergence d'une sociologie de l'enfance : évolution de l'objet, évolution du regard », *Éducation et Sociétés,* 2, 9-34.

SIROTA, R. 2006. Petit objet insolite ou champ constitué, la sociologie de l'enfance est-elle encore dans les choux ? *In :* Sirota, R. *Éléments pour une sociologie de l'enfance,* Rennes, Presses Universitaires de Rennes, p. 13-34.

SIROTA, R. 2012. « L'enfance au regard des sciences sociales », *AnthopoChildren,* 1. [En ligne] http://popups.ulg.ac.be/2034-8517/index.php?id=921

SOW, I. 1982. « Le Monde des subalɓe », *Bulletin de l'IFAN,* 44, 3-4, 237-16.

STONE, D. 1994. « Aspects du paysage religieux : marabouts et confréries », *Politique africaine,* 55, 52-56.

STRAUSS, A. 1992. « Maladie et trajectoire ». *In :* Strauss, A. (dir.), *La trame de la négociation. Sociologie qualitative et interactionnisme,* Paris, L'Harmattan, 143-89.

STURZENEGGER, O. 1996. « L'indien comme thérapeute créole ». *In :* BENOIST, J. (dir.), *Soigner au pluriel. Essais sur le pluralisme médical,* Paris, Karthala, p. 76-91.

SUREMAIN, C.-E. 2007. « L'entourage nourricier de l'enfant. À partir d'exemples en Bolivie et au Congo », *L'Autre,* 8, 3, 37-54.

SUREMAIN, C.-E. & BONNET, D. 2014. *L'enfant du développement,* Paris, Les Presses de Sciences Po.

SUREMAIN, C.-É., LEFÈVRE, P. & PÉCHO, I. 2000. « Les relations de genre soumises à l'épreuve de la maladie de l'enfant : Exemples boliviens et péruviens », *Recherches féministes,* 13, 1, 27-46.

SY, I., KEITA, M., TALEB, M., LO, B., TANNER, M. & CISSÉ, G. 2010. « Recours aux soins et utilisation du système de santé à Nouakchott (Mauritanie) : inégalités spatiales ou pesanteurs sociales ? », *Cahier Santé* 20, 1, 52-58.

TAINE-CHEIKH, C. 1976. « Aperçu sur la situation sociolinguistique en Mauritanie ». *In :* Centre de recherches et d'études sur les sociétés méditerranéennes & Centre d'étude d'Afrique noire, *Introduction à la Mauritanie,* Paris, Edition du CNRS, p. 167-73.

TAINE-CHEIKH, C. 1994. « Les langues comme enjeux identitaires. La Mauritanie, un tournant démocratique ? », *Politique africaine,* 55, 57-65.

TALEB, M. 2007. *Santé, vulnérabilité et tuberculose en milieu nomade sahélien : contribution à l'étude des représentations sociales de la tuberculose chez des populations nomades de la Mauritanie et du Tchad,* Thèse de doctorat, Université de Cocody, Abidjan, 328 p.

TALEB, M., SCHELLING, E., ESSANE, S., CISSÉ, G., LO, B., OBRIST, B., WISS, K. & ZINSSTAG, J. 2006. « Le désert existe aussi dans la ville : regard sur la lutte contre la maladie chez des populations défavorisées en milieu périurbain de Nouakchott (Mauritanie) », *VertigO,* HS 3. [En ligne] http://vertigo.revues.org/1805

TALL, K. E. 1984. *Guérir à Cubalel. Interprétation de la maladie et pratiques thérapeutiques chez les Haalpulaaren dans la vallée du fleuve Sénégal,* Thèse de doctorat en ethnologie, EHESS, Paris, 419 p.

TAUZIN, A. 1986. « Massages corporels des fillettes en Mauritanie », *Geste et Image,* 6-7, 45-57.

TAUZIN, A. 1988. « Excision et identité féminine. L'exemple mauritanien », *Anthropologie et Sociétés,* 12, 1, 29-37.

TAUZIN, A. 1998. *Le henné, art des femmes de Mauritanie,* Paris, Editions de l'Unesco.

TAUZIN, A. 2001. *Figures du féminin dans la société maure (Mauritanie),* Paris, Karthala.

TAVERNE, B. 1996. « La construction sociale de l'efficacité thérapeutique : l'exemple guyanais ». *In :* BENOIST, J. (dir.), *Soigner au pluriel. Essais sur le pluralisme médical,* Paris, Karthala, p. 29-75.

TESSIER, S. 1998. *A la recherche des enfants des rues,* Condé-sur-Noireau, Karthala.

THOUZERY, M. & MOHAMED VALL, A. 2011. *Plantes médicinales de Mauritanie. Remèdes traditionnels et guérisseurs, du Sahara au fleuve Sénégal,* Toulouse, Imprimerie 34.

TOLHURST, R., AMEKUDZI, Y. P., NYONATOR, F. K., BERTEL SQUIRE, S. & THEOBALD, S. 2008. « "He will ask why the child gets sick so often" : The gendered dynamics of intra-household bargaining over healthcare for children with fever in the Volta Region of Ghana », *Social Science & Medicine,* 66, 5, 1106-17.

TONDA, J. 2001. « Le syndrome du prophète. Médecines africaines et précarités identitaires », *Cahiers d'Études africaines,* 161, 139-62.

TRAORÉ, A. 1976. « L'Islam en Mauritanie ». *In :* Centre de recherches et d'études sur les sociétés méditerranéennes & Centre d'étude d'Afrique noire, *Introduction à la Mauritanie,* Paris, Édition du CNRS p. 155-69.

TURMEL, A. 1997. « Absence d'amour et présence de microbes ; sur les modèles culturels de l'enfant », *Recherches sociographiques,* XXXVIII, 1, 89-115.

VAN DER GEEST, S. & FINKLER, K. 2004. « Hospital ethnography : introduction », *Social Science & Medicine,* 59, 1995-2001.

VASSEUR, P. 1999. « Le travail des sages-femmes, entre savoir technique et normes pratiques ». *In :* JAFFRÉ, Y., DIALLO, Y., VASSEUR, P. & GRENIER TORRES, C. (dir), *La Bataille des femmes. Analyse anthropologique de la mortalité dans quelques services d'obstétrique d'Afrique de l'Ouest,* Éditions Faustroll, p. 225-63.

VEGA, A. 1999. Un bouillon de culture : contagion et rapports sociaux à l'hôpital. *Ethnologie française,* 29, 1, 100-110.

VIDAL, C. 1994. « La “solidarité africaine” : un mythe à revisiter », *Cahiers d'Études africaines,* 34, 136, 687-91.

VIDAL, L. 1990. « “L'ombre fragile”. Maladie et rituel de possession au Niger (exemple peul) », *Sciences sociales et santé,* 8, 1, 21-46.

VIDAL, L. 1992a. « Itinéraire thérapeutique et connaissance de la maladie chez des patients séropositifs pour le VIH (Abidjan, Côte d'Ivoire) », *Cahiers Santé,* 5, 2, 220-29.

VIDAL, L. 1992b. « Sida et représentations de la maladie. Éléments de réflexion sur la séropositivité et sa prise en charge (Abidjan, Côte d'Ivoire) », *Cahiers des Sciences Humaines,* 28, 1, 83-98.

VIMARD, P. 1993. « Modernité et pluralité familiale en Afrique de l'Ouest », *Tiers Monde,* 34, 133, 89-115.

VINEL, V. 2008. « Âges de la vie féminine et relations intergénérationnelles au Burkina Faso », *Le portique*, 21. [En ligne] http://leportique.revues.org/1803

VUARIN, R. 1993. « Quelles solidarités sociales peut-on mobiliser pour faire face au coût de la maladie ? » *In :* BRUNET-JAILLY, J. (dir.), *Se soigner au Mali : une contribution des sciences sociales, douze expériences de terrain,* Paris, Karthala, p. 299-316.

VUARIN, R. 1994. « L'argent et l'entregent », *Cahiers des Sciences Humaines,* 30, 1-2, 255-73.

WAGSTAFF, A. 2002. « Pauvreté et inégalités dans le domaine de la santé », *Bulletin de l'OMS*, 7. [En ligne] www.cmhealth.org/wg1_paper5.pdf

WALENTOWITZ, S. 2003. *« Enfant de Soi, enfant de l'Autre ». La construction symbolique et sociale des identités à travers une étude anthropologique de la naissance chez les Touaregs (Kel Eghlal et Ayttawari de l'Azawagh, Niger),* Thèse de doctorat d'anthropologie sociale et d'ethnologie, EHESS Paris, 581 p.

WALENTOWITZ, S. 2006. « La vie sociale du fœtus. Approche anthropologique », *Spirale*, 36, 125-41.

WALLMAN, S. & BAKER, M. 1996. « Which resources pay for treatment ? A model for estimating the informal economy of health », *Social Science & Medicine,* 42, 5, 671-79.

WANE, B. 1991. *Étude des phénomènes perceptifs à travers les figures du « Sukuño » et du « ɓilejo » en milieu halpulaar,* Mémoire de maîtrise de philosophie, Université de Nouakchott, 63 p.

WANE, Y. 1969. *Les Toucouleur du Fouta Tooro. Stratification sociale et structure familiale,* Dakar, Institut Fondamental d'Afrique Noire.

WATSON, C. & JIDDOU FAH, B. 2010. *Étude sur la Protection Sociale en Mauritanie. Analyse de la situation et recommandations opérationnelles*, Nouakchott, Fonds des Nations Unies pour l'enfance, 200 p.

WEDOUD CHEIKH, A. 2014. « Science et société dans l'espace ouest-saharien ». *In :* Journées d'études sciences et développement durable, Nouakchott.

WHITING, J. M. W. & CHILD, I. L. 1953. *Child Training and Personality, Cross-Cultural Study,* Yale University Press.

ZEMPLÉNI, A. 1982. « Anciens et nouveaux usages sociaux de la maladie en Afrique », *Archives de Sciences Sociales des Religions* 14, 1, 5-19.

ZEMPLÉNI, A. & RABAIN, J. 1965. « L'enfant nit ku bon. Un tableau psychopathologique traditionnel chez les Wolof et les Lebou du Sénégal », *Psychopathologie Africaine,* 1, 3, 329-441.

ZWARTHOED, D. 2009. *Comprendre la pauvreté. John Rawls. Amartya Sen,* Paris, Presses Universitaires de France.

Glossaire des principaux termes pulaar utilisés

Addo : poussées dentaires et maux associés

Aaye : verset du Coran

Ɓanndu : corps humain

Ɓileejo (pl. wileeɓe) : guérisseur, contre-sorcier

Cefi : formule magique et secrète

Cellal : santé, bien-être

Cerno (pl. sernaaɓe) : marabout

Cukalel (pl. sukaaɓe) : enfant

Fuuta : vallée du fleuve

Galle : maison, galle mawɗo (la « grande maison » c'est-à-dire la maison du père le plus âgé)

Haal pulaar (pl. haalpulaaren) : locuteur pulaar

Hunuko e yitere : la « bouche et l'œil », désignant le mauvais œil et la mauvaise langue

Jinn (pl. jinneeji) : génie

Lekki (pl. leɗɗe) : plante ou médicament, leɗɗe ɓaleeɓe (les médicaments noirs), leɗɗe tuubakooɓe (les médicaments industrialisés)

Ñaw-ñawto : enfant maladif

Nebam : graisse (beurre, huiles ou graisses animales)

Neene : maman

Piɓol (pl. piɓi) : talisman réalisé à partir d'une cordelette nouée

Pulaagu : culture peule, code moral de conduite peul

Reddu dogooru : diarrhées

Sooynabo : jaunisse

Sukño : sorcier

Yiyam : sang

IDENTIFICATION DES PLANTES UTILISÉES À DES FINS THÉRAPEUTIQUES

Aljanaawi : cassia occidentalis
Barkeewi : bauhinia thonningii piliostigma reticulata
Bowane : non identifié
Burɓokki : momordica basalmina
Burɓude : euphorbia scordifolia
Cekiri jeri : non identifié
Dooki : combretum glutinosum
Dunubi : non identifié
Falayel : cassia italica
Follere : hibiscus asper
Gawdi : acacia nilotica
Gorgoye : non identifié
Nammaadi : bauhinia rufescens
Nayo wel : non identifié
Giyel gooti : maytenus senegalensis
Nger : guiera senegalensis
Ñebbe : vigna sinensis
Wudfto : non identifié
Yelooko : guiera senegalensis

TABLE DES MATIÈRES

MAURITANIE
AUX ÉDITIONS L'HARMATTAN

Dernières parutions

DAR ESSALAM (EN ARABE)
Roman
Errabi Edoumou

Dar Essalam est un roman qui traite de l'exode rural en Mauritanie pendant les années 1970, de son impact et de ses effets économiques et sociaux sur la société mauritanienne. Ce roman est puissant à la fois par la diversité de ses personnages et la mise en lumière des trois tabous du monde arabe : le sexe, la politique et la religion. Le romancier jusqu'à la fin du livre, implique ses lecteurs tant dans la narration des évènements que dans les thématiques abordées.

(Coll. RASD L'Harmattan, 338 p., 33 euros)

ISBN : 978-2-343-15592-0, EAN EBOOK : 9782140099519

DJIBRIL
Le messager de l'apocalypse
Richard GUERIN

Un mystère entoure la mort d'Ousmane, disparu en Mauritanie alors qu'il convoyait un véhicule vers Bamako. Son amie, Célia Borromini, journaliste, découvre qu'un attentat doit avoir lieu dans une capitale d'Afrique de l'Ouest. Elle décide de partir sur place pour essayer d'en savoir plus, d'autant que la police la soupçonne d'intriguer avec le djihad. Pendant ce temps, dans le désert, des hommes préparent l'apocalypse. Une action terroriste dont la France ne pourra se remettre.

(288 p., 25 euros)

ISBN : 978-2-343-14766-6, EAN EBOOK : 9782140093876

LE SILENCE DU MAÂT FACE AU TRIOMPHE DE SETH
La tragique histoire des déportés Mauritaniens
Mamadou Ibra Sy
Préface du professeur Aboubacry Moussa Lam

Le 9 avril 1989, le village de Diawara, dans le Sénégal oriental, devient l'épicentre d'évènements qui ont failli déclencher une guerre entre le Sénégal et la Mauritanie. Partis d'un accrochage entre des bergers peuls mauritaniens et des paysans soninke sénégalais, ces évènements ont vite servi d'alibi aux autorités mauritaniennes pour déporter des milliers de Noirs mauritaniens, accusés, à tort, d'être des Sénégalais ou des Maliens. A travers le parcours de l'auteur, une victime de cet épisode, voici une belle introduction à l'Egypte ancienne, la terre génitale des populations sénégambiennes et une invitation à l'optimisme.

(Coll. Harmattan Sénégal, 120 p., 14 euros)

ISBN : 978-2-343-14735-2, EAN EBOOK : 9782140089343

SOOGOFUNSU - GRAINS DE MILLET
Bilingue sooninke - français
Préface de Cheikhna Mohamed Wagué
Thierno Mohamadou Tandia

Soogofunsu augure une nouvelle ère de la poésie sooninke d'inspiration personnelle. Le recueil sort du champ traditionnel en donnant la liberté au "sefe" (parole, verbe) à travers une écriture allant de l'idylle à l'héroïque. Ce livre permet aux droits de la femme et des minorités de s'exprimer et invite à consolider un meilleur vivre ensemble, rudement éprouvé par le déni, le racisme et la stigmatisation. Il faudrait donc s'accepter et accepter l'autre comme une richesse et non comme un ennemi "an sondonmen wasa/ dénoue ton coeur" ?

(286 p., 24 euros)

ISBN : 978-2-343-12552-7, EAN EBOOK : 9782140059445

LA QUESTION LINGUISTIQUE ET L'ETAT POSTCOLONIAL

L'exemple mauritanien

Beddy Ebnou

Mohamed Ould Abdalhaye traduit de l'arabe par

La langue est un enjeu crucial de domination ou d'exclusion. On comprend alors la grande sensibilité que suscite la question de la langue arabe en Mauritanie. D'un côté, s'opposer à la promotion de la langue arabe ou à celle d'autres langues nationales relève d'une attitude inconséquente et puérile. De l'autre, s'opposer aux langues étrangères (le français par exemple) est une attitude absurde. Oeuvrer pour qu'une langue étrangère soit substituée à une langue nationale est également un acte peu réaliste dont le seul résultat possible est de détourner les générations montantes de leur tâche : le développement humain.

(Coll. Le Scribe arabe, 80 p., 12 euros)

ISBN : 978-2-343-14325-5, EAN EBOOK : 9782140071904

MODÈLES CULTURELS ET ENJEUX POLITIQUES EN MAURITANIE

Sy Alassane Adama

En Mauritanie, les beïdanes s'entendent au sujet de l'arabité comme idéologie de ralliement et de pureté. Leur objectif : être maître absolu et ainsi éliminer la population noire. Les négro-mauritaniens valent-ils mieux ? Le gouvernement doit, dans ses choix, tenir compte du « sang » et entretenir par là-même une bulle de protection féodale inviolable. Cet ouvrage examine les modèles culturels et politiques qui sclérosent aujourd'hui la Mauritanie et l'enferment sur elle-même.

(166 p., 18 euros)

ISBN : 978-2-343-13905-0, EAN EBOOK : 9782140069352

LA SOCIÉTÉ SONINKÉ

Hier, aujourd'hui et demain

Diallo Djibril Cheikh Bouye

Cet essai a l'ambition de contribuer à faire connaître la société soninké, sa culture, ses valeurs, son organisation, mais aussi les problèmes, les tensions et les difficultés qu'elle connaît. Il procède à une analyse critique de certaines caractéristiques sociologiques et mentales de cette communauté millénaire.

(Coll. Études africaines, 200 p., 20,5 euros)

ISBN : 978-2-343-13262-4, EAN EBOOK : 9782140053108

HISTOIRE ET POLITIQUE DANS LA VALLÉE DU FLEUVE SÉNÉGAL : MAURITANIE

Hiérarchies, échanges, colonisation et violences politiques, VIIIe-XXIe siècle

Mariella Villasante Cervello, Raymond Taylor

Sous la direction de - Avec la collaboration de Christophe de Beauvais

Il s'agit de procéder à un double exercice, d'une part, reconstruire l'histoire ancienne du fleuve depuis la période du takrur (VIIIe-XIe siècle) et, d'autre part, contribuer à la construction de l'histoire régionale de la vallée du fleuve Sénégal mauritanienne jusqu'à la période contemporaine, tout en établissant quelques liens avec le Sénégal. Ce livre est ainsi une contribution à l'inclusion de l'histoire du fleuve dans l'histoire de la Mauritanie, trop influencée par la vision qui prétend que l'histoire mauritanienne se résume à la seule histoire des Bidân.

(Coll. Inter-National, 642 p., 49 euros)

ISBN : 978-2-343-12135-2, EAN EBOOK : 9782140051746

CE QUE JE PENSE
Avant de tout oublier...
Ahmed Salem Ould Elmoctar
Préface de Abdarahmane Ngaïdé
Ce texte-récit est issu d'un vécu, celui de l'auteur, militant de la gauche mauritanienne. L'univers éclate et le narrateur, dans un humour caustique et des anecdotes croustillantes, passe en revue le processus d'un avenir lointain, mais toujours accessible. Le temps passé apparaît souverain sous sa plume, et le contexte actuel de la Mauritanie demande cette forme d'écriture qui rend compte d'une grande animation.
(320 p., 33 euros)
ISBN : 978-2-343-08972-0, EAN EBOOK : 9782140040436

LA RÉSISTANCE PACIFIQUE
Roman
Mamadou Kalidou Ba
Le récit se déroule dans un pays biracial et multiculturel dénommé Harfusowo, une contrée qui ressemble fort à la Mauritanie, la patrie de l'auteur. Cinq ethnies, partageant quatre langues, en plus du français, cohabitent difficilement dans un territoire pourtant très spacieux. Des leaders d'une nouvelle génération ne reculent devant rien pour vaincre l'esclavage et le racisme d'Etat. Mais ceux qui gouvernent le Harfusowo sauront-ils écouter la grogne d'une majorité longtemps restée silencieuse ?
(Coll. Écrire l'Afrique, 218 p., 20,5 euros)
ISBN : 978-2-343-11711-9, EAN EBOOK : 9782140037511

UN BRETON CHEZ LES SONINKÉ
Récit
ZAKARIA SOUMARE
Pour découvrir le milieu soninké, Paul, un breton qui enseigne les lettres modernes dans un collège en région parisienne, décide de partir en Mauritanie pour rencontrer un vieux sage, dépositaire des traditions, qui lui fait comprendre comment la communauté soninké s'organise culturellement, socialement et politiquement depuis l'empire du Wagadu. De retour en France, il décide d'aller dans un foyer des jeunes travailleurs soninké où il rencontre M. Camara qui lui expose les modes de vie des Soninké vivant dans la dispora. Le récit de son voyage est suivi d'une étude critique de la dispersion de la légende des Kusa (épopée soninké).
(Coll. Les Impliqués, 62 p., 10 euros)
ISBN : 978-2-343-11267-1, EAN EBOOK : 9782140032417

AU-DELÀ DES FRONTIÈRES
Aichetou Saloum Camara
Ce roman constitue un véritable appel à l'humanisme, au pardon, et à la tolérance. Le ton de son auteur offre au lecteur une saveur particulière qui le mène dans une entropie de tableaux minutieusement peints, puisés dans des manifestations tantôt pittoresques, tantôt enfouies dans les profondeurs d'une double culture à laquelle l'auteur fait appel, à cheval sur les quintessences de plusieurs civilisations qui s'enchevêtrent, comme un hymne retentissant à l'émergence de la Civilisation de l'Universel.
(Coll. Écrire l'Afrique, 276 p., 22,5 euros)
ISBN : 978-2-343-08398-8, EAN EBOOK : 9782140019326

MAURITANIE
Chronique des sables mouvants
Abdel Kader Ould Mohamed
Ces chroniques restituent, du point de vue personnel de l'auteur, les termes d'un débat politique portant, en Mauritanie, sur les trois récurrentes thématiques que sont l'Islam, l'Unité national et l'État de Droit. Elles se veulent, surtout, un témoignage d'une époque, retraçant l'évolution des idées

politiques par rapport aux principales contradictions du débat mauritanien, ne serait-ce que pour rafraîchir la mémoire d'une élite dont la pensée à tendance à se noyer dans les sables mouvants.

(124 p., 14 euros)

ISBN : 978-2-343-09063-4, EAN EBOOK : 9782140009198

MAURITANIE, SUR LA ROUTE DES CARAVANES

D'Atar à Néma

Par Rachid, Tidjikja et Oualata

Abdallahi Fall, André Cormillot, Mohamed Adnan Ould Beyrouk, Bernard Nanter

Ce troisième guide de la collection « Découverte de la Mauritanie » nous emmène par dunes et par ergs sur des itinéraires dont le nom des étapes à lui seul fait rêver. D'Atar à Néma en passant par Rachid, Tidjikja, Tichitt et Oualata, le voyageur, toujours éclairé par les précisions pratiques et l'information de ce guide, découvrira en effet des sites exceptionnels.

(88 p., 23,4 euros)

ISBN : 978-2-84280-062-8, EAN EBOOK : 9782842805999

MAURITANIE, MAROC, BRÉSIL

Michel Montigné

Mauritanie, Maroc, Brésil : ces trois pays, qui ne peuvent laisser indifférent, ont engendré quatre carnets dont le présent ouvrage présente des extraits significatifs. Impressions tour à tour aquarellées, poétiques ou lyriques, authentiques traces d'expériences mémorables, les textes et les images de Michel Montigné nous emmènent bien au-delà des apparences des êtres et des choses.

(128 p., 40,6 euros)

ISBN : 978-2-84280-116-8, EAN EBOOK : 9782842806491

MAURITANIE - L'ADRAR (2)

Les villes anciennes

Chinguetti - Ouadane - Et le Guelb et Richât

Textes de Abdallahi Fall, André Cormillot, Mohamed Ould Beyrouck - Photographies de Jean-Noël Pouyot - Dessins de Abdul Ba

Ce deuxième guide, en explorant la partie orientale de ce grand massif de l'Adrar, nous entraîne vers des contrées plus secrètes. Au-delà des villes anciennes et de leur mystérieuse poésie, c'est en pionnier que l'on découvre les étapes somptueuses de ces itinéraires encore presque inédits : le Guelb er Richât, gigantesque accident tectonique rendu célèbre par Théodore Monod et qui n'a pas encore livré tous ses secrets, les gravures préhistoriques d'El Ghallaouiya et d'El Beyyed qui restent à découvrir ou encore des oasis enchanteresses qui surgissent au détour de gorges arides...

(80 p., 23,4 euros)

ISBN : 978-2-84280-089-5, EAN EBOOK : 9782842806248

MAURITANIE - L'ADRAR (1)

Atar et ses environs

Textes de Abdallahi Fall, André Cormillot, Mohamed Ould Beyrouck - Photographies de Jean-Noël Pouyot - Dessins de Abdul Ba

Ce guide est le premier d'une collection qui constitue d'abord une invitation au voyage dans un des derniers pays où le tourisme n'est pas devenu une industrie et où voyager garde son sens authentique de découverte. Si l'on trouve dans ce premier volume, consacré à la région ouest de l'Adrar, une multitude de renseignements pratiques, on y retrouve surtout un art de voyager qui réconcilie tourisme et liberté, sécurité et découverte. Toujours à mi-chemin entre une érudition de bon goût et un sens pratique indispensable dans cette région peu connue, les auteurs nous conduisent en effet par dunes et par oueds à la croisée d'une histoire qui reste encore à écrire et d'une géographie dont les approximations laissent une large part au rêve...

(72 p., 23,4 euros)

ISBN : 978-2-84280-088-8, EAN EBOOK : 9782842806231

Structures éditoriales du groupe L'Harmattan

L'Harmattan Italie
Via degli Artisti, 15
10124 Torino
harmattan.italia@gmail.com

L'Harmattan Hongrie
Kossuth l. u. 14-16.
1053 Budapest
harmattan@harmattan.hu

L'Harmattan Sénégal
10 VDN en face Mermoz
BP 45034 Dakar-Fann
senharmattan@gmail.com

L'Harmattan Cameroun
TSINGA/FECAFOOT
BP 11486 Yaoundé
inkoukam@gmail.com

L'Harmattan Burkina Faso
Achille Somé – tengnule@hotmail.fr

L'Harmattan Guinée
Almamya, rue KA 028 OKB Agency
BP 3470 Conakry
harmattanguinee@yahoo.fr

L'Harmattan RDC
185, avenue Nyangwe
Commune de Lingwala – Kinshasa
matangilamusadila@yahoo.fr

L'Harmattan Congo
67, boulevard Denis-Sassou-N'Guesso
BP 2874 Brazzaville
harmattan.congo@yahoo.fr

L'Harmattan Mali
Sirakoro-Meguetana V31
Bamako
syllaka@yahoo.fr

L'Harmattan Togo
Djidjole – Lomé
Maison Amela
face EPP BATOME
ddamela@aol.com

L'Harmattan Côte d'Ivoire
Résidence Karl – Cité des Arts
Abidjan-Cocody
03 BP 1588 Abidjan
espace_harmattan.ci@hotmail.fr

L'Harmattan Algérie
22, rue Moulay-Mohamed
31000 Oran
info2@harmattan-algerie.com

L'Harmattan Maroc
5, rue Ferrane-Kouicha, Talaâ-Elkbira
Chrableyine, Fès-Médine
30000 Fès
harmattan.maroc@gmail.com

Nos librairies en France

Librairie internationale
16, rue des Écoles – 75005 Paris
librairie.internationale@harmattan.fr
01 40 46 79 11
www.librairieharmattan.com

Librairie l'Espace Harmattan
21 bis, rue des Écoles – 75005 Paris
librairie.espace@harmattan.fr
01 43 29 49 42

Lib. sciences humaines & histoire
21, rue des Écoles – 75005 Paris
librairie.sh@harmattan.fr
01 46 34 13 71
www.librairieharmattansh.com

Lib. Méditerranée & Moyen-Orient
7, rue des Carmes – 75005 Paris
librairie.mediterranee@harmattan.fr
01 43 29 71 15

Librairie Le Lucernaire
53, rue Notre-Dame-des-Champs – 75006 Paris
librairie@lucernaire.fr
01 42 22 67 13

www.ingramcontent.com/pod-product-compliance
Lightning Source LLC
LaVergne TN
LVHW011309061026
849535LV00005B/1479
* 9 7 8 2 3 4 3 1 5 9 6 4 5 *